Die Tablettenfabrikation und ihre maschinellen Hilfsmittel

Von

Dr. Johannes Arends
Apotheker

Fünfte, durchgearbeitete
und wesentlich vermehrte Auflage

Mit 72 Abbildungen

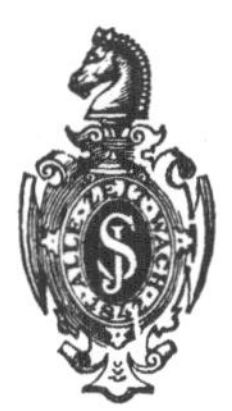

Springer-Verlag Berlin Heidelberg GmbH

ISBN 978-3-642-52633-6 ISBN 978-3-642-52632-9 (eBook)
DOI 10.1007/978-3-642-52632-9

Ursprünglich erschienen bei Springer-Verlag OHG. Berlin/Göttingen/Heidelberg 1950
Softcover reprint of the hardcover 5th edition 1950

Vorwort zur fünften Auflage.

Das Interesse an der Herstellung guter Arzneitabletten ist auch nach Beendigung des Krieges in der gesamten praktischen Pharmazie unverändert lebendig geblieben. Demzufolge besteht nach wie vor ein großes Interesse an einer für die Praxis berechneten Anleitung zur Herstellung von Arzneitabletten und zur Behandlung und Anwendung der dazu notwendigen maschinellen Hilfsmittel. Die meisten Firmen, die vor 1939 Tablettenpressen, Granuliermaschinen, Verpackungs- und Etikettiervorrichtungen usw. lieferten, haben ihre Fabrikationstätigkeit wieder aufgenommen und neben bewährten alten Modellen auch neue Konstruktionen auf den Markt gebracht. Mit diesem „Handwerkszeug“ die Kollegen in Apotheke und Industrie und alle anderen Tablettenhersteller vertraut zu machen, mußte als eine wesentliche Aufgabe der neuen Auflage dieses Buches angesehen werden.

Mindestens ebenso wichtig war die Erneuerung des Vorschriftenteils, der hoffentlich in der nun vorliegenden erweiterten und teilweise abgeänderten Form recht vielen Anforderungen gerecht wird. Für die Angabe neuer, erprobter Vorschriften und für Verbesserungsvorschläge auf allen Gebieten des Buches werde ich stets dankbar sein.

Es ist mir eine liebe Pflicht, an dieser Stelle meines im Dezember 1946 verstorbenen Vaters zu gedenken, der mit mir zusammen im Jahre 1938 die vierte Auflage des Buches herausgab.

Chemnitz, im April 1950.
Winklerstraße 22.

Dr. Johannes Arends.

Inhaltsverzeichnis.

Erster Teil.

Tabletten, Begriff und Benennung.

(Tablettae, Tabulettae, Tabulae, Tabellae, Compressi, Comprimata.)

Nachdem die Anwendung der Kompression für Arzneimittel zuerst durch Professor J. ROSENTHAL[1] in Erlangen vorgeschlagen worden war, hat die Arzneitablette etwa seit Beginn des 20. Jahrhunderts ihren Siegeszug über die ganze bewohnte Erde angetreten. Sie hat damit das abgeteilte Pulver der Apotheken, das in gefalteten Papierumhüllungen, den sog. Pulverkapseln, in die Hand des Patienten kam, bis zu einem hohen Grade verdrängt, trotz der unleugbaren Vorzüge jener altehrwürdigen Darreichungsform. Die Tablette bietet demgegenüber folgende Vorteile: Sie ist leicht im großen herstellbar, daher billiger als abgeteilte Pulver, sie ist mindestens ebenso genau dosierbar wie diese, sie hat ein ansprechendes Äußere, ist leicht einzunehmen und infolge ihrer handlichen Verpackungsart in Glas- oder Aluminiumröhrchen oder flachen Schachteln überallhin leicht mitzunehmen. Keine Apotheke, keine Krankenanstalt ist heute denkbar ohne einen reichen Vorrat an Tabletten aller Art.

Für Arzneitabletten wählt man zweckmäßig die runde, flache Form, die sich am bequemsten in den schon erwähnten „Tablettenröhrchen" verpacken läßt. Doch finden sich, besonders bei Mineralsalz- und Pfefferminztabletten, auch ovale und rechteckige Preßlinge. Der von STROMBERGER empfohlenen Normung der Tablettenstempel und -matrizen und damit zwangsläufig auch der Tabletten wird man unbedingt zustimmen können, denn mit Bestimmtheit wären nach ihrer Einführung gegenüber dem jetzigen Zustand zu erwarten: Niedrigere Beschaffungskosten für Stempel und Matrizen, kleinere Lagerhaltung für Tablettierwerkzeuge, vereinfachte Nachbestellung und Abkürzung der Lieferzeiten.

Einen Vorläufer der Tabletten dürfen wir in den seit alten Zeiten als Arzneimittelträger angewandten *Pastillen* (pastillus = Mehl- oder

[1] ROSENTHAL, J.: Berl. klin. Wschr. **1874**, Nr. 34.

Arzneikügelchen, Plätzchen) erblicken. Sie unterscheiden sich von den Tabletten, die meist aus trockener Masse *durch Pressung* gewonnen werden, im wesentlichen dadurch, daß man sie aus feuchter, pastenartiger Masse aussticht oder durch Maschinen ausschneidet bzw. ausstechen läßt und erst hinterher trocknet[1].

Trotz dieser leicht zu bewirkenden Scheidung der Begriffe Tabletten und Pastillen werden diese in der Nomenklatur der internationalen Pharmazie doch noch häufig durcheinandergeworfen. Auch in den ausländischen Pharmakopöen findet man oft unter der Überschrift „Tabletten" Vorschriften, die Pastillen erwarten lassen.

In den Arzneibüchern (Pharmakopöen) der Kulturstaaten, deren Anweisungen für die Darstellung der Arzneimittel in erster Linie maßgebend sind, werden die neuzeitlichen Tabletten recht verschieden behandelt. In *Brasilien* kennt die offizielle Pharmazie keine Tabletten. Auch die *amerikanische* und *britische* Pharmakopöe, ebenso die *italienische, norwegische* und *schwedische* bieten kaum irgendwelchen praktischen Hinweis auf Tabletten.

Dagegen erwähnt das *Deutsche Arzneibuch* (DAB. 6.) die Tabletten in einem besonderen, allerdings sehr kurzen Kapitel. Dasselbe ist in den Arzneibüchern von *Belgien, Frankreich, Österreich, Ungarn, Rußland* und *Japan* der Fall. Die Arzneibücher von *Dänemark, Holland, Portugal, Ungarn* und der *Schweiz* dagegen haben der Darstellung und auch der Prüfung der Tabletten größere Aufmerksamkeit gewidmet. Ich werde auf diese Hinweise an geeigneter Stelle noch zurückkommen.

Die Herstellung der Tabletten.

Aus den zur Zeit geltenden Arzneibüchern ist über die Technik der Tablettenfabrikation nur wenig zu entnehmen. Und doch bietet diese, im kleinen sowohl wie im großen, eine Reihe sehr beachtenswerter Notwendigkeiten und Vorsichtsmaßregeln, von deren Kenntnis und Beobachtung der Erfolg der Arbeit abhängt.

---

[1] Nach GUTTMANN: Medizinische Terminologie, 30. Aufl. Berlin: Urban & Schwarzenberg 1941, werden Pastillen entweder ohne Druck hergestellt durch Zusatz von Bindemitteln (Pastillen im engeren Sinne, Trochisci, Tabulae, Tabellae) oder durch Druck (Tabletten, Tabulettae). Diesem Sprachgebrauch folgend unterscheidet auch dieses Buch im allgemeinen *nicht* zwischen Pastillen und Tabletten, doch ist unter Pastilli pectorales der Vollständigkeit halber eine bewährte Vorschrift für Pastillen im alten Sinne gegeben.

Es gibt eine Anzahl von Stoffen, die sich ohne besondere Vorbereitung zu Tabletten pressen lassen. Hierzu gehören pflanzliche Pulver und einige chemische Körper, wie aus den im zweiten Teil dieses Buches abgedruckten Einzelvorschriften ersichtlich ist.

Die meisten Arzneimittel dagegen liefern ohne bestimmte Zusätze oder Vorbereitungsarbeiten keine brauchbaren Tabletten, teils weil die zu pressende Substanz ohne weiteres nicht genügend kohäriert, teils weil sie bei maschineller Anfertigung von Tabletten infolge zu geringer Schwere die Eigenschaft vermissen läßt, aus dem Füllgefäß in die Matrize leicht „nachzufließen", teils auch, weil die fraglichen Tabletten ohne besondere Zusätze zu hart oder zu weich werden würden, und noch aus anderen Gründen, wie das aus den Einzelvorschriften auf S. 65ff. zu ersehen ist.

Pflanzliche Pulver trocknet man vorher durch Einlegen in den Kalkkasten einige Tage lang und preßt Tabletten ohne weiteren Zusatz oder nach entsprechender Granulierung unter mittlerem Druck. Es gibt aber auch Pflanzenpulver, bei denen sich vor dem Pressen eine sehr geringe Durchfeuchtung empfiehlt. Man erreicht dies, indem man das Pulver kurze Zeit in einen feuchten Raum stellt oder indem man Wasserdampf darüberstreichen läßt. (S. auch „Arzneipflanzen in Tablettenform" S. 97.)

Chemikalien werden zum Teil ebenfalls im Kalkkasten getrocknet und dann direkt gepreßt, andere trocknet man bei 25 bis 30° oder auch in einem möglichst trockenen Raum bei Zimmertemperatur und preßt sie, solange die Masse noch etwas warm ist. Wieder andere mischt man mit Milchzucker oder Rohrzucker oder mit der später zu beschreibenden, vom Verfasser erprobten Grundmasse; einige andere granuliert man erst und versetzt sie mit sog. Gleitmitteln oder mit Stoffen, die das Zerfallen der fertigen Tabletten in Berührung mit Wasser oder Magensaft beschleunigen.

Grundsätzlich sind alle zu komprimierenden Pulver *sehr sorgfältig zu trocknen.* Diese Forderung zieht sich wie ein roter Faden durch das gesamte Schrifttum über Tablettenherstellung, da bei mangelnder Trocknung jenes lästige Kleben der Masse an den Stempeln auftritt, das das Weiterarbeiten zur Qual macht, weil man schon nach einer geringen Anzahl von Pressungen die Stempel immer wieder sorgfältig reinigen muß. (Vgl. *Gleitmittel* S. 9.) Andererseits liegen interessante Untersuchungen von FRETHEIM vor, die sich mit der Rolle des Wassergehalts in Tablettenmassen beschäftigen und den Beweis erbringen, daß

u. U. ein gewisser Wassergehalt erwünscht sein kann. (Vgl. *Phenacetin* S. 203.)

Die automatisch dispensierenden Tablettenmaschinen erfordern über die im allgemeinen notwendige Trocknung der Tablettenmassen hinaus, daß sie durch Granulierung (Körnung) in gut gleitenden Zustand gebracht werden, damit sich die Matrize schnell und vollkommen füllt. Ohne jede Vorbereitung — abgesehen von leichtem Trocknen — lassen sich nur wenige Arzneistoffe zu Tabletten pressen. Hierher gehören Tabletten aus Ammonium bromatum, Ammonium chloratum, Acidum boricum, Borax, Extrakten, Hexamethylentetramin, Hexamethylenborat, Alumen, Natrium bromatum, Kalium chloricum, Kalium jodatum, Kalium permanganicum, Natrium bicarbonicum, Natrium chloratum, Natrium jodatum, Zincum sulfuricum.

Mit Zusatz von 10—20 vH Stärke können folgende Stoffe ohne weiteres tablettiert werden:

Azetanilid, Azetylsalizylsäure, Antipyrin, Atophan, Bismutum subcarbonicum, subnitricum und subsalicylicum, Bromdiäthylbarbitursäure, Bromisovalerianylharnstoff, Calcium lacticum, Dimethylaminophenazon, Diuretin, Ferrum lacticum, Chininsalze, Äthylsulfonat, Kohle, Natrium salicylicum, Phenacetin, Phenolphthalein, Phenylsalicylat, Schilddrüsenpulver, Sulfonal, Tannalbin.

Das **Pulverisieren** der zu Tabletten zu verarbeitenden Stoffe erfolgt mit Hilfe der bekannten Trichtermühlen, Kugelmühlen, Kollergänge und ähnlicher in großer Auswahl und den verschiedensten Ausmaßen von der Industrie zur Verfügung gestellter Maschinen.

Kneten, Mischen und Rühren sind derart miteinander verwandte Begriffe, daß die dazu gebrauchten maschinellen Hilfsmittel nicht immer streng zu trennen sind, doch kann man sie in ununterbrochen arbeitende Maschinen und solche einteilen, die nur zeitweise arbeiten. Die ununterbrochen arbeitenden Maschinen dienen fast nur dem Großbetrieb und mischen nicht so fein und gleichmäßig wie kleinere Maschinen. Sie sind auch meist mit einer *Transportschnecke* verbunden, die das Mischgut gleich weiterbewegt.

Im pharmazeutischen Betrieb bedient man sich fast ausschließlich kleinerer Maschinen. Es gibt aber auch Pillenstrang- und Pflasterpressen mit Transportschnecken.

Die einfachsten Apparate zum Mischen größerer Mengen von Mischgut sind die *Mischtrommeln*, die zylinderförmig, viereckig, sechseckig oder noch mehreckiger gebaut werden und innen glatt oder mit Leisten oder Platten versehen sind, um der Mischbewegung mehr Wirkung zu erteilen und das Mischgut besser durcheinander zu werfen. Das Beschicken und Entleeren solcher Trommeln erfolgt durch eine verschließbare Öffnung (Abb. 1). Die Achse solcher Mischtrommeln liegt waagerecht. Es gibt aber auch aufrechtstehende Mischbehälter mit senkrechter Achse und mechanisch bewegten Rühr- und Mischorganen, deren Antrieb von oben durch Kegelräder erfolgt.

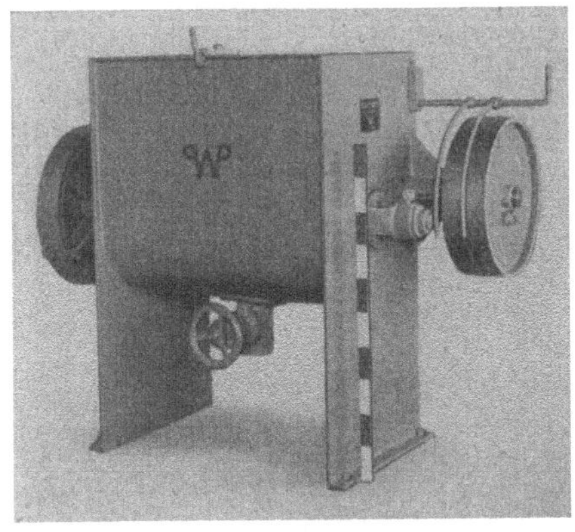

Abb. 1. Mischtrommel der Fa. Werner & Pfleiderer in Stuttgart-Feuerbach.

Besonders vielseitig verwendbar ist die durch Abb. 2 wiedergegebene Mischmaschine der Firma Willert & Hirschfelder in Berlin-Niederschöneweide, da sie nicht nur pulverförmige (auch angefeuchtete), sondern auch breiige, salbenförmige und teigige Massen verarbeitet.

Die Rühr- und Mischvorrichtungen können verschiedene Form haben. Vielfach sind es horizontal gestellte Wellen mit Mischzinken oder spatelförmigen Ansätzen oder besonders gestaltete Mischflügel, die den Boden des Gefäßes und die Wandungen bestreichen. Noch größere Wirkung erzielt man mit doppelflügligen Knet- und Mischmaschinen (Abb. 3a und 3b). Die beiden Mischflügel bewegen sich darin mit verschiedener Geschwindigkeit und arbeiten das Material nach der Trogmitte und den Seitenwänden zu. Die Knetarme befördern das Arbeitsgut beständig von unten nach oben unter lebhafter, beständiger Bewegung des Troginhaltes und fortgesetztem Oberflächenwechsel.

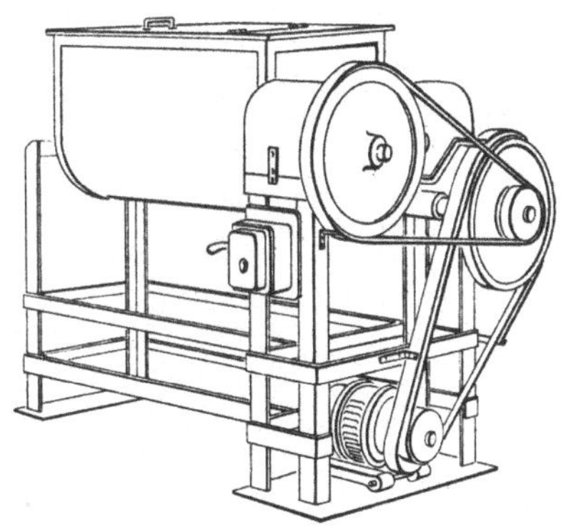

Abb. 2. Mischmaschine der Fa. Willert & Hirschfelder in Berlin-Niederschöneweide.

Diese Maschinen werden in den verschiedensten Größen gebaut von den kleinsten Laboratoriumstypen mit 0,1 l Inhalt bis zu einem Fassungsvermögen von 10000 l.

Die meisten solcher Apparate können mit Heizvorrichtung versehen werden, und zwar heizt man sie durch direkte Feuerung, oder durch Gas, elektrischen Strom oder auch durch Dampf. Dieser wird dann in einen Doppelmantel geleitet. Aber auch Kältevorrichtungen gibt es für die fraglichen Apparate, und ebenso lassen sich entsprechende Maschinen bauen, in denen das Arbeitsgut unter vermindertem Druck behandelt wird. Solche Vorrichtungen gestatten gleichzeitig die Wiedergewinnung von Alkohol und ähnlichen Hilfsstoffen.

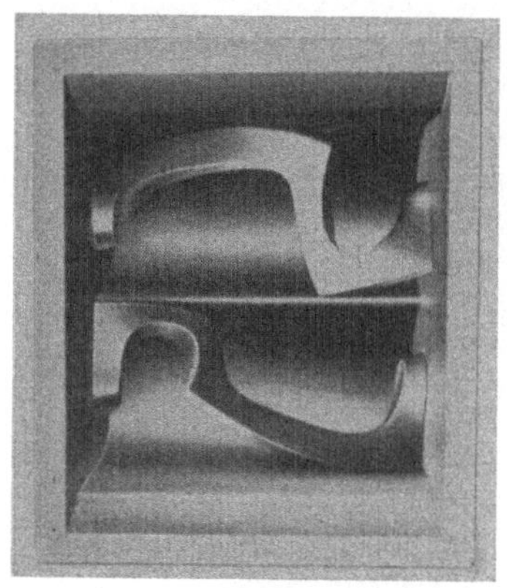

Abb. 3a. Mischflügel der Misch- und Knetmaschine von Werner & Pfleiderer in Stuttgart-Feuerbach.

Einzelheiten über die erwähnten und noch weit komplizierter konstruierten Knet- und Mischapparate erfährt man von den Firmen Werner & Pfleiderer in Stuttgart-Feuerbach; Draiswerke, Waldhof-Mannheim u. a. m.

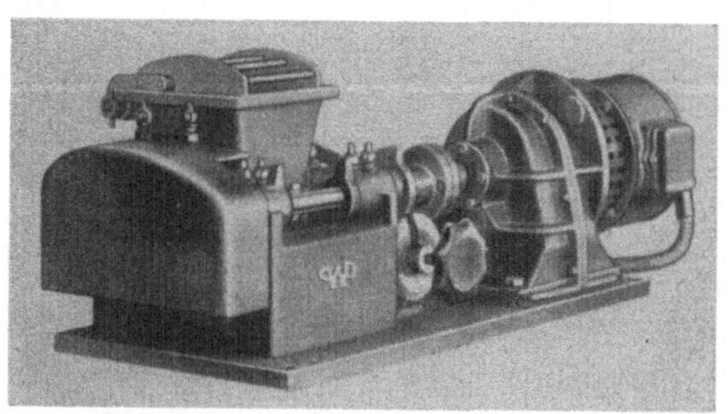

Abb. 3b. Misch- und Knetmaschine von Werner & Pfleiderer in Stuttgart-Feuerbach. Laboratoriumsausführung mit 1 l Nutzinhalt.

Grundstoffe (*Grundmassen*). Sollen sehr geringe Mengen Substanz in Tablettenform gebracht werden, z. B. stark wirkende Arzneimittel, Reagenzien usw., so bedarf es hierzu sog. *Constituentia*, deren für Arzneimittel geeignetstes der Milchzucker ist. Auch Rohrzucker findet dazu Anwendung, in seltenen Fällen auch Mannit, Natriumchlorid u. a. m. Tabletten für Diabetiker stellt man mittels Lävulose her.

Als Stärkemehl kann man Weizenstärke oder Kartoffelstärke mit dem gleichen Erfolg anwenden wie die vielfach empfohlene, aber teure Marantastärke. Auch die als Maizena oder Mondamin im Handel befindliche Maisstärke ist sehr geeignet. Diese Stärkesorten sind aber bei der üblichen Lagerung nur lufttrocken. Sie enthalten immer etwas Feuchtigkeit und müssen deshalb vor dem Gebrauch zur Tabletten-

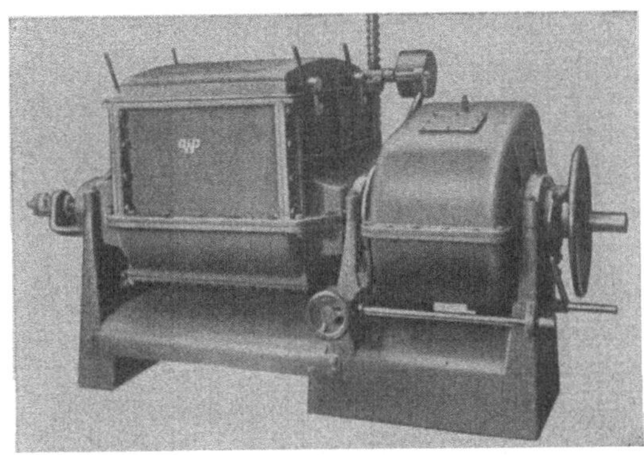

Abb. 4. Misch- und Knetmaschine von Werner & Pfleiderer in Stuttgart-Feuerbach. Nutzinhalt 400 l.

herstellung bei etwa 45—50° nachgetrocknet werden. Zu hohe Temperaturen beim Trocknen beeinträchtigen die lockernde Eigenschaft und Quellfähigkeit der Stärke.

Im allgemeinen sollte der Grundsatz gelten, daß nur indifferente und verdauliche Stoffe den Tabletten zugesetzt werden. Talk würde demnach zu verwerfen sein, scheint in vielen Fällen aber schwer entbehrlich, um das Ankleben des Preßgutes an den Stempeln zu verhindern. (Vgl. Einzelvorschriften S. 65ff.) In allen Fällen aber soll man bestrebt sein, nur möglichst geringe Mengen fremder Stoffe zu verwenden. Einzelne Pharmakopöen geben hierzu bestimmte Grenzzahlen. So gestattet die *Ph. Danica* nur 1—2 vH gepulvertes Carrageenmoos oder 10 vH Milchzucker oder Zucker. *Ph. Hungar.* begrenzt den Talkzusatz auf höchstens 2 vH und gestattet daneben eine Lösung von Kakaobutter in Äther oder Paraffinöl.

Das Deutsche Homöopathische Arzneibuch (Verlag Dr. Willmar Schwabe, Leipzig) schreibt als Grundlage für homöopathische Tabletten *nur* Milchzucker vor, verzichtet also auf jedes Gleit-, Binde- oder Sprengmittel. Andererseits gibt die Heeresdienstvorschrift 5 (H.Dv. 5) Tablettenvorschriften, die 20 vH Talk enthalten; von einer nachteiligen Wirkung ist jedoch nie etwas bekannt geworden.

Die Einwirkung des Talks und der Granulierung auf das ganze Preßverfahren hat A. Hald durch mühevolle Untersuchungen festgestellt. Dabei wurde gefunden, daß dem Granulat mindestens 5 vH Talcum zugesetzt werden müsse, wenn die gewünschte Wirkung überhaupt erzielt werden soll. Durch die Rüttelbewegung des Fülltrichters wird aber auch diese Menge zum Teil in den unteren Teil der Preßmasse geschüttelt, wodurch (allerdings sehr geringe) Differenzen im Gewicht und Gehalt der Tabletten bewirkt werden. Je gröber das Granulat, um so größer diese Ausschüttelungen. Es ist deshalb anzustreben, daß die Erschütterungen des Fülltrichters möglichst verringert werden, was durch die auf S. 51 beschriebene Anordnung geschehen kann. Zur Erzielung guter Resultate ist es auch von Einfluß, daß der Fülltrichter während des Ganges der Maschine immer möglichst gleichvoll gehalten wird.

Für Tabletten mit farbigem Inhalt oder dort, wo eine farbige Grundmasse nicht stört (Santonin, Phenolphthalein, Tannalbin, Tannismut usw.), empfehlen Th. Meyer und Schroff eine Schokoladenmasse. Die zu tablettierende Substanz wird im Mörser mit entöltem Kakao, Reisstärke und Puderzucker, je ein Drittel der verwendeten Menge, verrührt und dann mit Wasser zu einer plastischen Masse angestoßen. Darauf trocknet man, bis eine krümelige Masse entstanden ist, siebt ab und trocknet nach.

Bindemittel. Alle vorgenannten Stoffe dienen teilweise gleichzeitig auch als Bindemittel, die den Zweck haben, die Tablette nach der Granulation fest und haltbar zu machen. Nur wenige Wirkstoffe oder Arzneigemische eignen sich als feine Pulver zur Tablettierung, die meisten würden in der Maschine infolge zu geringen spezifischen Gewichts und infolge ihres Luftgehalts entweder den Hohlraum der Matrize nicht richtig erfüllen (also ungenau dosierte Tabletten liefern) oder infolge ihrer Adhäsion teilweise an den Stempeln kleben bleiben.

Daneben werden vornehmlich noch verschiedene Stärkesorten, arabisches Gummi, Traganth, Dextrin, Zuckersirup u. a. m. verwendet; doch ist hierbei Vorsicht zu gebrauchen, da beispielsweise Tabletten, die reichlich Traganth, Gummi oder Dextrin enthalten, sehr leicht zu hart und schwer löslich werden. Die *holländische* Pharmakopöe verbietet daher ausdrücklich den Zusatz von Dextrin und Traganth zu Tablettenmassen. (Wo es sich um Tabletten handelt, die gelutscht werden, also nur langsam im Munde zergehen sollen, wird man gegen solche Zusätze nichts einwenden können.) Das *dänische* Arzneibuch schließt Walrat, Stearinsäure, Kakaoöl und andere ätherlösliche Stoffe bei der Tablettenherstellung aus.

Gleitmittel. Wenn die zu pressenden Mischungen im Füllschuh trotz sorgfältiger Granulierung nicht gut gleiten und dazu neigen, am Stempel zu kleben, ist die Tablettenmasse zu feucht. Man muß in solchem Fall weitertrocknen und die Masse möglichst noch warm in die Maschine bringen, die in einem trockenen, gut temperierten Raum stehen soll. Will die Masse trotz guter Trocknung nicht „fließen", so setzt man sog. *Gleitmittel* zu. *Talk* ist das bekannteste und beliebteste Gleitmittel. Seine Anwendung in nicht zu großer Menge (s. oben) ist nicht zu beanstanden, aber die Lösung an sich wasserlöslicher Stoffe trübt sich naturgemäß durch Talkzusatz. Er kann in solchen Fällen mitunter durch Borsäurepulver ersetzt werden. Auch Lykopodium eignet sich als Gleitmittel, bietet aber denselben Nachteil wie Talk. Ebenso wird hin und wieder Graphit als Gleitmittel angewendet. Übrigens verhindert auch die Anwendung *verchromter Stempel* häufig das lästige Ankleben. Viele *größere* Maschinen sind mit *Streu-* oder *Pudervorrichtungen* versehen, durch die der Oberstempel selbsttätig mit Talk oder ähnlichen Gleitmitteln bepudert wird, damit die Masse nicht anhaftet. Man vermeidet solche pulverigen Zusätze aber gern, und bewirkt das Gleiten der granulierten Masse lieber durch Besprengen mit einer Lösung von Paraffin oder Stearin in Äther (1 : 10) mittels Spray, läßt den Äther an der Luft verdunsten und komprimiert dann. Noch besser eignet sich für diesen Zweck eine Lösung von einem Teil Kakaoöl in 6 Teilen Äther, der man ein gleiches Volumen Weingeist (90 vH) zusetzt. Auch eine Emulsion aus 25 Teilen Kakaoöl, 5 Teilen Seife, (oder 0,5 Teilen arabisches Gummi), 0,5 Teilen Traganth, 0,25 Teilen Benzoesäure und Wasser zu 100 Teilen wird zu gleichem Zweck empfohlen. Diese Emulsion muß eine durchaus gleichmäßige, dicke Flüssigkeit darstellen, deren Haltbarkeit durch die Benzoesäure bedingt ist. Auch ein Zusatz von etwa 0,5—2 vH geschabtem oder in hochprozentigem Alkohol oder Äther (s. oben) gelöstem Stearin befördert das Gleiten durch den Schlitten ungemein und macht außerdem die Tabletten schön glänzend. Demselben Zweck dient eine Beimengung von Magnesium stearinicum, von dem schon 0,2—0,3 vH genügen. Es wird in Pulverform gut vermischt, also nicht gelöst zugesetzt.

Das sog. „*Knallen*" der Maschine hat seinen Grund darin, daß die Masse nicht genug Gleitmittel enthält und infolgedessen in der Matrize oder zwischen Füller und Matrizenplatte festklebt.

Gleitmittel haben ihre Vorteile und Nachteile. Die pulverförmigen Zusätze wie Talk, die man der Masse schon vor der Granulierung zusetzen kann, machen die fertigen Tabletten immer etwas locker, vermindern also ihre mechanische Festigkeit. Die fettigen Stoffe, z. B. Kakaobutter, Stearinsäure[1], Paraffin usw., tragen zur Erhöhung der Tablettenfestigkeit bei. Sie werden bei Darstellung größerer Mengen zweckmäßig erst dem fertigen Granulat zugefügt, und zwar mit Hilfe heizbarer Knetmaschinen, wobei die Erwärmung der Knetmaschine dem Schmelzpunkt des Gleitmittels angepaßt werden muß. Durch die Anwendung der Knetmaschine wird die Bildung von Fettklumpen, die die fertigen Tabletten fleckig erscheinen lassen, vermieden. Doch soll man von diesen fettigen Gleitmitteln immer nur möglichst geringe Mengen anwenden, da sie die Löslichkeit der Tabletten in Wasser herabsetzen. Man setzt in solchen Fällen das fettige Gleitmittel in geschmolzenem Zustande der auf den Schmelzpunkt des Fettes erwärmten Masse zu und knetet alles durch, bis feinste Verteilung des Zusatzes gewährleistet erscheint. Fettige Öle, wie Paraffinöl, werden der feuchten, kalten Masse untergeknetet. Gelatinelösung darf immer nur der erwärmten Masse zugefügt werden, weil die Gelatine sonst vorzeitig erstarrt und sich infolgedessen nur ungleichmäßig dem Tablettengut beimischt. Auch in diesem Falle entstehen leicht dunkle Flecken auf den fertigen Tabletten.

Durch Verwendung derartig vorbereiteter Massen wird auch weitgehend verhindert, daß sich der Unterstempel festfrißt. Zur Vermeidung dieses Übelstandes findet sich bei den meisten Maschinen eine Vorrichtung zur *selbsttätigen Schmierung des Unterstempels*, die ein sanftes Gleiten des Stempels bewirkt. Er wird zu diesem Zweck an der dafür vorgesehenen Einkerbung mit Wollfäden umwickelt, die man mit Paraffinöl, Mandelöl oder auch mit Glyzerin tränkt. — Bei besonders schwierigen Massen bedient man sich auch festerer Schmiermittel, wie Talg, Palmin usw. Die Fabrikanten der Maschinen erteilen hierüber Auskunft. Die Dühring-Maschinengesellschaft in Berlin-Lankwitz z. B.

[1] Die für unsere Zwecke geeignete Stearinsäure wird im Handel gewöhnlich schlechthin „Stearin" genannt; preiswert und gut ist die Sorte „Stearin. alb. Germanic.".

hat eine sehr wertvolle Bedienungsvorschrift mit allgemeinen Anweisungen und Ratschlägen für Komprimiermaschinen verfaßt.

Das schnelle Zerfallen der Tabletten in Wasser bzw. im Magensaft, das von jeder guten Tablette gefordert werden muß, läßt sich durch Zusatz von Quell- und Lockerungsmitteln, z. B. von 5—10 vH Stärkemehl oder 3—5 vH Pektin oder 3 vH Agarpulver erreichen. Wo es die Wirkung der Tablette nicht beeinträchtigt, läßt sich auch durch einen Zusatz von Natriumbikarbonat (es ist auch Kalziumkarbonat vorgeschlagen worden), das in Berührung mit dem sauren Magensaft Kohlensäure entwickelt, oder von Natriumbikarbonat und Weinsäure ein schnelles Zerfallen bewirken. Auch gepulvertes Carrageenmoos (1—2 vH) und Magnesiumsuperoxyd (10 vH) bewirken ein leichtes Zerfallen der Tabletten, ebenso Laminariapulver; auch Saponin und Hefe (Tablomasse Zyma) sind empfohlen worden. Kommen mit Magnesiumsuperoxyd versetzte Tabletten mit Wasser in Berührung, so platzen sie infolge der Sauerstoffentwicklung schon nach wenigen Sekunden.

Als besonders wirksames und ganz indifferentes *Lockerungsmittel* ist das Pektin zu bezeichnen; es wird im Gegensatz zu Agar im eignen Lande erzeugt und ist wie die Stärke vor dem Gebrauch gut zu trocknen[1]. Der Wassergehalt der Stärke schwankt zwischen 10 u. 20 vH; wo es besonders darauf ankommt, Tabletten von gleichem Gehalt zu erzielen, empfiehlt sich Trocknen der Stärke bei Zimmertemperatur bis zur Gewichtskonstanz.

Nach Rapp eignet sich als Sprengmittel noch besser ein Gemisch aus Pektin und Weißbrötchenmehl (Semmelmehl). Ein solches Gemisch aus gleichen Teilen nennt er Zusatzmischung 1. Als Zusatzmischung 2 bezeichnet er eine Mischung aus einem Teil Pektin mit zwei Teilen Semmelmehl.

Pektin quillt im Wasser sehr schnell auf und zersprengt die Tablette in kürzester Zeit. Auch gehärtete Gelatine (Formaldehydgelatine) und Hydrozellulose dienen dem gleichen Zweck, doch ist deren Gebrauch dem Hersteller der bekannten „Gelonida" durch patentrechtlichen Schutz vorbehalten. Formaldehyd-Gelatine ist auch unter dem Namen *Geletol* im Handel. Nach DRP. 720557 (Leo-Werke, Dresden) verwendet man vorteilhaft auch Aluminiumoxyhydratgel als Quellmittel. Nach diesem Verfahren können auch schwer komprimierbare Pulver-

---

[1] Zur Zeit steht Apfelpektin der Firma Donath, Dresden-A 47, zur Verfügung. (Vorsicht! Mit schwefelhaltigen Substanzen entsteht Schwefelwasserstoff!)

mischungen leicht tablettiert werden. Der Zusatz an Aluminiumoxyhydratgel ist relativ klein. Man erhält nach dem Trocknen ein gut fließendes Granulat. Außerdem hat eine derartige Tablette eine sehr große Saugkraft, obgleich sie nur wenig Aluminiumoxyhydrat enthält.

Die *Quellstärke* des Handels besteht vielfach nur aus gewöhnlicher Stärke. Andere Quellstoffe des Handels zeigen verschiedene Zusammensetzung, z. B.: Stärke mit einer Beimischung von Natriumbikarbonat, oder Carrageenmoospulver oder Traganthpulver oder Pektin oder Zuckerpulver usw., auch gepulvertes Johannisbrot (Carobe) wird als Lockerungsmittel angewendet.

Das Granulieren (Körnen) der Tablettenmasse hat vornehmlich den Zweck, eine gleichmäßige, automatische Füllung der Matrize sowie ein ruhiges Nachfließen der Masse zu bewirken. Die Gleichmäßigkeit des Granulats bedingt außerdem eine gleichmäßige Beschaffenheit der erzielten Tabletten. Die Arbeit geschieht im wesentlichen so, wie man die bekannten Brausesalze granuliert, indem man das zu pressende sehr feine Pulver mit einer geeigneten Flüssigkeit (Wasser, Gelatinelösung, Zuckersirup, Kakaoöllösung oder -emulsion, s. weiter oben), mehr oder weniger verdünntem Spiritus oder absolutem Alkohol oder dem billigeren reinen Methylalkohol (Methanol) oder Isoprophylalkohol so weit anfeuchtet, daß es beginnt zusammenzubacken. Auch mit Toluol oder Benzin vergällter Weingeist ist zum Granulieren im Gebrauch. Niemals darf man so viel Flüssigkeit anwenden, daß man eine klebrige Masse erhält[1].

Die durchfeuchtete Masse wird nun im Kleinbetrieb mit einem Kartenblatt oder breitem Hornblatt oder auch mit der Hand durch die Maschen des jeweils vorgeschriebenen Siebes (vgl. Einzelvorschriften S. 65ff.) getrieben. Die auf diese Weise durchgedrückte Masse kommt darauf entweder in den Trockenschrank oder man läßt sie an der Luft gut trocknen. Sehr empfindliche Stoffe werden in Vakuumtrockenschränken getrocknet (Organpräparate) oder in Exsikkatoren vollständig entwässert. Die oberflächlich getrocknete, noch nicht ganz trockene Masse wird nunmehr nochmals durch dasselbe Sieb geschlagen und darauf erst vollständig bei etwa 20—30° getrocknet. Sollte sich trotzdem in der granulierten Masse viel feines Pulver befinden, so ist es durch

[1] Da Methyl- und Isopropylalkohol bei der Trocknung der Tablettenmassen *restlos* verdunsten, dürfte gegen die Verwendung dieser Alkoholarten auch bei der Herstellung solcher Tabletten nichts einzuwenden sein, die eingenommen werden.

ein feineres Sieb abzusieben und nochmals zu granulieren oder später einer neuen Mischung wieder beizufügen.

Zur schnellen Herstellung kleiner Tablettenmengen ist folgende Granulierungsflüssigkeit empfohlen worden:

Gelatine 5,0, Glyzerin 2,0, destill. Wasser 18,0, verdünnte Salzsäure 1,5, 93proz. Alkohol 73,5. Man löst die Gelatine in kochendem Wasser, gibt das Glyzerin und die verdünnte Salzsäure hinzu und zuletzt den vorher zum Kochen erhitzten Weingeist. Das p_H beträgt 2,4—2,9. Das Glyzerin wirkt der zu starken Austrocknung des Granulats entgegen[1].

Die *Granulierung* mit *der Hand* geschieht nach dem oben beschriebenen Verfahren entweder mittels der bekannten Apothekersiebe oder mittels Siebvorrichtungen, die für die Bewältigung größerer Mengen entsprechend groß und widerstandsfähig gebaut sein müssen. Dazu eignen sich z. B. Metall- oder Holzrahmen mit hohen Füßen, unter die die zur Aufnahme des Granulats bestimmten Horden leicht geschoben werden können. Auf diesen werden die durch das Sieb fallenden lockeren Stränge der feuchten Masse mittels kleiner Rechen gleichmäßig verteilt.

Für das Durchreiben kleinerer Mengen von Tablettenmasse haben sich in unserem Betrieb Holzscheiben von 10—12 cm Durchmesser und etwa 2 cm Dicke bewährt, auf die oben eine Lederschlaufe genagelt ist, durch die man die Hand steckt.

Wenn die Tablettenmasse sehr flüchtige Bestandteile enthält, so ist sie vorher ohne diese zu granulieren und gut auszutrocknen. Die flüchtigen Bestandteile (ätherisches Öl, Kampfer usw.) sind in der 2—3fachen Menge Alkohol zu lösen, und mit dieser Lösung ist die in sehr dünner Schicht ausgebreitete, tadellos granulierte und getrocknete Masse mittels eines Zerstäubers zu besprengen. Darauf wird alles gut gemengt und in einem Blech- oder Glasgefäß 1—2 Tage lang luftdicht eingeschlossen, wodurch eine gleichmäßige Verteilung der flüchtigen Stoffe gesichert ist. Besonders hygroskopische Bestandteile und solche, die Rohrzucker enthalten, müssen vorher scharf ausgetrocknet werden.

In vielen Fällen, besonders auch da, wo die Anwendung des teuren Alkohols vermieden werden soll, bedient man sich der sog. *trockenen Granulierung*, der das *Vorpressen* oder *Brikettieren* voraufgeht. Dieses Verfahren ergibt häufig auch dann noch gute Ergebnisse, wenn es mit allen bisher angeführten Mitteln nicht gelang, eine gleichmäßig

---

[1] Dtsch. Apoth.-Ztg. **1944**, 11.

füllende Tablettenmasse und damit eine gut zusammenhaltende Tablette zu erzielen. Es geschieht dadurch, daß man das fertige Gemisch auf dazu passenden, oder auch den üblichen Maschinen zunächst ohne Rücksicht auf ihr Gewicht zu größeren (mitunter brikettförmigen) Tabletten preßt und diese dann mittels der Reib- und Granuliermaschinen entsprechend zerkleinert. (S. Abb. 7 und 8.) Im Kleinbetrieb zerstampft man sie im eisernen Mörser bis zur üblichen Korngröße; dabei entstehendes Pulver kann abgesiebt und zu einer neuen Granulation verwendet werden.

Zum Schroten von Tablettenmassen, die nach dem Trocknen hart und klumpig geworden sind, und auch zum Zerkleinern von Tabletten

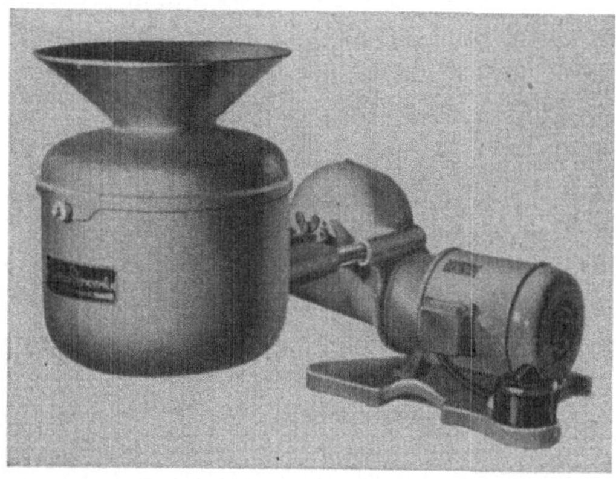

Abb. 5. Universal-Reib-, Schneid- und Schnitzelmaschine (Alexanderwerk in Remscheid und Berlin-Wilmersdorf).

eignes sich neben den üblichen Drogenmühlen der Apotheken auch die Universal-Reib-, Schneid- und Schnitzelmaschine des Alexanderwerkes in Remscheid (Abb. 5), die mit ihren verschiedenen Reibe- und Schneidezylindern und -scheiben für jeden Härtegrad einer Masse die entsprechende Vorrichtung enthält. Auch die Sieb- und Passiermaschine „Expreß“ der Firma Werner & Pfleiderer in Stuttgart-Feuerbach eignet sich zur „trockenen Granulation“ bzw. zum Zerkleinern von Tabletten und brikettierten Tablettenmassen (Abb. 6).

Milch*zucker* läßt sich mit 70proz. Weingeist granulieren; auch 90proz. Weingeist wird dazu verwendet. Man läßt die gekörnte Masse zuerst an der Luft, später im Trockenschrank bei 25—30° gut austrocknen.

Rohrzucker ist in gleichmäßig körniger Beschaffenheit bereits im Handel. Läßt er sich nicht ohne weiteres mit der zu verarbeitenden Arzneilösung tränken, so muß er mit mindestens 20 vH Stärke oder einer anderen pflanzlichen Substanz gemischt werden, um seine Klebrigkeit zu vermindern. Danach sind die Mischungen sehr sorgfältig zu trocknen.

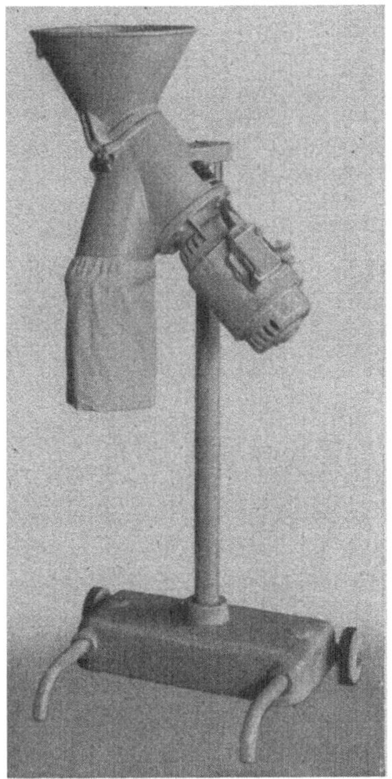

Abb. 6. Sieb- und Passiermaschine „Expreß" der Fa. Werner & Pfleiderer in Stuttgart-Feuerbach.

Auch maschinelle Hilfsmittel hat man für das Granulieren der Tablettenmassen konstruiert. Eine *Granuliermaschine* der Firma Gellner & Co., K.G., Kell Kr. Trier zeigt Abb. 7. In einem emaillierten gußeisernen Behälter befindet sich in einer bestimmten Höhe eine Reibscheibe mit erhabenen Lochungen, die in rotierende Bewegung gesetzt wird und die darüber befindliche, durch einen schweren Klotz gegen die Scheibe gedrückte Masse zerreibt. Zum Gegendrücken der Masse dient der Hebel im oberen Teil der Maschine. Je nach der Lochung der Reibscheiben fällt die granulierte Masse feiner oder gröber aus. In der Regel wird feucht granuliert; die Maschine eignet sich aber auch zur Granu-

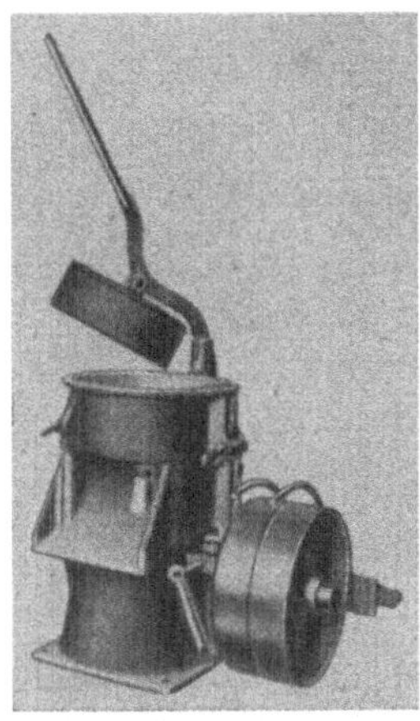

Abb. 7. Granuliermaschine der Fa. Gellner & Co. K.G. in Kell (Kr. Trier).

lierung trockener Massen. Das Herausnehmen der gekörnten Masse erfolgt durch Hochnehmen eines diesem Zwecke dienenden Schiebers. Die Maschine kann für Hand- und Kraftbetrieb eingerichtet werden. Eine weitere Granuliermaschine zeigt die Abb. 9.

Immer ist eine gleichmäßige Beschaffenheit des Granulats anzustreben, da von ihr die genaue Dosierung der Tabletten weitgehend abhängt. (Vgl. HALD S. 21 unten.)

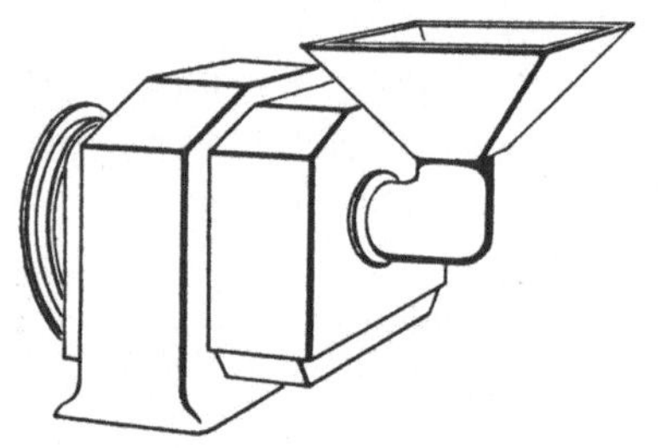

Abb. 8. Granuliermaschine von T. G. Ritter in Frankfurt a. M.

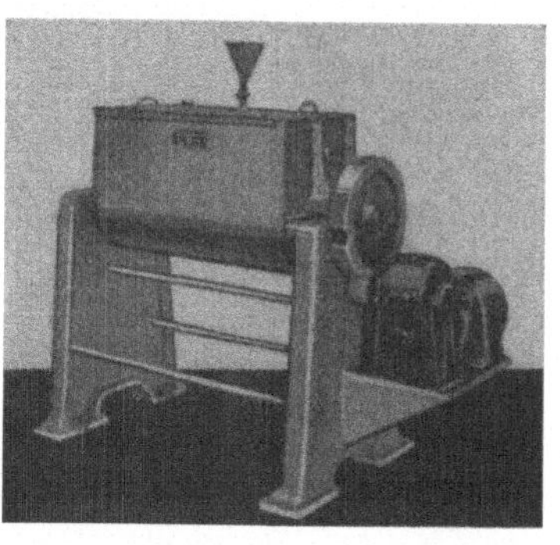

Abb. 9. Granuliermaschine der Stokes Maschine Company in Philadelphia, PA., USA.

Zur gleichmäßigen Beschickung des Füllschuhes mit Granulat hat B. FRETHEIM eine von R. JENSEN vorgeschlagene Einrichtung als sehr praktisch erprobt (Abb. 10). Sie besteht aus einer 10-l-Flasche mit abgesprengtem Boden, die auf einem Brett an der Wand etwas über der Tablettenmaschine angebracht ist. In den Flaschenhals ist ein durchbohrter Stopfen geführt, durch den ein 18 mm weites Glasrohr gesteckt ist, das hinunter zur Maschine führt und einige Zentimeter unter dessen oberer Kante in den Schuh mündet. Das Granulat wird in die Flasche gefüllt und gleitet durch das Glasrohr in den Schuh, wo seine Oberfläche beim Gehen der Maschine in konstantem Niveau mit der Mündung des Glasrohrs gehalten wird. Auf diese Weise vermeidet man, daß das Granulat längere Zeit dem Schütteln der Maschine ausgesetzt ist, und die Gefahr des Fraktionierens, d. h. der Entmischung von Granulat und Pulver, ist sehr gering. Gleichzeitig umgeht man das ständige Nachfüllen des Granulats in den Trichter.

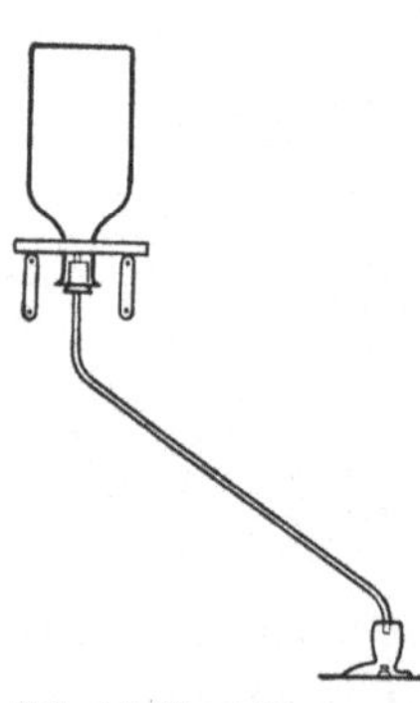

Abb. 10. Vorrichtung zur Füllung des Gleitschuhes.

Das Komprimieren der Tablettenmasse bereitet keine besonderen Schwierigkeiten, wenn sie, soweit das überhaupt nötig ist (vgl. S. **3** u. **4**), zweckentsprechend vorbereitet war. Technische Erfahrung und sorgfältige Behandlung der benutzten Maschine, besonders peinlichste Reinigung und Einfettung aller Teile nach Gebrauch, spielen neben einiger Geduld beim Einstellen der Maschine eine große Rolle. Auch die Tablettierungs*geschwindigkeit* will beachtet sein. HALD gibt für die von ihm benutzte Exzenterpresse 60 Umdrehungen in der Minute als optimal an.

Die Stärke des Drucks bedingt nicht nur eine mehr oder weniger große Härte der fertigen Tabletten, sie beeinflußt unter Umständen auch ihre Farbe. Manche Drogen, besonders die dunkel gefärbten, wie Rheum, Digitalis, Senna usw., bekommen, falls sie zu stark gepreßt werden, dunkle Ränder, da der Hauptdruck, zumal bei bikonvexen Formen der Tabletten, auf den Rändern besonders wirksam ist.

Die *Festigkeit der Tabletten* hängt zumeist vom Druck beim Pressen ab, es gibt aber auch Massen, die schon bei gelindem Druck eine große Festigkeit erlangen. Man hüte sich jedenfalls, zu stark zu pressen, da dann die Tabletten, wenigstens bei bestimmten Massen, mit dem Alter immer härter werden und auch die Maschinen bei zu starker Druckausübung leiden. Auch die sog. *Deckelbildung* (das horizontale Absplittern des oberen Teiles bei bikonvexen Tabletten) wird durch zu harten Druck verursacht. Ebenfalls kann zu scharfes Trocknen der Masse die Ursache sein. Ein zu trockenes Granulat gibt gleichfalls brüchige Tabletten, die später dazu neigen, aus der Luft Feuchtigkeit aufzunehmen oder zu zerfallen. Solche Massen oder Tabletten können leicht dadurch gerettet werden, daß man sie über Nacht in offener Schale an einen Ort großer Luftfeuchtigkeit stellt, z. B. in den Keller. Besonders Schokoladenmassen ertragen keinen zu starken Druck, auch wasserunlösliche Substanzen sollten, wenn sie keine große Quellbarkeit haben, nicht mit zu hohem Druck komprimiert werden.

Im allgemeinen soll die Pressung der Tabletten in einem trockenen, staubfreien, mäßig warmen (im Winter geheizten!) Raume möglichst abgesondert von anderen Betrieben erfolgen. Sollte eine Beheizung des *ganzen* Raumes, in dem tablettiert wird, nicht möglich sein, so genügt u. U. auch ein Anstrahlen der Tablettenpresse mit einem elektrischen Heizgerät.

Man hüte sich, während des Ganges der Maschine mit den Fingern zwischen den Stempel und die Matrize zu kommen! Diese an sich selbstverständliche Forderung kann nicht scharf genug erhoben werden, da infolge Nichtbeachtung immer wieder Unfälle vorkommen. In Deutschland fordert die Gewerbeaufsicht *Schutzgitter* vor dem Matrizenraum, die während des Ganges der Maschine vorgeschaltet sein müssen.

Das Trocknen der fertigen Tabletten gewährleistet deren Haltbarkeit und ist mitunter auch dann nötig, wenn die Tabletten dem äußeren Anschein nach schon trocken sind. Die Masse darf aber andererseits auch nicht zu scharf getrocknet werden. (Vgl. S. 3 unten.) Es ist daher vorteilhaft, zum Trocknen von Tablettenmassen einen Raum von normaler Luftfeuchtigkeit zu wählen. Das Granulat, das weder an einer zu feuchten noch zu trockenen Stelle bis zur Gewichtskonstanz getrocknet wird, gibt in der Regel eine gute Tablettenmasse. Bei nicht empfindlichen Massen wird das Granulat zuerst bei künstlicher Wärme getrocknet, damit man sicher ist, daß es gut ausgetrocknet ist. Dann läßt man es bei gewöhnlicher Temperatur stehen, bis es Feuchtigkeit bis zur Lufttrockne aufgenommen hat. Wasserhaltige Granulate, die Stärke enthalten, müssen zunächst bei niedriger Temperatur getrocknet werden (nicht über 30°), bis der größte Teil des Wassers verdampft ist, und auch dann nicht über 40—45°, um das Verkleistern der Stärke zu vermeiden.

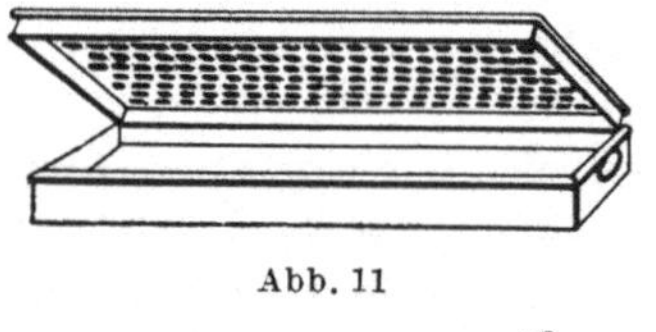

Abb. 11

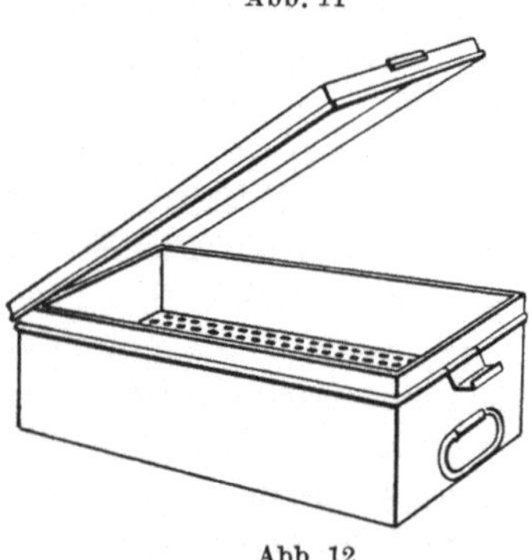

Abb. 12

Abb. 11 u. 12. Trockenvorrichtung.

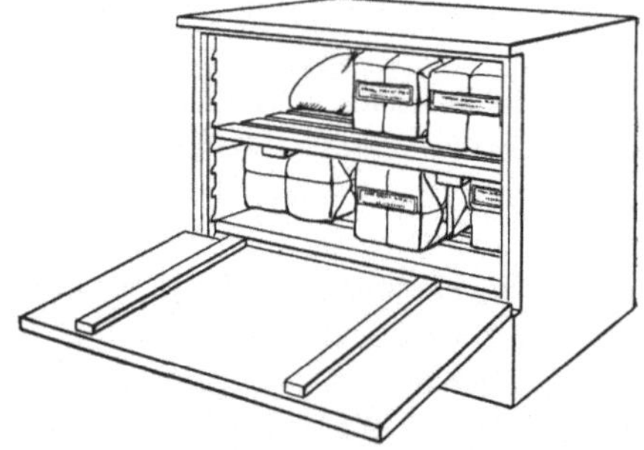

Abb. 13. Kalkkiste.

Das Trocknen geschieht am besten in einem geheizten Trockenraum oder Trockenschrank mit Horden oder in einer Kalkkiste oder, wenn es sich um kleine Mengen handelt, in einem mit Ätzkalk beschickten Blechkasten. Die Konstruktion solcher Trockenkästen ist aus Abb. 11 und 12 ersichtlich.

In der für größere Mengen Drogen u. dgl. berechneten Kalkkiste (Abb. 13), deren Querböden beliebig vermehrt werden können, liegt der Ätzkalk in dem unteren mit Blech ausgeschlagenen Teil der Kiste.

Zur Beschickung der Trockenkisten oder -schränke benutzt man in neuester Zeit auch Asbestplatten, die mit Chlorcalciumlösung getränkt sind. Sie sollen sehr praktisch und lange Zeit brauchbar sein, da sie durch einfaches Trocknen jederzeit regeneriert werden können.

Es empfiehlt sich, die einzelnen Bordbretter in den Trockenschränken während des Trocknungsvorganges hin und wieder auszuwechseln, da die oberste und unterste Lage erfahrungsgemäß immer zuerst trocknet. Horden, die mit Äther behandeltes Material enthalten, stellt man am besten schräg, damit die schweren Ätherdämpfe leicht abfließen können und nicht das Verdunsten anderer Flüssigkeiten verzögern.

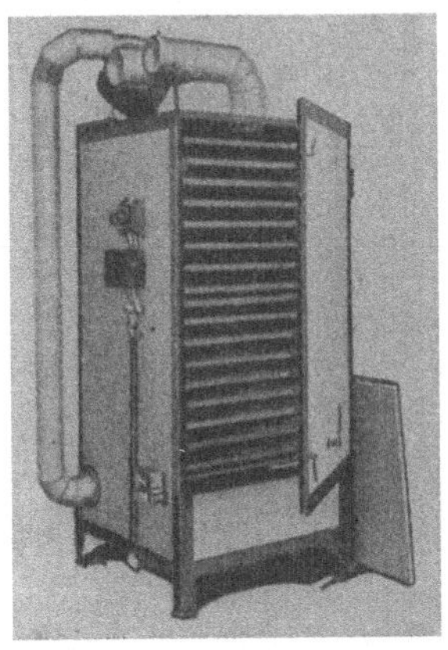

Abb. 14. Heißlufttrockenschrank der Stokes Maschine Company in Philadelphia, PA., USA.

Auch die in Apotheken und pharmazeutischen Laboratorien gebräuchlichen Trockenschränke oder Trockenkammern lassen sich zum Nachtrocknen von Tabletten benutzen, ebenso die bekannten Gastrockenschränke und Vakuumtrockenschränke, wie sie beispielsweise die Firma Gustav Christ in Berlin S liefert. Bedingung ist dabei, daß die Temperatur möglichst nicht höher steigt als 30°, um Zersetzung bzw. Verfärbung der Masse zu vermeiden. Unter dieser Bedingung eignet sich auch jede beliebige andere Trockenvorrichtung zu dem genannten Zweck.

Einen *Heißlufttrockenschrank* der Stokes Maschine Co. Philadelphia zeigt Abb. 14. Der Schrank kann durch Dampf oder auch elektrisch geheizt werden und ist mit automatischen Regulierungsvorrichtungen zur Einhaltung konstanter Temperaturen versehen. Für einen kleinen bis mittleren Bedarf hat sich besonders der *Ventilator-Trockenschrank* der Firma W. C. Heräus in Hanau bewährt (Abb. 15), der Erhitzung mittels Heizspiralen und gleichzeitig Austrocknung mittels Luftturbine bewirkt. Vier auswechselbare Horden aus starkem Metallgitter gestatten eine vorzügliche Trocknung bei jeder gewünschten Temperatur, die nach Belieben (bis 120°) eingestellt werden kann, so daß sich der Schrank sowohl zur Trocknung von Tablettenmassen, Brausesalzen, Drogen und Extrakten als auch zur Erhitzung von Flüssigkeiten aller Art (Hustensäften, Salzlösungen usw.) und sogar zur Sterilisation von Ampullen eignet.

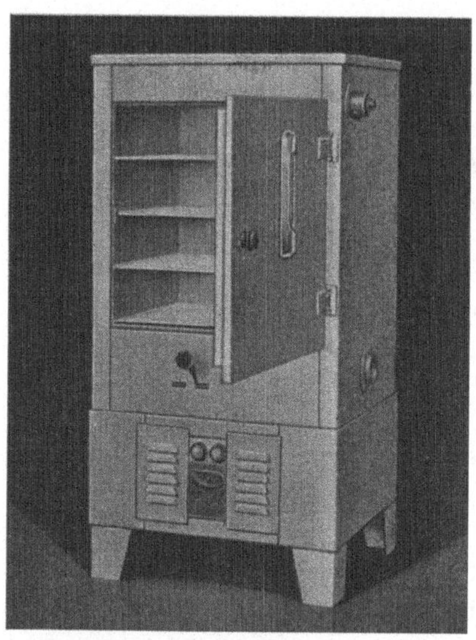

Abb. 15. Ventilator-Trockenschrank mit Frischluftbetrieb von W. C. Heräus G.m.b.H. in Hanau.

Das Färben der Tabletten, das zur Verhütung von Verwechslungen vornehmlich in Krankenhäusern und ähnlichen Anstalten zu empfehlen ist, geschieht bei Kalomeltabletten durch Zinnober, bei Sublimattabletten durch Eosin oder Diamantfuchsin. Andere Tabletten, z. B. die von Morphin, bezeichnete man früher vielfach mittels Gummistempels durch einen roten oder blauen Streifen usw. Mit einem solchen Stempel kann man auch den wirksamen Inhalt auf jede Tablette aufdrucken, und zwar mit folgenden, in einem Gemenge von Glyzerin und Wasser gelösten Farben: *Blau:* Anilinwasserblau; *Schwarz:* Phenolschwarz; *Rot:* Eosin oder Diamantfuchsin.

Das schweizerische Arzneibuch läßt alle Tabletten zum äußerlichen Gebrauch, die Gift enthalten, blau färben.

Das Bedrucken der Tabletten bzw. die *Anbringung von Inhaltsbezeichnungen* geschieht am bequemsten mittels entsprechend gravierter Stempel. Doch erzielt man auf diese Weise nur dann eine dauernd haltbare Prägung, wenn die Tabletten eine gewisse Härte aufweisen. Andernfalls füllt der feine Staub, der sich bei der gegenseitigen Reibung der Tabletten während des Lagerns öfters bildet, sehr bald die Prägungen mehr oder weniger aus. Auch ist die Anwendung von Prägestempeln natürlich nur angezeigt, wenn es sich um die Darstellung größerer Mengen von Tabletten handelt. Wo dies nicht der Fall ist, kann man, wie schon gesagt wurde, den Inhalt mittels Gummistempels auf jede Tablette aufdrucken.

Die Dosierung der Tabletten,

d. h. die *Einhaltung bestimmter Gewichte der einzelnen Tabletten*, ist ein wichtiger Faktor bei der Tablettenbereitung, da hiermit die Zuverlässigkeit der Wirkung eng zusammenhängt. Nach Untersuchungen von SCHROFF darf man im allgemeinen bei fast allen Tabletten des Handels mit Fehlern von 2—4 vH Mehr- oder Mindergewicht rechnen. Wesentlich höher dürfen diese Fehler aber nicht liegen. Man findet sie trotzdem gelegentlich bei alten Tablettenvorräten, die durch unsachgemäße Aufbewahrung in schlecht verschlossenen und häufig mit heftigem Ruck auf- und zugeschobenen Kästen gelitten haben. Solche Tabletten sollten aus dem Verkehr gezogen werden. Aber nicht nur Alter und ungeschickte Behandlung bedingen die erwähnten Gewichtsunterschiede. Manche Massen erleiden während der Pressung eine teilweise Entmischung, andere bleiben in geringem Maße an der Matrize oder dem Stempel hängen. Auch das Warmlaufen der Maschine ist zu berücksichtigen. Die Metallteile sowie Stempel und Matrize dehnen sich dabei aus; dadurch verändert sich das Fassungsvermögen der Matrize. Alles das läßt sich bei der maschinellen Darstellung von Tabletten kaum ganz vermeiden. Es ist deshalb notwendig, daß während der Arbeit der Gang der Maschine sorgfältig beobachtet und das Gewicht der Tabletten zeitweilig nachgeprüft wird. Man wägt am besten 10 Tabletten und errechnet aus deren Gewicht das Durchschnittsgewicht der einzelnen Tablette. Es ist auch darauf zu achten, daß die frisch gepreßten Tabletten in nicht allzu großen Gefäßen gesammelt werden, weil sie sich beim (mitunter oft wiederholten) Ausschütten aus diesen leicht reiben und auch hierdurch an Gewicht verlieren.

Zusammenfassend seien als mögliche *Fehlerquellen genauer Dosierung* die Angaben von HALD angeführt:

Erweiterung der Stempel infolge Erwärmung.

Aufnahme und Abgabe von Wasser durch das Granulat.

Unbedeutendes Anhaften am Stempel und an der Matrize.

Unbemerkbare kleine Geschwindigkeitsänderungen während de- Ganges der Maschine.

Differenzierung des Materials.

Nicht ganz gleichmäßige Füllung der Matrize.

Verschleiß an den Tabletten bei der Entnahme.

HALD sagt ferner, daß für die Genauigkeit der Dosierung in erster Linie die Gleichmäßigkeit des Granulats von Bedeutung ist, ohne Rücks sicht auf die Korngröße.

Die Lagerfähigkeit der Tabletten,

d. h. ihre *Unzersetzlichkeit während der Aufbewahrung*, bedeutet ebenfalls ein wesentliches Erfordernis für die Wertung der Tabletten. Es muß von Anfang an darauf geachtet werden, daß nur unzersetzliche Mischungen zu Tabletten verarbeitet werden. Die allgemein bekannte Unverträglichkeit mancher Arzneistoffe muß sorgfältig beobachtet werden. Es sei nur daran erinnert, daß z. B. Gemische aus Pyramidon mit Aspirin oder Antipyrin und Koffein sehr bald feucht und mißfarbig werden. Die Azetylsalizylsäure spaltet, mit sauren oder alkalischen Stoffen gemischt, bald freie Salizylsäure ab. Andere unverträgliche Mischungen kennt jeder Fachmann, oder er kann sie aus der einschlägigen Literatur leicht erfahren[1].

Auch die bei der Granulierung vielfach notwendige Durchfeuchtung und die nachfolgende Erwärmung der Masse kann schon zu einer Zersetzung Anlaß geben.

Zur *Verhinderung von Zersetzungen* und der damit oft verbundenen Verfärbung der Tabletten ist empfohlen worden, die zur Pressung vorbereitete Masse mit einer Lösung von Paraffin mittels Spray zu befeuchten. Dadurch wird die Berührung der sich gegenseitig zersetzenden Teile verhindert oder wenigstens wesentlich erschwert. Auch das Dragieren der fertigen Tabletten hemmt Zersetzungen infolge des Einflusses der Luft usw.

Die Haltbarkeit lege artis hergestellter Tabletten ist im allgemeinen eine sehr gute. So berichtet PATZSCH[2] über die Lagerfähigkeit von Tabletten, die noch aus dem ersten Weltkrieg stammten, daß Kalomel-, Chinin- und Morphintabletten mindestens 15 Jahre, Atropin-, Natrium bicarb.-, Pyramidon- und Natr. carbonic.-Tabletten 5 Jahre und Tabletten aus Folia Menthae pip. ein Jahr lang haltbar geblieben waren.

Prüfung der Tabletten.

Eine kunstgerecht hergestellte Tablette muß äußerlich glatt, scharf geprägt und von gleichmäßiger, fleckenloser Beschaffenheit sein. Sie darf an der Oberfläche nicht absplittern oder krümeln und muß so fest ge-

[1] Zum Beispiel FISCHER-KAISER-ZIMMERMANN: Der Apothekerpraktikant. 5. Aufl., S. 931ff. Stuttgart 1950, Wissenschaftliche Verlagsgesellschaft m. b. H. Dr. Roland Schmiedel/Stuttgart.

[2] Veröffentlichungen aus dem Gebiete des Heeressanitätswesens 1944 H. 111, Teil IV.

preßt sein, daß sie, ohne abzubröckeln, aufbewahrt, verpackt und versandt werden kann. Ein beliebtes Kriterium für genügende Festigkeit ist die *Fallprobe*: Man läßt die Tablette aus etwa 1 m Höhe auf eine hölzerne Unterlage fallen; wenn sie nicht zerspringt oder abblättert, ist die Festigkeit zufriedenstellend.

Andererseits sollen Tabletten sich in wäßrigen Flüssigkeiten schnell auflösen bzw. darin leicht zerfallen, sofern sie nicht zum Lutschen bestimmt sind. In diesem Fall ist eine gewisse Härte sogar erwünscht, um ein *langsames* Zergehen der Tablette im Munde zu gewährleisten.

Die gute Zerfallbarkeit einer Tablette ist oft von entscheidender Bedeutung für ihre Wirkung. (Vgl. PÖCKEL und RUNGE.) Eine Anzahl amtlicher Arzneibücher gibt daher Vorschriften für die *Prüfung der Zerfallbarkeit* von Tabletten, so die belgische, dänische, holländische, japanische, russische, schwedische und schweizerische Pharmakopoe. Die Angaben dieser Arzneibücher stimmen recht wenig überein und sind zu vergleichenden Untersuchungen daher nicht geeignet. In Ermangelung eines Besseren wird häufig die schweizerische Pharmakopoe als Norm angenommen; in ihr heißt es:

„Tabletten für innerlichen Gebrauch müssen hinsichtlich ihrer Zerfallbarkeit folgender Anforderung entsprechen: Eine Tablette wird in einem 100 ccm fassenden Erlenmeyerkolben mit 50 ccm Wasser von 37° übergossen. Das Kölbchen wird von Zeit zu Zeit umgeschwenkt. Die Tablette muß hierbei nach längstens 15 Minuten zu Pulver zerfallen oder in Lösung gehen. Diese Forderung gilt nicht für Tabletten, die langsam im Munde zergehen sollen. Tabletten zur Bereitung subkutaner Injektionen müssen sich in Wasser klar und vollständig lösen. Tabletten für äußerliche Zwecke müssen sich in Wasser klar oder nahezu klar lösen.“

Da es sich bei den hier in Frage kommenden Tabletten hauptsächlich um solche handelt, die man vor dem Einnehmen in Wasser zerfallen lassen soll (vgl. S. 38), ist nicht einzusehen, warum das Schweizer Arzneibuch in Wasser von 37° prüfen läßt. PÖCKEL und RUNGE, die sehr brauchbare Methoden für eine Prüfung auf Zerfallbarkeit ausgearbeitet haben, verwenden daher Wasser von Zimmertemperatur.

Die Apparatur nach PÖCKEL (Abb. 16) besteht aus einem Glaszylinder von 50 mm Durchmesser und 80 mm Höhe. Im Abstand von 50 mm von der Bodenfläche befindet sich eine seitliche Austrittsöffnung. In den Zylinder wird ein fingerhutförmiges Sieb von etwa 5 mm Maschenweite und 14 mm unterem Durchmesser so eingehängt, daß es in die bis zur Austrittsöffnung eingefüllte Flüssigkeit 7 mm hineinragt.

Aus einem Rohr von 8 mm Durchmesser, dessen Abtropffläche 50 mm vom Wasserspiegel entfernt ist, wird in Sekundenfolge Wasser in das Sieb getropft. Damit die Tropfenfolge schnell einzustellen ist und konstant bleibt, wird eine

Mariottesche Flasche mit zwei hintereinandergestellten Hähnen als Flüssigkeitsbehälter benutzt. Der vordere Hahn dient zum Ein- und Ausschalten der Apparatur, mit dem hinteren Hahn wird die Tropfgeschwindigkeit einmalig eingestellt. Da der Druck der Wassersäule in der Flasche konstant bleibt, ist eine Änderung des zweiten Hahnes nur selten nötig.

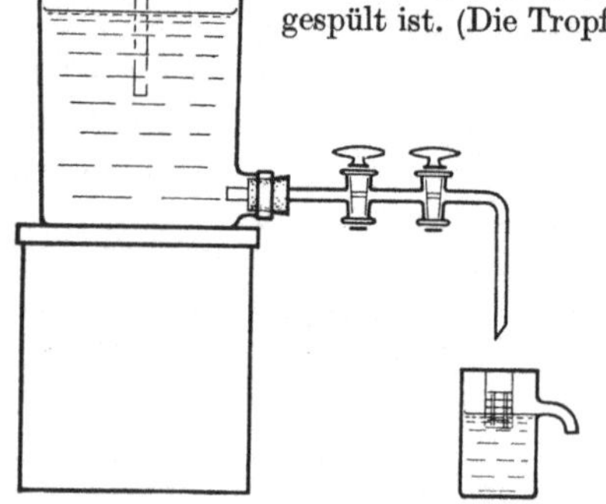

Abb. 16. Apparatur zur Prüfung der Zerfallbarkeit von Tabletten nach Pöckel.

Nach Kontrolle der Tropfgeschwindigkeit mittels Stoppuhr (es muß gewartet werden, bis Luft durch das Rohr der Mariotteschen Flasche eindringt) wird die Tablette mit einer Pinzette auf den Boden des Siebes gelegt und die Zeit gemessen, bis die Tablette durch Lösen oder Zerfall vollkommen aus dem Sieb fortgespült ist. (Die Tropfen sollen auf die Mitte der Tablette fallen.)

Pöckels Versuche haben ergeben, daß es nicht zweckmäßig ist, die gleiche Höchstzerfallzeit für alle Tabletten festzusetzen. Bei den löslichen Tabletten spielt auch, außer dem bei ihrer Herstellung verwendeten Druck, die Löslichkeit des betreffenden Wirkstoffs eine Rolle.

Die Untersuchungsmethode von Runge geht insofern über die von Pöckel hinaus, als sie auch den berücksichtigt. Seine Versuche wurden mit einem oben offenen Zylinder aus Messingdrahtnetz ausgeführt, der eine Höhe von 30 mm, einen Durchmesser von 17 mm und eine lichte Maschenweite von 0,5 mm aufweist. In diesen wird die zu prüfende Tablette eingelegt und der Zylinder an einem Draht hängend in ein Becherglas mit Leitungswasser eingetaucht. Nun wird leicht geschüttelt, so wie man es tun würde, wenn man eine Tablette, in Wasser zerfallen, einnehmen will. Unter Zerfallszeit versteht Runge die Anzahl Sekunden, die bis zur Beendigung bzw. zum Stillstand des Zerfalls einer Tablette verstrichen war. Er verlangt von einer Tablette, die in Wasser zerschlämmt eingenommen werden soll, daß sie in kaltem Leitungswasser in 30—60 Sekunden zerfällt und daß das Zerfallsprodukt durch ein Sieb von 0,5 mm lichter Maschenweite hindurchgeht.

Für *Dragees* (und Pillen) fordert Runge, daß sie unter Versuchsbedingungen, die er ausgearbeitet hat, in längstens 5 Stunden zerfallen. Anderenfalls muß nach der Meinung des Autors, um zu einer gerechten Beurteilung des betreffenden Produkts zu kommen, eine Prüfung in vivo durch Röntgenkontrolle oder Faecesuntersuchungen stattfinden[1].

Die *Genauigkeit der Dosierung* von Tabletten wird nach Pharmacop. *Dan.* und *Norv.* auf folgende Weise geprüft:

Mindestens 100 Tabletten werden bis auf die Zentigramme genau gewogen; hieraus wird das Durchschnittsgewicht bis auf die Milligramme genau berechnet. Alsdann werden mindestens 30 Tabletten genau gewogen. 90 vH der Tabletten dürfen höchstens so weit vom Durchschnittsgewicht abweichen, wie in folgender Tabelle angegeben ist. Für die übrigen 10 vH der Tabletten darf die Abweichung höchstens das Doppelte hiervon betragen.

Tablettengewicht	Höchste Abweichung
bis 0,25 g	10 vH
über 0,25 bis 0,5 g	8 vH
über 0,5 g	5 vH

Für die chemische Untersuchung der Tabletten auf die Richtigkeit der in ihnen enthaltenen Arzneistoffe (Identitätsreaktionen) und auf ihren richtigen Gehalt sind von verschiedenen Arzneibüchern und auch von anderen Seiten Untersuchungsmethoden ausgearbeitet worden. Die Heeresdienstvorschrift 5 (H.Dv. 5) enthielt im besonderen sehr sorgfältige Angaben über Gehaltsbestimmungen, die im Vorschriftenteil dieses Buches bei den betreffenden Tablettenarten mit aufgeführt sind.

Nach Eckert und Mirimanoff hat sich zur Identifizierung von Tabletten in vielen Fällen die Mikrosublimation bewährt, gefolgt von der Bestimmung des Schmelzpunktes des erhaltenen Sublimats.

Zur Untersuchung von Tabletten-Inhaltsstoffen eignet sich nach Zimmermann auch folgender Weg: Man legt die Tabletten auf das 3-mm-Drahtnetz zur Siedepunktbestimmung nach dem DAB. 6. und stellt es auf Stützen in ein Wasserbecken. Legt man Näpfchen unter, so kann man mit der zerfallenen Masse Untersuchungen anstellen.

Aufbewahrung und Verpackung der Tabletten.

Da sämtliche Tabletten mehr oder weniger geneigt sind, Feuchtigkeit aus der Luft anzuziehen, sind sie sehr trocken und daneben auch vor Licht und Luft geschützt aufzubewahren. Das geschieht am besten,

[1] Vgl. Ahonen: Untersuchungen über den Zerfall von Pillen. Arch. Parmaz. **1936**, 8.

sofern größere Mengen in Frage kommen, über Ätzkalk, bei kleineren Mengen in gut schließenden Blech- oder Glasgefäßen.

Bikonvexe Tabletten verpackt man vorteilhaft in Weithalsgläser, die mit Watte oder Zellstoff verschlossen und dicht verschraubt werden. Flache Tabletten dagegen rollt man entweder in Geldrollenform zuerst in Seiden- oder Wachspapier, dann in stärkeres Papier, das am besten neben der Inhaltsangabe auch das Datum der Anfertigung trägt. Besser aussehend und für die direkte Abgabe an das Publikum mehr geeignet sind für flache Tabletten zylindrische Glasröhren, die zuerst mit Watte und dann mit einem Metalldeckel oder Pilzkork (Abb. 17) verschlossen werden. Handelt es sich um besonders empfindliche Tabletten, so gibt man bei Metallverschluß unter den Deckel noch einen Korkverschluß, der nötigenfalls noch durch Eintauchen in geschmolzenes Paraffin gedichtet wird.

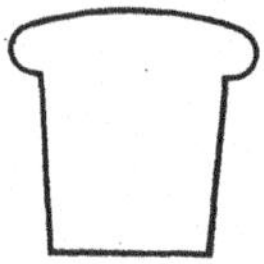

Abb. 17. Sog. „Pilzkork" mit überkragendem Rand.

Tablettenröhrchen aus Aluminium müssen mit Papier oder Zellophan ausgelegt werden, wenn die Möglichkeit besteht, daß ihr Inhalt durch Berührung mit dem Aluminiummetall verändert wird.

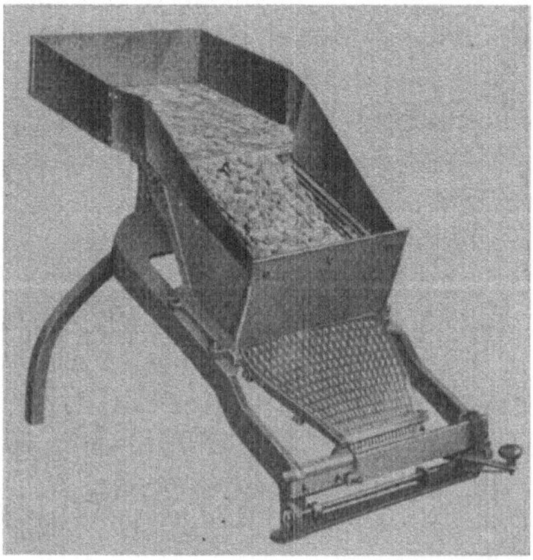

Besondere Apparate, mit deren Hilfe die Tabletten in Verbindung mit einer Abzählvorrichtung in Glas- oder Aluminiumröhrchen abgefüllt werden, sind von verschiedenen Firmen konstruiert worden. Einen derartigen Apparat von Fritz Kilian in Berlin-Hohenschönhausen zeigt die Abb. 18. Er arbeitet ohne Fördermittel und ohne Rüttelbewegung, wodurch die Tabletten sehr geschont werden. Gleichzeitig findet eine Entstaubung der Preßlinge statt. Beim Einfüllen in die Röhrchen liegen die Tabletten horizontal; dadurch wird ihr Umfallen verhindert und eine ruhige Schichtung bewirkt. Größe und Konstruktion des Apparates werden jeweilig dem Tablettendurchmesser, der Stärke und der Anzahl der abzufüllenden Tabletten angepaßt.

Abb. 18. Tabletten-Einfüllmaschine von Fritz Kilian in Berlin-Hohenschönhausen.

Eine ähnliche Vorrichtung speziell für *Dragees*, Pillen oder Eier (nicht für Tabletten) mit einer Höchstleistung von 2400 handelsüblichen Dragees pro Minute liefern die Industriewerke Karlsruhe A.-G. in Karlsruhe (Baden), Abb. 19a und 19b.

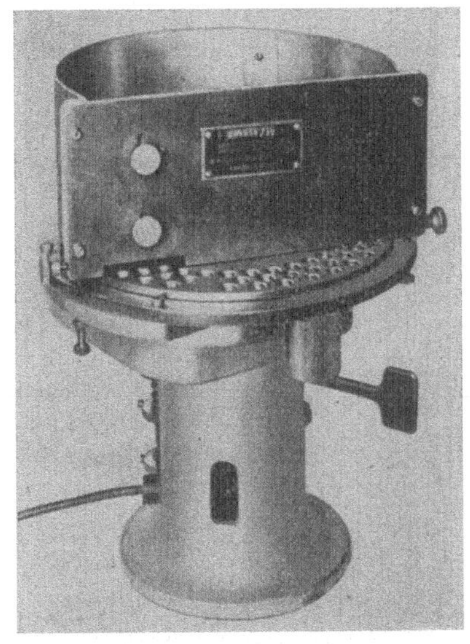

Abb. 19 a

Zum *Abfüllen* und *Abzählen* der Tabletten dient auch eine vollautomatische Maschine derselben Firma, die durch Abb. 20 wiedergegeben wird.

Die Tabletten werden lose in größeren Mengen in den oberen Vorratsbehälter der Maschine zum Abzählen und Zuführen geschüttet und ordnen sich durch sanfte Rüttelwirkung in die Rinnen der geneigten Zuführungsbahn ein. Die Bewegung, der die Tabletten hierbei unterworfen werden, ist so weich, daß eine pflegliche Behandlung gewahrt

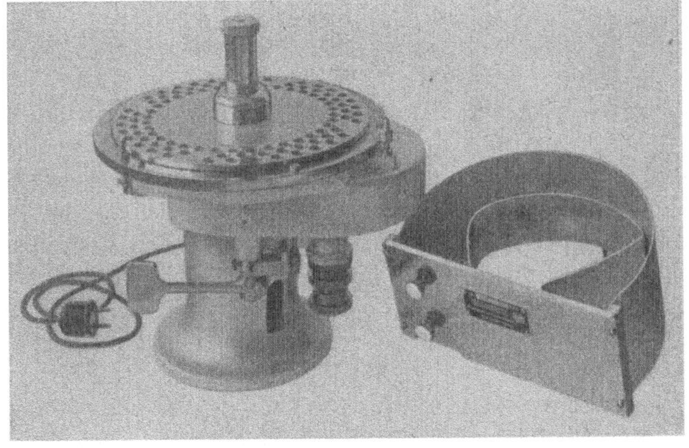

Abb. 19b

Abb. 19a u. b. Abzählmaschine für Dragees und Pillen (Type Adrag) der Industrie-Werke Karlsruhe A.-G. in Karlsruhe (Baden).

bleibt. Die Anzahl der Rinnen entspricht der Zahl der Tabletten, die in ein Glasröhrchen gefüllt werden sollen. Durch eine Abzählvorrichtung werden die hochkant nebeneinanderstehenden Tabletten reihenweise geordnet und Reihe für Reihe einem Revolver mit Aufnahmemulden zugeführt, d. h. die übrigen in den Rinnen befindlichen Tabletten werden selbsttätig zurückgehalten, während die Absperrvorrichtung jedesmal, wenn eine Revolvermulde zur Aufnahme bereit ist, eine Reihe mit Tabletten freigibt. Die Revolvermulden, die in der horizontalen Lage

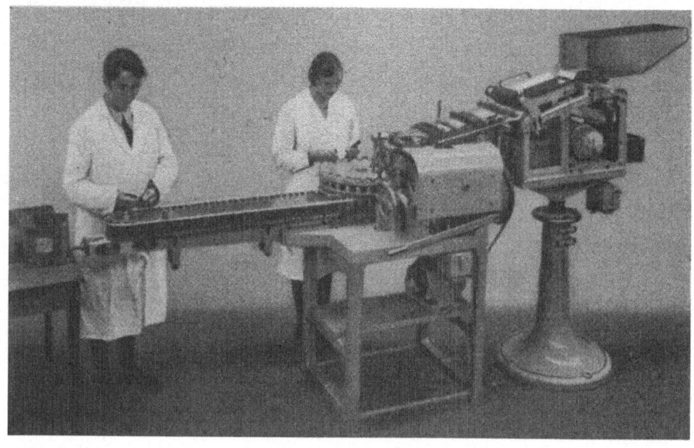

Abb. 20. Abfüll- und Abzählmaschine der Industrie-Werke Karlsruhe A.-G. in Karlsruhe (Baden).

die Tabletten aufnehmen, entleeren sich nach einer Vierteldrehung des Revolvers in senkrechter Lage, unmittelbar über der Öffnung der Glasröhrchen. Eine automatische Vorrichtung bewirkt dabei, daß die Entleerung der Revolvermulde unterbleibt, wenn in der Zufuhr der Glasröhrchen eine Unterbrechung eintritt. Die Zuführung der leeren Glasröhrchen zu der Füllstation erfolgt durch einen mehrteiligen Revolver, in welchen die Glasröhrchen automatisch entweder einer Ausfuhrkette übergeben, oder einem großen, ebenfalls mit vielen Aufnahmestationen versehenen Revolver, von dem aus sie der nächsten Arbeitsstation zugeführt werden können. In diese Ausfuhrbahn läßt sich auch eine Maschine zum selbsttätigen Einführen von Wattepfropfen in die gefüllten Glasröhrchen einschalten.

Einwickelmaschinen für Tabletten zeigen die Abb. 21 und 22.

Die Tabletten werden zunächst in den oberen Vorratsbehälter der Abzählmaschine hineingeschüttet und ordnen sich durch Rüttelwirkung

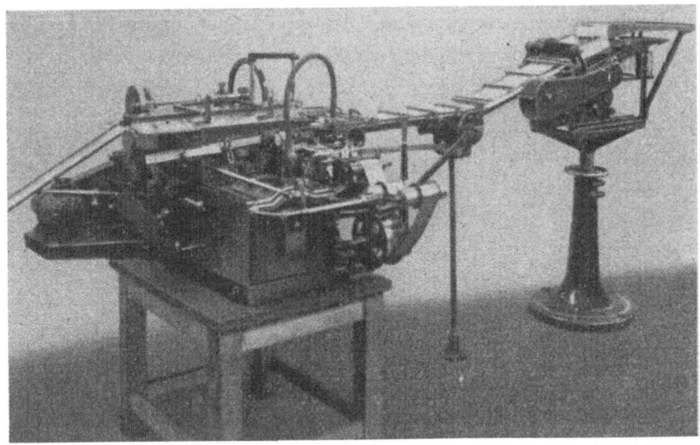

Abb. 21

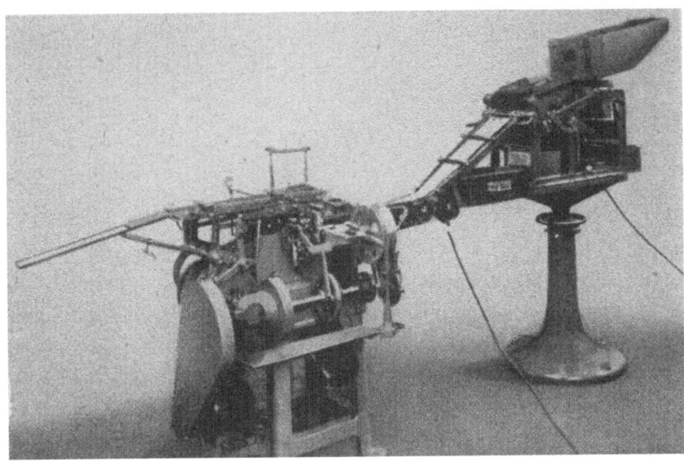

Abb. 22

Abb. 21 u. 22. Einwickelmaschinen der Industrie-Werke Karlsruhe A.-G. in Karlsruhe (Baden).

in die Rinnen des Auslaufbleches. Von hier aus werden sie reihenweise, aber voneinander getrennt, bis zu den Falzorganen der Einwickelmaschine befördert. Die Anordnung der Organe, die der Zuführung und

Beförderung der Tabletten dienen, ist unter sorgfältiger Berücksichtigung der normalen Unregelmäßigkeiten getroffen, die erfahrungsgemäß bei der Herstellung von Tabletten nicht ganz zu vermeiden sind. Alle Falzer, Schieber usw. arbeiten mit Rücksicht hierauf in so weichen Bewegungen, daß Fehlpackungen so gut wie ausgeschlossen sind. Während die Innenhülle, für die sich kaschierte Aluminiumfolie besonders gut

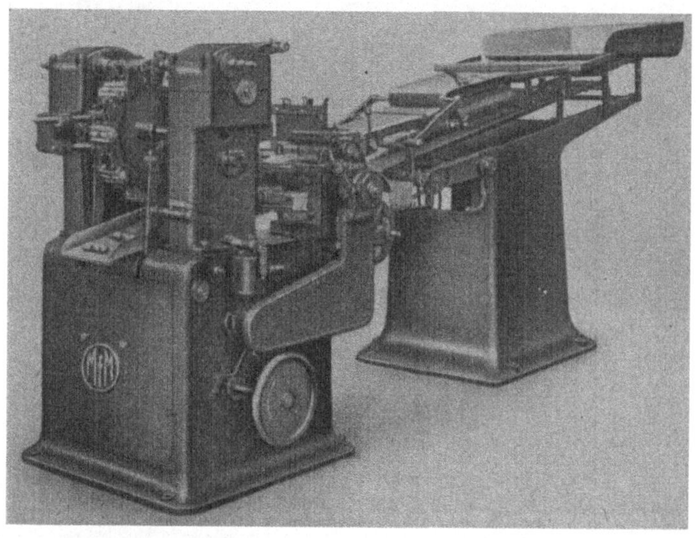

Abb. 23. Abzähl- u. Einwickelmaschine der Industrie-Werke Karlsruhe A.-G. in Karlsruhe (Baden).

eignet, von der Rolle verarbeitet wird, werden die als Außenumschläge dienenden Etiketten blattweise durch eine Saugvorrichtung abgehoben. Die Art, in der die Innenhülle gefalzt wird, ist insofern bemerkenswert, als die Falzenden sämtlich von dem äußeren Streifband bedeckt werden. Hierdurch ergibt sich nicht nur eine besonders dichte und zweckmäßige Verpackung, sondern auch eine ansprechende Einwicklung mit glatten, faltenlosen Stirnseiten.

Eine *Abzähl-* und *Einwickelmaschine* veranschaulicht Abb. 23.

Mit ihrer Hilfe können Tabletten abgezählt und in verschiedener Art verpackt werden, z. B. in eine einfache Hülle aus Papier oder Zellglas (Zellophan) oder in eine Innenhülle aus kaschierter Aluminiumfolie oder einem anderen Material mit einem darüberliegenden Streifband. Die

Stirnseiten können entweder eingedreht oder eingefaltet werden, wie es die bekannten Dropsrollen zeigen.

Die Tabletten werden zunächst lose in den oberen Vorratsbehälter der Abzählmaschine hineingeschüttet und durch Rüttelwirkung in die Rinnen der Zufuhrbahn geleitet. Sie gleiten infolge ihrer eignen Schwerkraft bis zu dem Anschlag der Einwickelmaschine hinunter, wo sie in Reihen gesetzt ankommen. An den verschiedenen Einwickelstationen erfolgt die Verpackung in der bereits beschriebenen Art, d. h. in eine Innenhülle mit darüberliegendem Streifband, oder in einen einmaligen Ganzeinschlag, mit Falz oder Dreheinschlag. Die Verarbeitung des inneren Einwickelmaterials erfolgt von der Rolle und die des äußeren Streifbandes vom Stapel. Die Leistung beträgt etwa 60—70 fertige Rollen oder Pakkungen in der Arbeitsminute.

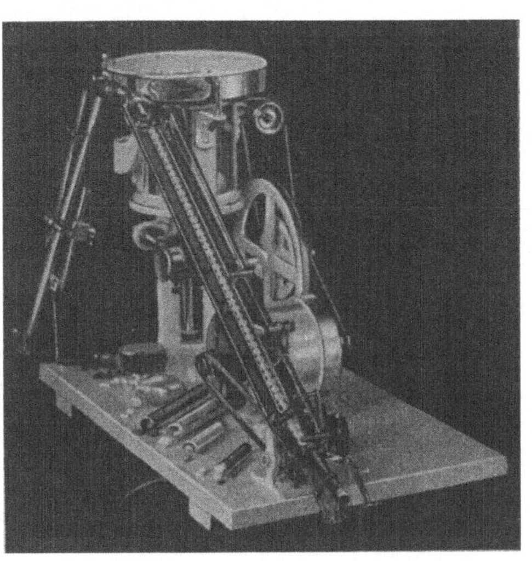

Abb. 24. Rotax-Zähl- und Abfüllmaschine von Wilhelm Seidenader in München.

Bei der *Rotax-Zähl- und Abfüllmaschine* der Firma Wilhelm Seidenader in München (Abb. 24) werden die Tabletten, Dragees oder Pillen in den Zylinder der Maschine geschüttet und die Maschine durch Einschalten des Motors in Gang gesetzt. Durch den regulierbaren Bodenvorschub im Zylinder wird das Abfüllgut auf die Drehscheibe gefördert und durch deren langsame Drehung in die Gleitschiene abgetrieben. Nachdem das Abfüllgut die an der Gleitschiene angebrachte Zählvorrichtung passiert hat, gleitet es in den gewünschten Mengen in die auf einer Schüttelvorrichtung je nach Bedarf vibrierende Packung.

Die Leistung der Maschine soll bis 80000 Tabletten pro Stunde betragen.

Zum *Etikettieren* der *Tablettenröhrchen* dient die durch Abb. 25 dargestellte Etikettiermaschine „Tischpresto" der Jagenberg-Werke AG. in Düsseldorf. Die zu etikettierenden Röhrchen sind hintereinander auf eine schräge Zuführungsrinne zu legen, von der sie einzeln automatisch entnommen und in die Etikettierstation gebracht werden. Inzwischen sind die Leimplatten des Etikettier-Revolvers sparsam und sauber be-

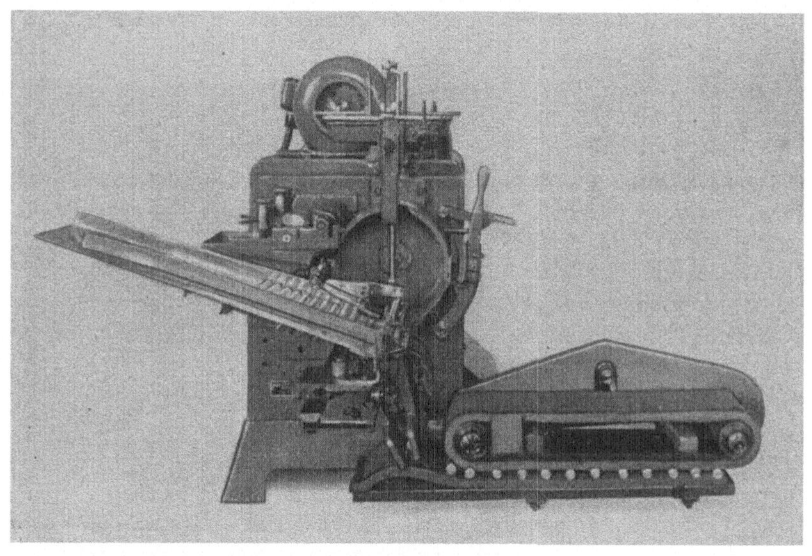

Abb. 25. Die vollautomatische Jagenberg-Etikettiermaschine für zylindrische Körper. Modell „Tischpresto" Nr. 258 (Jagenberg-Werke AG. in Düsseldorf).

leimt worden, worauf sich der Etikettenkasten senkt und das unterste Etikett auf den Leimplatten haften bleibt. Der Etikettier-Revolver schaltet um 90°, und das Etikett wird dann durch einen Andrücker zur Erzielung eines guten Leimauftrages auf eine Leimplatte gedrückt. Hierauf erfolgt eine neue Schaltung um 90°, worauf der Körper zwischen den Leimplatten, auf welchen das Etikett sitzt, senkrecht nach unten durchgedrückt und dadurch das Umlegen des Etiketts erzielt wird. Körper und Etikett werden dann in einen Spezial-Andrückkopf gebracht, der die Sicherheit eines festen Etikettensitzes gibt. Die fix und fertig etikettierten Körper werden unter einem weichen Gummiband, das die Etiketten nochmals andrückt, abtransportiert.

Das Dragieren der Tabletten.

Tabletten und andere Arzneimittel, die schlecht schmecken oder an ihrer Oberfläche leicht veränderlich sind, überzieht man mit einer festen Schicht von Zucker, Schokoladenmasse oder auch, wenn sie sich erst im Darm, also nicht schon im Magen lösen sollen, mit anderen Stoffen, die die Auflösung im Magen verhindern.

Man bedient sich zum Auftragen solcher Schutzschichten der *Dragierkessel,* die in mannigfacher Ausrüstung und Größe hergestellt und teils

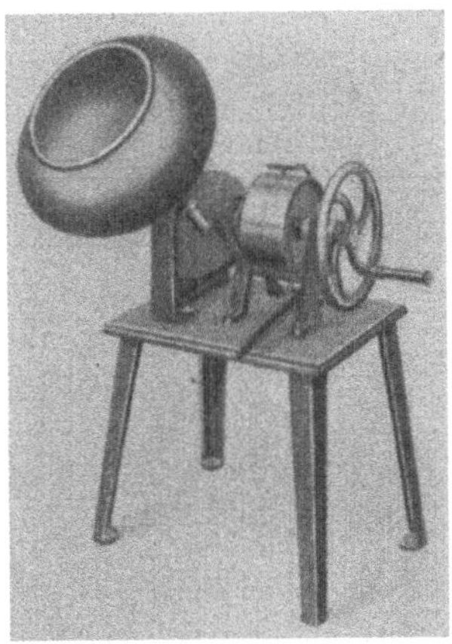

Abb. 26. Dragierkessel.

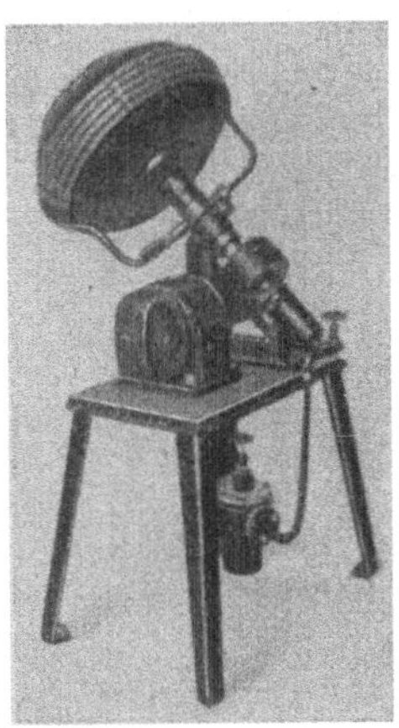

Abb. 27. Dragierkessel mit Heizschlange.

für Handbetrieb, teils für Kraftbetrieb eingerichtet sind. Die gebräuchlichsten Formen solcher Dragierkessel zeigen die Abb. 26—29.

Die Dragierkessel bestehen meist aus Metall (verzinntes Kupfer). Nur zum Überziehen der Tabletten oder Pillen mit Silber oder mit Stoffen, die alkalisch oder sauer reagieren, bedient man sich gläserner Apparate. Das Prinzip der Dragierkessel beruht darauf, daß eine vollkommen gleichmäßige Bewegung des klebrigen Inhaltes auf schiefer Ebene aufwärts bis zu einem Höhepunkt bewirkt wird. Dann kippt die ganze Masse um, einer Brandung ähnlich. Und schließlich rieseln die einzelnen Teile des Inhaltes am Grunde des Kessels nach unten. Dieser Vorgang wiederholt sich dauernd. Das Dragieren kleinerer Mengen kann auch in einer geräumigen flachen Abdampfschale vorgenommen werden. Die Kessel drehen sich von links nach rechts, weil der Arbeiter hierbei am besten die während des Dragierens nötigen Handgriffe im Kessel ausführen kann. Sie dürfen auch niemals ganz gefüllt werden, weil sonst der Inhalt leicht überspringt und die unteren Schichten zu sehr gedrückt und vielfach beschädigt werden. Ist dagegen zu wenig Material im Kessel, so ist die notwendige gegenseitige Reibung zu gering, um gleichmäßige Überzüge zu erlangen. Die Schrägstellung der Kessel bedingt nicht nur ein bequemes Hantieren in ihnen, sondern auch eine sehr intensive Mischung und

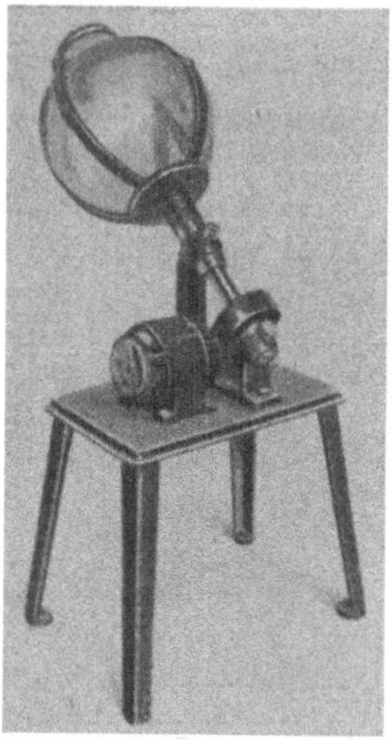

Abb. 28

Abb. 26—28. Dragierkessel von H. Lichtenberg in Magdeburg.

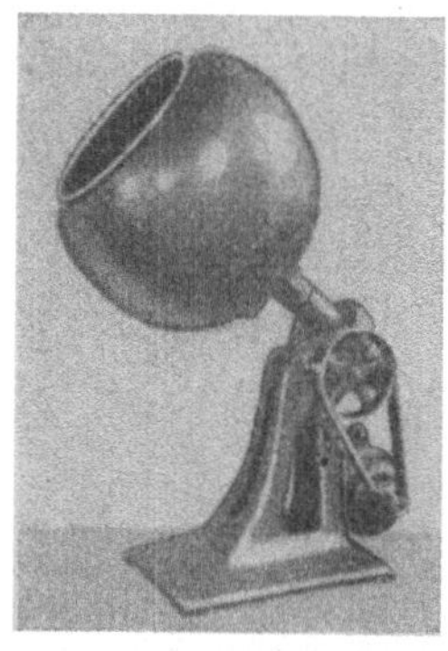

Abb. 29. Dragierkessel der Stokes Maschine Company, Philadelphia, USA.

Schleifung des Materials. Dabei ist es aber nicht zu vermeiden, daß in der Mitte der Oberfläche des rotierenden Kesselinhaltes die Masse zeitweilig stagniert bzw. sich langsamer dreht als die Gesamtmasse. Das muß der geübte Arbeiter beobachten und zur rechten Zeit mittels Spatels oder mit der Hand vermeiden, weil sonst das Material beim Zufügen der Dragierflüssigkeit leicht aneinander klebt. — Es gibt auch runde Dragierkessel, doch sollen sie vor den flach geformten keine Vorteile bieten.

Die vielfach notwendige Erwärmung der Kessel kann von außen mittels einer Heizschlange (Abb. 27), eines Gasbrenners oder elektrisch erfolgen. Im Großbetrieb leitet man nicht selten kalte oder warme Luft mittels Druckluftleitung direkt in die Kessel.

Ehe man eine Dragieranlage in Angriff nimmt, empfiehlt es sich, den ganzen Vorgang des Dragierens einmal in einer fertigen Anlage sich zeigen zu lassen. In Fabriken für Zucker- und Schokoladenwaren und pharmazeutischen Betrieben kann man das sehen. Auch wurden vor dem Kriege innerhalb der pharmazeutischen Fachverbände hin und wieder Übungen im Dragieren abgehalten.

Die *Technik des Dragierens* ist scheinbar sehr einfach, kann aber aus Büchern nicht gelernt werden[1].

Im wesentlichen ist der Arbeitsgang der folgende: Die Kerne, in unserem Fall also die Tabletten, werden im Kessel in Lauf gebracht und nach und nach mit der Dragierflüssigkeit befeuchtet. Zunächst gibt man geringe Mengen davon in den Kessel und rührt mit der linken Hand im Kessel entgegen der Rotation. Dann streut man mit der rechten Hand Streuzucker in die aufsteigende Masse, damit die zunächst zusammenklebenden Kerne wieder zerteilt werden. Man hört damit erst auf, wenn die links ablaufenden Kerne ihren feuchten Glanz verlieren. Wenn dann die eingestreuten Zuckergrießkörner anfangen, sich im Sirup aufzulösen (glasig werden), wird eine doppelte Menge Sirup zugegeben, wieder gut durchgerührt und weiter Zuckergrieß eingestreut. Wenn nunmehr der Zucker glasig wird, streut man vorsichtig Puderzucker ein und rotiert weiter, bis der feuchte Glanz der ablaufenden Kerne dauernd verschwindet. Um die Dragees schön glänzend zu machen, läßt man jetzt ein Stück Karnaubawachs (nuß- bis faustgroß) mitrotieren. Auch Harzlösungen oder Walratpulver sollen den erstrebten Glanz erzielen. Schließlich läßt man, wenn der gesamte Zuckersirup beigegeben ist, trocken laufen.

Die Arbeit der linken Hand geschieht ruhig am Grunde des Kessels. Das Einstreuen mit der rechten Hand hat leicht und gleichmäßig zu erfolgen, damit sich keine Zuckerklumpen bilden. Andernfalls muß man die ganze Masse erst noch einmal ablaufen lassen, was natürlich Zeitverlust bedeutet. Um die Dragees fertigzumachen, wird durch Zugabe von etwas verdünntem Sirup eine letzte, feine Decke aufgelegt. Schließlich läßt man noch eine halbe Stunde ablaufen.

Der *Drageesirup* besteht nach bewährter Vorschrift aus 27 kg Kapillärsirup, 1,75 kg Kochzucker und 4 kg Wasser. Mit diesem konzentrierten Sirup erhält man einen verhältnismäßig dicken Überzug, mit dem verdünnten Sirup eine dünnere Decke. Etwa erforderliche Farbzusätze, Aromen oder dergleichen setzt man vorher dem Sirup zu.

---

[1] Vgl. JOHANNES ARENDS: Die Kunst des Dragierens. Pharm. Ztg. **1949**, 27, 487.

Versilbern der *Dragees.* Man benetzt die rotierenden Dragees sehr vorsichtig mit Eiweißlösung (nur eine benetzte Fingerspitze auf 1 kg). Dann belegt man die Dragees mit der Metallfolie und läßt etwa eine halbe Stunde lang rotieren. Dann sind sie blank versilbert. Zuviel Eiweiß macht die Ware dunkel, bei zu wenig bleibt Folie übrig.

Zum *Dragieren* mit *Schokolade* werden die Kerne zunächst im Kessel mit einer Gummilösung behandelt, damit die dann aufzutragenden Schichten gut haften. Die Gummilösung besteht aus 1 kg Gelatine (Glasurleim), 4 kg Kapillärsirup und 4 kg Wasser. Die Kerne werden dann, genau wie bei der Zuckerdragierung, mit der Masse übergossen und gut durchgearbeitet. Dabei läuft zunächst ein kalter Föhn, der den Überzug trocknen soll. Dann stellt man den Föhn ab und gibt die übrige Schokoladenmasse nach und nach zu. Die Schokoladenlösung bereitet man nach HENNECKE aus etwa 55 vH Kakao, 40 vH Puderzucker und 5 vH Kakaoöl. Der Arbeitsraum muß vor Sonnenstrahlen geschützt sein und eine Temperatur von etwa 13—15° C haben. Zu warme Massen haften beim Dragieren nicht an den Kernen. Zur Regelung dieser Temperatur im Kessel dient der Föhn.

Ist eine genügend dicke Schokoladenschicht erreicht, wird der Kesselinhalt mit der Hand mit einer mit Drageebraun reichlich gefärbten Zuckergummilösung kalt durchgearbeitet. Dann läßt man noch längere Zeit rotieren. Schließlich poliert man die Dragees, indem man sie mit dünner Eiweißlösung anfeuchtet und mit schwarzem Wachs einreibt.

Im Magensaft unlösliche Tabletten, die also erst im Darm zur Wirkung gelangen sollen, erzielt man durch Überziehen mit verschiedenen hierzu besonders geeigneten Stoffen, z. B. Keratin, Salol, Schellack u. a. m.

Keratinüberzüge erhält man nach folgenden Vorschriften: 8 g Keratin werden in einer Mischung aus je 50 g Salmiakgeist (0,960 spez. Gew.) und Spiritus, wenn nötig unter schwacher Erwärmung, gelöst oder auch in 100 g Eisessig. Die Lösungen sind, wenn nötig, zu filtrieren. Vorher überzieht man die Tabletten mit einer Lösung aus 1 Teil Wachs in 3 Teilen Äther. Auch Lösungen von Kakaoöl sind zweckmäßig *vor* dem Keratinieren zu verwenden.

Salolüberzüge erhält man mittels geschmolzenen Salols, in dem man die Tabletten kreisen läßt, am besten in einer flachen Porzellanschale. Das italienische Arzneibuch läßt dazu eine Lösung aus 2 Teilen Salol, 0,5 Teilen Tannin und 10 Teilen Äther nehmen. Von anderere Seite wurde eine Lösung aus 0,6 Teilen Benzonaphtol, 1,5 Teilen Salol, 0,9 Teilen Tannigen, 27 Teilen Spiritus und 10 Teilen Äther empfohlen[1].

H. A. JOHNSON und R. W. CLARK tauchen die Tabletten wiederholt in *Salol* von 45°. Die so entstehende Haut ist undurchlässig für die Magensalzsäure.

Auch Lösungen von *Sandarak* und *Schellack* sind gebräuchlich, ebenso *Kollodium*, das aber nur in dünner Schicht aufgetragen werden darf, da es sowohl im Magensaft als auch im Darm unlöslich ist. Eine dünne Kollodiumschicht ist aber immer dann anzuraten, wenn wasserlösliche Kerne, z. B. Jodkalium, dragiert werden sollen. In solchen Fällen dragiert man vor dem Zuckerüberzug erst schwach mit Kollodium.

Das Sterilisieren der Tabletten.

Die Zusammensetzung der Tabletten ist eine so mannigfaltige, daß sich allgemeine Vorschriften zu ihrer Sterilisation nicht geben lassen. Es sind dabei vielmehr die Anweisungen zu befolgen, die von STICH[2] sowie in HAGERS Handbuch der Pharmazeutischen Praxis[3] für die einzelnen Arten von Arzneimitteln gegeben werden.

Da eine Sterilisation mittels Wasserdampfes oder durch Behandeln mit Alkohol oder Äther bei den Arzneitabletten, zumal wenn sie sich bereits in Glasumhüllung befinden, ausgeschlossen erscheint, einmal wegen der Unzulänglichkeit der fraglichen Verpackung für die Dämpfe, andererseits wegen der lösenden, lockernden oder zersetzenden Einwirkung des Dampfes auf den Tabletteninhalt, so kommt nur die Sterilisation durch trockene Hitze in Frage.

Wenn der Inhalt der Tabletten es verträgt, so können sie durch 1—2stündiges Erhitzen auf 150° C keimfrei gemacht werden. Im anderen Falle bleibt nur die sog. fraktionierte Sterilisation übrig. Bei diesem Verfahren erhitzt man die fraglichen Objekte 4—7 Tage nacheinander je 1—2 Stunden auf 56—60°. Mit Sicherheit gewährleistet aber auch dieses Verfahren nicht immer die Keimfreiheit der so behandelten Tabletten. Untersuchungen häufig gebrauchter, als „steril" in den

---

[1] JOHNSON, H. A. u. R. W. CLARK: J. amer. pharmaceut. Assoc. **23**, 1014 (1934).

[2] STICH: Bakteriologie. 6. Aufl. Berlin/Göttingen/Heidelberg: Springer 1950.

[3] Hagers Handbuch der Pharmazeutischen Praxis. Bd. I, II u. Erg.-Bd. Unveränderter Neudruck. Berlin/Göttingen/Heidelberg: Springer 1949.

Handel gebrachter Subkutantabletten haben ergeben, daß nur ein sehr geringer Prozentsatz davon wirklich keimfrei war.

Tabletten zum innerlichen Gebrauch zu sterilisieren, erscheint überhaupt zwecklos. Da die Sterilisation zum äußerlichen Gebrauch und zu Injektionen bestimmter Tabletten aber, wie gesagt, nicht immer mit Sicherheit zum Ziele führt, so empfiehlt es sich, nicht die Tablette, sondern die daraus hergestellte Lösung vor Gebrauch stets frisch zu sterilisieren.

Das Einnehmen der Tabletten

geschieht, sofern es sich um solche größeren Umfanges handelt, am besten so, daß man die Tablette in Wasser löst oder darin zerfallen läßt und erst die Lösung bzw. die Aufschwemmung der Tablette trinkt. Nur sehr kleine Tabletten sollten trocken oder mit einem Schluck Wasser oder anderer Flüssigkeit genommen werden.

Die *H.Dv. 5* sagte hierzu:

„Beim Einnehmen der zum innerlichen Gebrauch bestimmten Arzneitabletten legt man eine Tablette in einen Einnehmelöffel oder ein Glas, übergießt sie mit wenig Wasser, läßt einige Minuten stehen, rührt um und gibt die Aufschwemmung unter Nachspülen mit etwas Wasser ein. Man kann die Tablette auch auf die Zunge legen, dann wenig Wasser in den Mund nehmen und die zerfallene Tablette hinunterschlucken.“

Die Tablettenmaschinen[1].

Maschinen sind wie Haustiere, man muß ihre Eigenarten kennen und berücksichtigen. Man muß sie lieben und gut pflegen. *Das gilt für Tablettenmaschinen ganz besonders.*

Bei der Auswahl einer solchen Maschine ist in erster Linie zu erwägen, welche Leistung von ihr verlangt wird. Handelt es sich jeweils nur um Darstellung von einigen hundert oder weniger Tabletten, so wird eine Handpresse genügen. Für die Herstellung größerer Mengen ist immer eine automatisch wirkende Maschine notwendig, zumal man auf dieser auch kleinere Mengen exakt und sicher herstellen kann.

---

[1] Durch die im folgenden beschriebenen und bildlich dargestellten Maschinen sollen dem Unerfahrenen nur die *gebräuchlichsten* Typen solcher Maschinen vor Augen geführt werden. Es empfiehlt sich deshalb, vor dem Ankauf von den fraglichen Fabrikanten Kataloge einzufordern, die eine weit größere Auswahl bieten, als sie hier gezeigt werden kann.

Man bringe die Tablettenmaschine in einem hellen und trockenen, also auch heizbaren Raum unter. Eine zu hohe Luftfeuchtigkeit würde die Maschinenteile rosten und die Tablettenmassen klumpig werden lassen.

Die Behandlung und Vorbereitung der Tablettenmaschinen ist weit bedeutungsvoller als ihre endgültige Inbetriebnahme, da hiervon die Güte und Gleichmäßigkeit der zu gewinnenden Tabletten und die Haltbarkeit der Maschine zu einem großen Teil abhängt.

Bevor man überhaupt eine Maschine in Benutzung nimmt, mache man sich vollkommen mit ihrem Mechanismus vertraut. Ist scheinbar alles in Ordnung, so lasse man die Maschine zunächst einmal leer gehen, indem man langsam *mit der Hand* (auch bei motorbetriebenen Maschinen!) durchdreht, und beobachte, ob sie in allen Teilen ruhig und sicher spielt. Dies erzielt man durch Ölen aller Reibungsflächen (mit Ausnahme des Stempels und der Matrize!) mittels säurefreien Paraffinöls oder, bei größeren Maschinen, leichten Maschinenöls, wodurch auch das Ansetzen von Rost vermieden wird. Hat sich an irgendeiner Stelle aber bereits Rost gebildet, so reibe man ihn niemals mittels Schmirgelpapiers usw. ab oder suche ihn durch Säuren zu entfernen. Einfaches Umschlagen von Petroleum um die angerosteten Teile und mehrfaches Abreiben mit weichen Lappen führt meist besser zum Ziel.

Stempel und *Matrizen* müssen genau ineinander passen. (Selbstverständlich muß der Durchmesser der Matrizenöffnung, um ein Gleiten des Stempels in ihr zu ermöglichen, eine Kleinigkeit [etwa 0,2 mm], größer sein als der des Stempels.) Beide sind an ihren abgeschliffenen Stellen sehr empfindlich. Sie sind deshalb beim Aufbewahren mit Watte oder mindestens mit weichem Fließpapier zu umgeben. Jedes Aufschlagen oder Anschlagen, jedes Kratzen und Schaben auf den Oberflächen der Stempel (besonders mit Scheren, Messern u. dgl., allenfalls könnte ein *hölzerner* Quirl- oder Pinselstiel verwendet werden) ist peinlichst zu vermeiden, desgleichen jedes Rollen oder Fallenlassen auf harter Grundlage. Blankpolierte Stempel und Matrizen sind beim Komprimieren der Tabletten von größter Bedeutung; das lästige und die Arbeit hemmende Ankleben der Masse an Stempel und Matrize ist zum Teil eine Folge schlechter Pflege dieser wichtigsten Teile. Besonders darf das Innere der Matrize nicht verätzt sein.

Die Unterstempel tragen häufig an ihrem „Stiel“ eine Ausfräsung. Sie sollen an dieser Stelle mit (ev. paraffinierten) Wollfäden umwickelt werden, um die Matrizenöffnung vor Abnutzung durch den auf- und niedergehenden Stempel zu schützen und auch um das Eindringen von Preßgut zwischen Stempel und Matrize zu verhindern.

Zum *Reinigen* der *Stempel,* die immer blank sein müssen und aus diesem Grunde gern verchromt verwendet werden, bedient man sich weicher Läppchen oder man wäscht sie ab. Mittels eines kleinen, mit Glas- oder Hornspritze versehenen Gummiballs bläst man zunächst das Pulver aus der Maschine. Dann fettet man die Matrize mit einer dünnen Schicht Vaseline ein und legt den Stempel nach sorgfältigem Abwischen in Vaseline oder flüssiges Paraffin. Vor Gebrauch ist er ganz von Fett oder Öl zu befreien und in Talk einzutauchen. Man kann den Stempel auch, um diese Arbeit zu sparen, ganz einfach im Kalkkasten aufbewahren. Auf diese Weise spart man das Einschmieren und Abwischen vor jeder Benutzung. (Als Trockenmittel kann außer gebranntem Kalk auch geglühtes, technisches Kalziumchlorid oder Kieselsäuregel benutzt werden. Selbstverständlich muß man regelmäßig nachprüfen, ob das Trockenmittel noch wirksam ist.)

Neigt die Tablettenmasse zum Ankleben, so reibt oder pinselt man die Stempel mit wenig Talk ab. In den meisten Fällen läßt sich das Ankleben aber dadurch vermeiden, daß man bei der Granulation der Masse etwas Kakaobutter- oder Stearinlösung zusetzt (s. auch S. 9 u. 10).

Alle *Schrauben* werden durch Drehen von links nach rechts angezogen, von rechts nach links gelockert. Durch zu *festes* Anziehen leiden die Schraubengewinde. Sitzen dagegen die Schrauben zu *locker,* so geht die Maschine oder der betreffende Maschinenteil vorzeitig zugrunde. Alle Schraubengewinde und -muttern sind gut mit Vaseline oder säurefreiem Vaselinöl einzufetten.

Es ist auch notwendig, darauf zu achten, daß der Füllkasten immer dicht auf der Unterlage entlanggleitet, damit keine Zwischenräume entstehen, durch die dann die Masse als feiner Staub hindurchdringt.

Die *Einstellung* des *Druckes* geschieht zunächst mit der Hand. Erst wenn in dieser Weise Tabletten von der gewünschten Härte entstehen, schalte man den Motor ein. Anderenfalls besteht Gefahr des Stempelbruchs!

Zu starkes Pressen ist zu vermeiden. Es schadet allen Maschinenteilen, bringt bei Motorantrieb die Maschine unter Umständen zum Stehen („Motor zieht nicht durch“) und verursacht ein Abgleiten des Treibriemens[1]. Außerdem werden durch zu starken Druck zu harte

[1] Dies kann — falls es bei normalem Gang der Maschine erfolgt — durch Einschmieren des Riemens mit Terebinthina communis verhindert werden.

Tabletten erzeugt, die an der Oberfläche leicht abblättern. (Sog. Deckelbildung.) An einigen Maschinen des Handels ist deshalb innerhalb der Komprimiervorrichtung eine besondere Feder angebracht, die das Preßgut erst etwas zusammenschiebt, ehe es gepreßt wird. Hierdurch wird bewirkt, daß zur Erzielung genügend fester Tabletten verhältnismäßig geringer Druck nötig wird.

Plötzliches Stehenbleiben der Maschine kann auch dadurch verursacht sein, daß eine Tablette *doppelt* gepreßt wurde. Es wird vermieden (bzw. der Schaden rechtzeitig richtig erkannt und so ein Verbiegen der Stempel verhindert), wenn bei jedem neuen Pressen zunächst mit der Hand durchgedreht wird. Zur Behebung der Störung wird das Schwungrad zurückgedreht, so daß der Oberstempel aus der Matrize herauskommt; dann dreht man wieder vorwärts, bis der Unterstempel die Doppeltablette auswirft.

Ein Verbiegen des Unterstempels kann übrigens auch bewirken, daß er in der Matrize hängenbleibt, sofern diese Störung nicht dadurch verursacht ist, daß die Matrize infolge langen Gebrauchs „ausgeleiert“ ist und sich infolgedessen Masse zwischen Unterstempel und Matrizenwandung festsetzen konnte, die nun verklebend wirkt.

Während des Ganges der Maschine sorge man dafür, daß die Staufferbüchsen stets mit sog. „Staufferfett“, an dessen Stelle man auch ein zusammengeschmolzenes Gemisch von Vaseline und festem Paraffin (gleiche Teile) verwenden kann, gefüllt sind, und daß auch die Öllöcher an Maschine *und* Motor mit säurefreiem Maschinenöl beschickt werden.

Nach dem Gebrauch ist jede Maschine in allen ihren Teilen sofort zu reinigen, zu trocknen und sorgfältig vor Staub und Feuchtigkeit zu schützen.

Die gleiche Sorgfalt ist dem etwa benutzten Motor zuzuwenden. Auch er muß jederzeit ausreichend geölt und durch eine passende Umhüllung vor dem beim Pressen unvermeidlichen Staub sorgfältig geschützt sein. Der *Treibriemen* ist nach jeder Arbeit abzunehmen und so aufzuhängen, daß er keine Brüche erhält, sofern eine Ausrückvorrichtung nicht vorhanden ist.

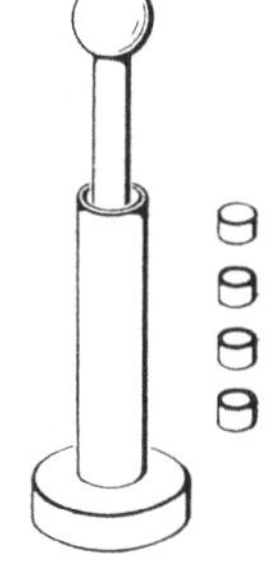

Abb. 30. Tablettenmaschine der Aktiengesellschaft für pharmazeutische Bedarfsartikel vorm. Georg Wenderoth in Kassel.

Maschinen für den Klein- und Mittelbetrieb. Die einfachste Konstruktion von Tablettenmaschinen, die aber wohl kaum noch Anwendung findet, zeigt Abb. 30. Dieses Maschinchen ist aus Stahl gefertigt und wird in folgender Weise gebraucht: Man schließt den Zylinder unten mit einer dazu passenden Einlage, setzt ihn auf den Untersatz und schüttet dann das abgewogene Pulver hinein, setzt eine weitere Einlage auf das Pulver, setzt dann den Stempel auf und preßt durch einige Schläge mittels Holzhammers das Pulver zusammen.

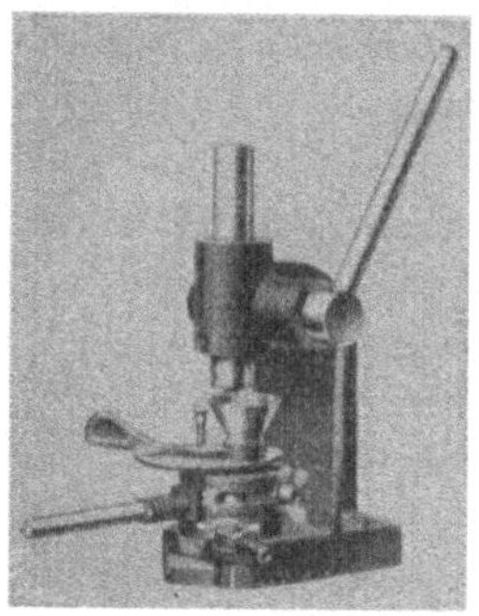

Abb. 31. Tablettenpresse „Kili" von Fritz Kilian in Berlin-Hohenschönhausen.

Die *Handtablettenpresse* „Kili" von Fritz Kilian, Berlin-Hohenschönhausen, ist für kleineren Betrieb geeignet und mit Recht empfohlen worden (Abb. 31). Die Druckwirkung auf das in der Matrize befindliche Material wird mittels einer handlichen Druckstange ausgeübt, an der sich ein aus Stahl gefrästes Zahnrad befindet, das in eine stählerne, mit gefrästen Zähnen versehene Zahnstangenspindel eingreift. Die Füllung der Matrize mittels Füllschuhs und der auf die Tabletten auszuübende Druck sind durch Skalaeinstellung regulierbar und leicht ablesbar. Das ist von besonderer Bedeutung, weil dadurch die Härte der Tabletten stets gleichmäßig gehalten werden kann.

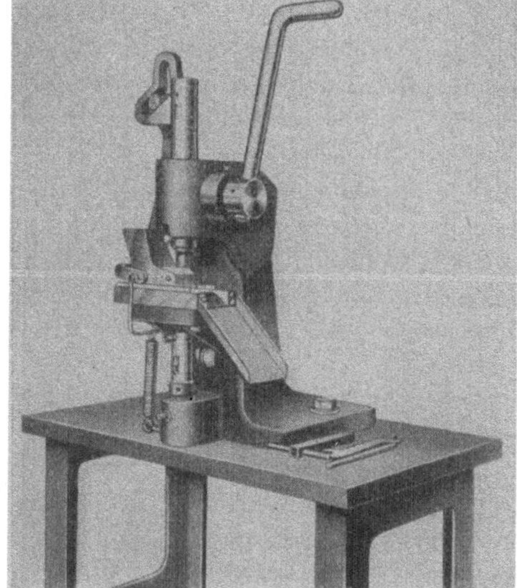

Abb. 32. Tablettenmaschine H. P. 2 der Fa. Hans Blache in Berlin-Neukölln.

Die *Tabletten-Kompriermaschine Type H.P. 2* der Firma Hans Blache in Berlin-Neukölln ist eine für Handbetrieb eingerichtete, vollkommen automatisch arbeitende Maschine (Abb. 32). Durch Drehen der Welle am Hebel um etwa 130° nach unten und wieder nach oben werden sämtliche Funktionen des Tablettierens ausgeführt. Der Füllkasten beschickt die Matrize, der Oberstempel preßt die Tablette, der Unterstempel drückt die Tablette aus der Matrize heraus. Durch das Vorgehen des Füllkastens in die Dosierstellung wird die Tablette auf die schräge Ebene geschoben und gleitet in den Aufnahmebehälter. Die Einstellung des Gewichts der Tabletten erfolgt dadurch, daß man die untere Spindel nach oben bzw. nach unten schraubt, die Höhe des Druckes bzw. die Festigkeit der Tablette richtet sich natürlich nach der am Hebel angewandten Kraft.

Größe der Maschine etwa 50 × 33 × 25 cm.

Leistung: 800—1000 Stück pro Stunde mit einstempligem Werkzeug.

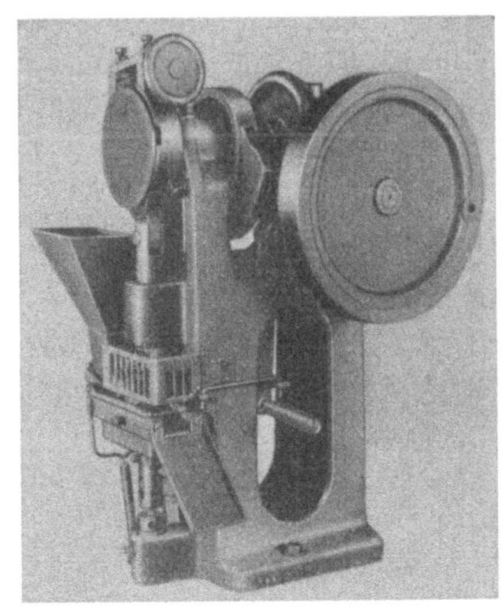

Abb. 33. Tablettenmaschine M. P. für Transmissionsantrieb der Fa. Hans Blache in Berlin-Neukölln.

Für Kraftbetrieb durch Transmission oder Motor ist die Tablettiermaschine *M.P.* derselben Firma eingerichtet (Abb. 33 und 34). Sie kann wie die Type H. P. 2 auf jeden Arbeitstisch gestellt werden. Die Stundenleistung beträgt etwa 2400 Stück bei einstempligem Werkzeug.

Eine *Tablettenpresse* nach BUDDE, die den bekannten Suppositorienformen ähnelt und von Gebr. Gräfen in Berlin-Schöneberg hergestellt wird, zeigen die Abb. 35 und 36. Die Maschine enthält eine aufschlagbare Matrize mit fünf Formen. Die dazu gehörenden Unterstempel sind fest auf einer Platte angebracht. Die geschlossene Matrize

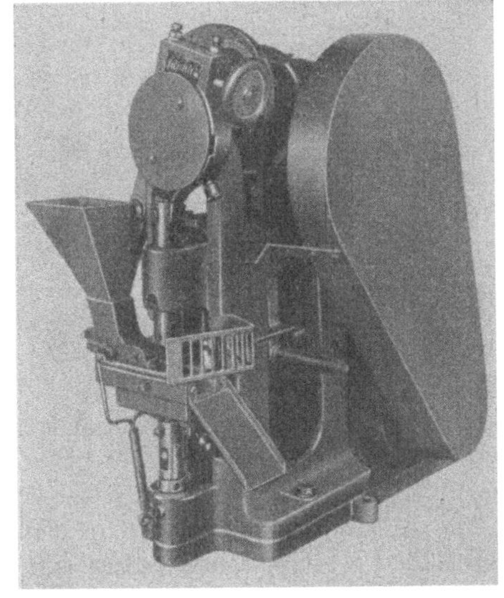

Abb. 34. Tablettenmaschine M.P. mit Motorantrieb der Fa. Hans Blache in Berlin-Neukölln.

paßt mit der eingesetzten Bodenplatte in eine Führungsmaschine, durch die sie mit ihren Öffnungen leicht unter den Oberstempel gebracht werden kann (Abb. 36). Der Oberstempel befindet sich ebenfalls in einer Führung und wird durch ein doppelt wirkendes Hebelsystem auf und ab bewegt. Nach dem Einfüllen der Tablettenmasse in die fünf Formlöcher wird die Matrize in die Führungsmaschine eingesetzt. Die Matrize wird nun bis zum ersten Anschlag geführt. Die rechte Hand drückt den Preßhebel herab und führt ihn wieder hoch. Nun wird die Matrize bis zum nächsten Anschlag weitergeschoben, so daß die Pressung der zweiten Tablette erfolgen kann usw. Nach dem Pressen werden die Tabletten durch das Öffnen der aus der Maschine genommenen Matrize freigelegt.

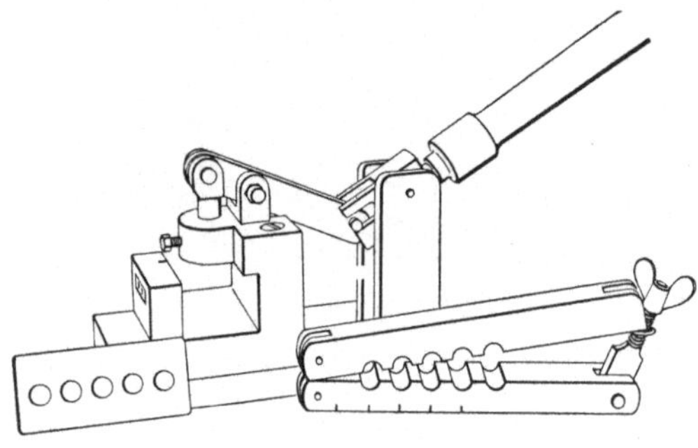

Abb. 35. Tablettenpresse nach Budde der Fa. Gebr. Gräfen in Berlin-Schöneberg.

Eine andere *Handtablettenpresse* mit Hebeldruck von der Turbinota G.m.b.H. in Berlin N 6 wird durch Abb. 37 und 38 dargestellt. Diese Presse enthält auch eine Dosiervorrichtung; der Druck ist durch Verstellung eines Exzenters je nach Bedarf auf eine bestimmte Stärke einstellbar. Nach Füllung des Füllschuhes mit dem Pulver wird durch Drehung des Füllhebels die Matrize gefüllt, dann wird der Füllhebel bis zum federnden Anschlag zurückgestellt und danach der Kniehebel heruntergedrückt. Nach Zurücknahme des Kniehebels wird durch einen Druck auf einen Auswurfhebel die Tablette gehoben und dann durch erneute Drehung des Füllhebels von der Matrizenöffnung abgestreift. Gleichzeitig wird die Matrize durch Auslösung des hochgestellten unteren Stempels neu gefüllt.

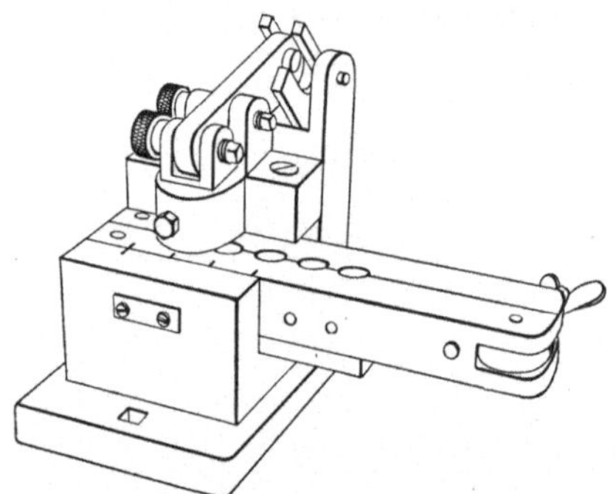

Abb. 36. Tablettenpresse nach Budde der Fa. Gebr. Gräfen in Berlin-Schöneberg.

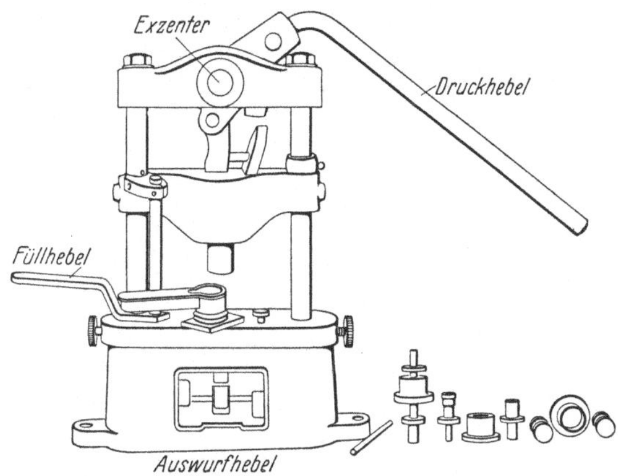

Abb. 37. Tablettenpresse „Turbinota" der Turbinota G. m. b. H. in Berlin.

Die beiden nächstfolgenden Abbildungen veranschaulichen den Typus von Komprimiermaschinen, bei denen die Pressung durch direkten

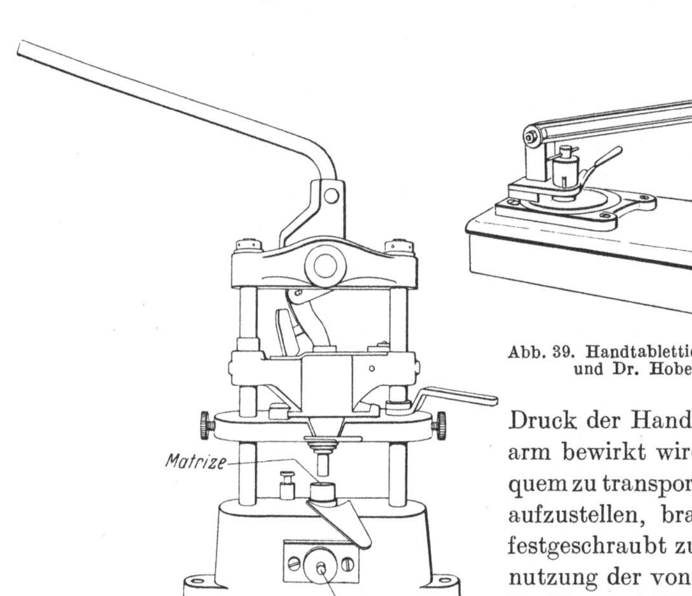

Abb. 38. Tablettenpresse „Turbinota" der Turbinota G. m. b. H. in Berlin.

Abb. 39. Handtablettierpresse von Dr. Bender und Dr. Hobein in München.

Druck der Hand auf einen Hebelarm bewirkt wird. Beide sind bequem zu transportieren und überall aufzustellen, brauchen also nicht festgeschraubt zu werden. Bei Benutzung der von Dr. Bender und Dr. Hobein in München konstruierten Maschine (Abb. 39) legt man den Hebel nach oben, drückt den drehbaren Fülltrichter dicht an den Ständer und füllt ihn mit dem abgefaßten Pulver, setzt den Stempel darauf und gibt mit dem Hebel einen schlagartigen Druck, dreht dann den Trichter um eine Vierteldrehung nach vorn bis an den Anschlagstift, gibt mit dem Hebel nochmals einen leichten Druck, und die fertige Tablette fällt, tadellos komprimiert, durch das Loch in der Platte in den darunter befindlichen Kasten. Man nimmt dann den Stempel heraus, rückt den Fülltrichter wieder an den Ständer zurück und wiederholt dieselben Handgriffe bei der Herstellung der nächsten Tablette. Bei einiger Übung geht das Pressen damit ziemlich rasch vonstatten.

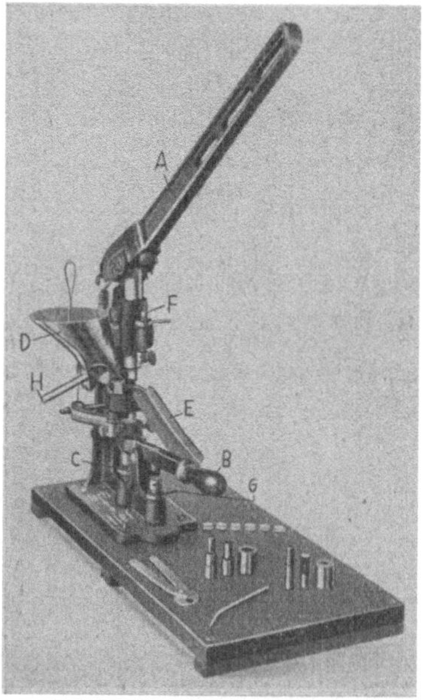

Abb. 40. Tablettenpresse von Robert Liebau (jetzt Pharmafa, Fabrik pharmazeutischer Maschinen) in Chemnitz.

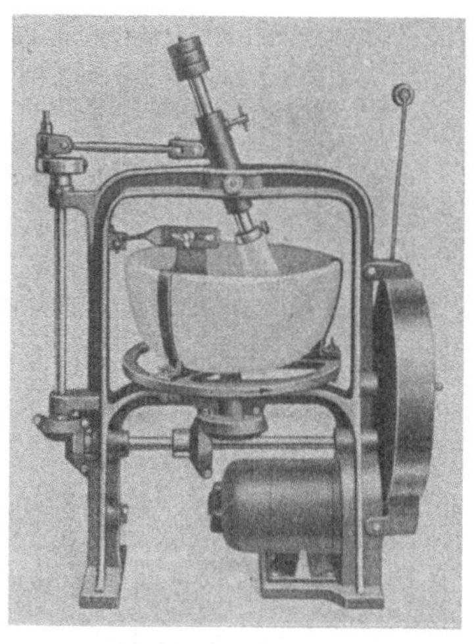

Abb. 41. Mörser-Reib-Mischmaschine der Pharmafa, Fabrik pharmazeutischer Maschinen (früher Robert Liebau) in Chemnitz.

Bei der Tablettenpresse der Pharmafa, Fabrik pharmazeutischer Maschinen, früher Robert Liebau in Chemnitz (Abb. 40) wird die Pressung der Tabletten ebenfalls durch einen Hebelarm bewirkt, doch finden wir hier bereits einen Füllschuh zur Einfüllung der Tablettenmasse verwendet, so daß diese Maschine schon zu den leistungsfähigeren Systemen überleitet.

Durch Drehen der rändrierten Schraube *C* in der Pfeilrichtung wird der Unterstempel so eingestellt, daß die Zylinderhöhlung von der abgewogenen Pulvermenge gefüllt wird. Dann preßt man die Tablette durch Niederdrücken des Hebels A probeweise und stellt die Kopfschraube F so ein, daß bei dem gewünschten Druck Hebel A auf Schraube F auftrifft. Der Hebel A geht durch Federkraft selbsttätig zurück. Nun hebt man die Tablette durch Druck auf den Hebel B empor und schiebt sie durch kurze Seitwärtsbewegung des mit dem zu pressenden Pulver versehenen Füllschlittens D in die Abflußrinne E. Hebel B geht von selbst zurück. Gleichzeitig füllt sich dabei wieder die Zylinderhöhlung, und die Herstellung kann ununterbrochen weitergehen. Die untere Kopfschraube G wird so eingestellt, daß der Hebel B beim Auftreffen auf diese Schraube den Unterstempel mit seiner oberen Fläche gerade bis zur Gleitfläche des Füllschlittens gehoben hat.

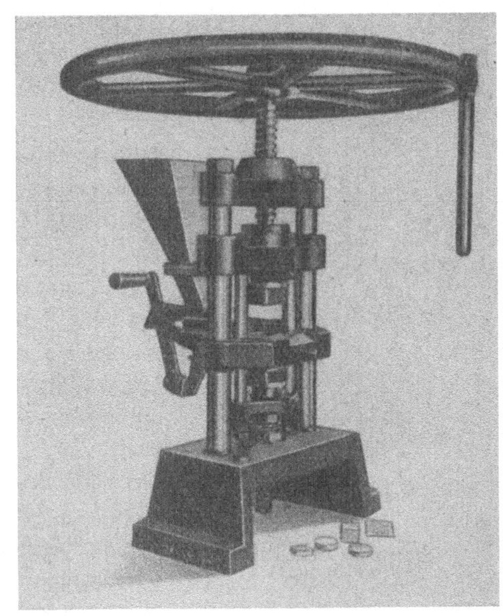

Abb. 42. Handtablettenpresse „Robusta" mit horizontalem Radantrieb von Karl Engler in Wien.

Dieselbe Firma stellt eine Mörser-Reib-Mischmaschine für die Herstellung solcher homöopathischer Verreibungen her, die nach dem HAB. zu Tabletten gepreßt werden sollen (Abb. 41).

Mit horizontalem Radantrieb arbeitet die durch Abb. 42 dargestellte *Handpresse Robusta* von Karl Engler in Wien. Mittels eines Handgriffs, der am Trichter angebracht ist, wird dieser über die Matrizenöffnung geschoben, die dadurch mit Pulver gefüllt wird. Durch Drehung des Schwungrades nach links wird mittels der Gewindespindel und des Oberstempels das in der Matrize befindliche Pulver zu einer Tablette gepreßt. Durch Drehung des Rades nach rechts wird dann der Unterstempel mit der Tablette hochgehoben, so daß diese freigelegt wird.

Eine Handtablettenpresse von Karl Engler G.m.b.H. in Wien, die ihren Antrieb ebenfalls in horizontaler Richtung erhält, veranschaulicht Abb. 43. Sie arbeitet folgendermaßen: Man dreht den Hebel vollständig nach links, entgegen dem Uhrzeiger, und füllt den Fülltrichter mit Material; gleichzeitig wird sich auch der Füllraum in der Matrize füllen. Nun dreht man den Hebel nach rechts und beendigt seine Bewegung mit einem kurzen Ruck. Inzwischen wurde der Gossenschuh und mit ihm der Fülltrichter durch einen Stift weggeschoben und durch die niedergegangene obere Matrize die Füllmasse in der Matrize zur Tablette gepreßt. Dreht man jetzt den Hebel wieder nach links, so geht mit der Preßspindel der Oberstempel in die Höhe. Ein besonderer Ansatz hebt durch Übertragung die untere Matrize und die Tablette aus, die durch den von einem Winkelhebel herangezogenen Gossenschuh weggeschoben wird. Zugleich schnellt der Unterstempel wieder nach abwärts, und zuletzt steht der Gossenschuh wieder über der Matrize, während sie sich wieder füllt usw.

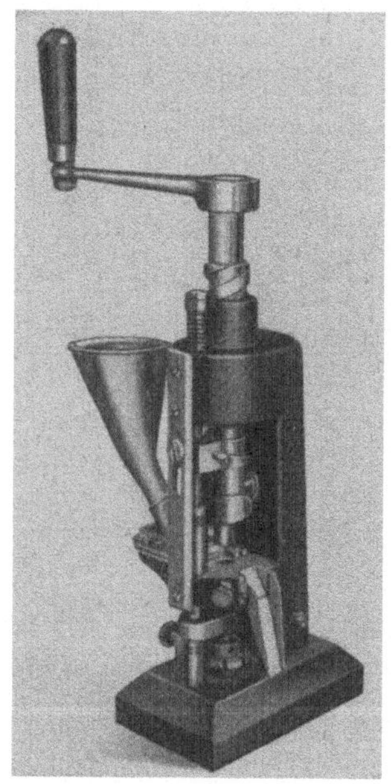

Abb. 43. Handtablettenpresse von Karl Engler in Wien.

Diese Presse kann auch zum *Abfüllen von Pulvern* gebraucht werden. Man verwendet dann nur einen Unterstempel samt Matrize und arbeitet im übrigen so wie bei der Darstellung von Tabletten, wobei jedoch infolge des Fehlens des Oberstempels auf die Füllmasse kein Druck ausgeübt wird. Das genau dosierte Pulver gleitet dann über die Blechrutsche in die Papierkapseln oder in den Beutel.

Bei den größeren Maschinen unterscheidet man Exzenterpressen, die mit Hand- oder Kraftbetrieb (oder nur mit elektrischem Antrieb) arbeiten, und Rund- oder Revolverpressen (sog. „Rundläufer“, s. S. 59ff.), die nur für Kraftbetrieb eingerichtet sind.

Bei den Exzenterpressen wird der zur Tablettenpressung notwendige Druck durch eine Kurbel erzeugt, die mittelst eines Gelenkstückes den oberen Kolben mit den entsprechenden Stempeln senkrecht auf und ab bewegt. Der Unterkolben mit den dazugehörigen Stempeln, die noch einen Teil in die Matrize hineinragen, schließt den Füllraum nach unten ab. Bei der Aufwärtsbewegung des Oberstempels schiebt sich der Füllapparat nach vorn, macht eine stark rüttelnde Bewegung, füllt die Matrize und geht wieder zurück. Nach dem Füllen senkt sich der Oberstempel, dringt in die Matrize ein, preßt das Material zu-

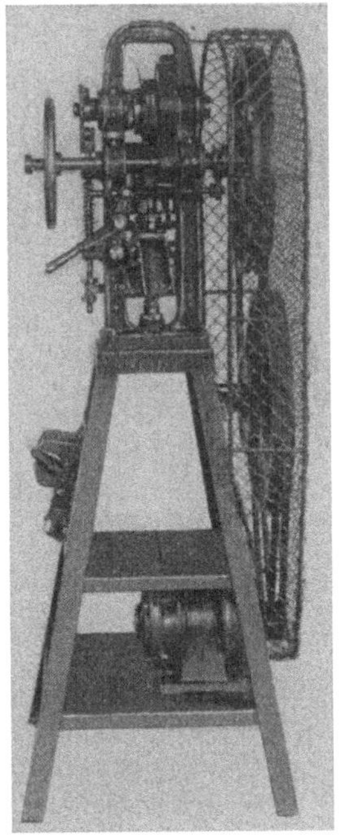

Abb. 44. Preßautomat Modell „Liliput" mit vertikalem Antrieb der Fa. Gellner & Co., KG., in Kell (Kreis Trier).

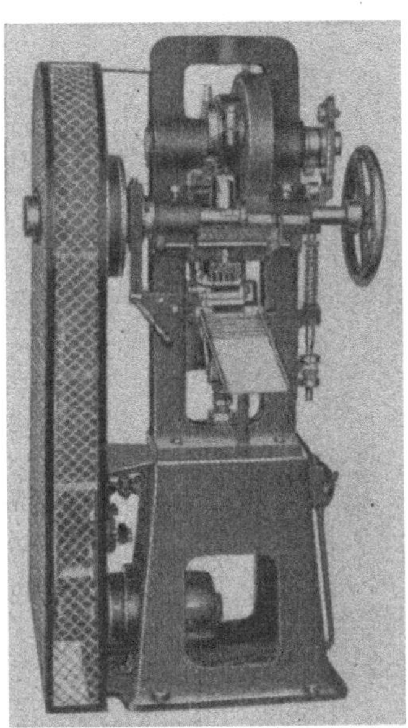

Abb. 45. Automatische Presse der Fa. Gellner & Co., KG., in Kell (Kreis Trier). Modell AVB zur Herstellung von größeren Pressungen.

sammen und geht wieder hoch. Hierauf hebt der Unterstempel den Preßling bis an die Matrizenoberfläche, der Füller bewegt sich aufs neue nach vorn, schiebt den Preßling auf ein Ablaufbrett, der Unterstempel senkt sich, und die Matrize wird aufs neue gefüllt. Das Gewicht und die Festigkeit des Preßlings kann durch wenige Handgriffe eingestellt und bei gut konstruierten Maschinen sogar während des Betriebes reguliert werden.

Die Arbeitsweise der „Rundläufer" ist S. 59ff. näher beschrieben.

Mit vertikalem Antrieb versehen und für kleinere bis mittlere Betriebe passend ist der Preßautomat Modell „Liliput" (Abb. 44) und für dic Herstellung von größeren Pressungen die automatische Presse Modell AVB (Abb. 45).

Eine andere, ebenfalls für Hand- und Kraftbetrieb eingerichtete Maschine der Firma Karl Engler in Wien zeigt Abb. 46. Das jeweils gewünschte Tablettengewicht kann hier durch entsprechende Einstellung des Unterstempels genau festgestellt werden. Ebenso läßt sich die Härte der Tablette durch Verstellung des Exzenterkopfes nach Wunsch regulieren. Um die während der Pressung entstehende große Reibung der Matrize aufzuheben, ist der Unterstempel mit einer gesetzlich geschützten Ölung versehen, wodurch die Dauerhaftigkeit der Matrize gehoben und die Möglichkeit geboten wird, auch schwer preßbare Substanzen ohne Anwendung von Gleitmitteln zu Tabletten zu verarbeiten. Das Öl hinterläßt auf den Tabletten keinerlei Flecken, sondern verleiht ihnen nur ein schönes, glattes Aussehen.

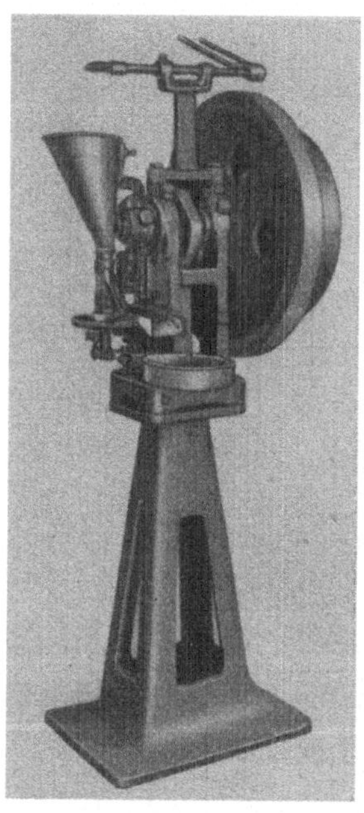

Abb. 46. Tablettenmaschine für Hand- und Kraftbetrieb der Fa. Karl Engler in Wien.

Besonders praktisch und handlich ist die *Eureka-Tablettenmaschine* der Stokes Machine Company in Philadelphia (USA.) (Abb. 47 u. 48), die für Hand und Motorbetrieb hergestellt wird. (Die Firma fabriziert auch größere, gut konstruierte Tablettenpressen.)

Eine Maschine mit ganz besonderer Leistungsfähigkeit ist die „*automatische Zwillingskomprimiermaschine Ideal*" der Dühring-Maschinengesellschaft in Berlin-Lankwitz (Abb. 49). Sie gestattet zu gleicher Zeit die Anfertigung von Tabletten aus zwei verschiedenen Substanzen, verrichtet also die Arbeit von zwei Maschinen. Dies wird dadurch erreicht, daß durch zwei Exzenter die Kompression verrichtet wird, während die Füllung der Materialien in die beiderseitigen Füllöffnungen durch einen Füllkasten geschieht, der aus zwei getrennten Behältern zur Aufnahme der Stoffe besteht. Die fertigen Tabletten werden getrennt über zwei Gleitrinnen in die Näpfe geworfen. Mit der Zwillingskonstruktion in engstem Zusammenhang steht das sehr ruhige, gleichmäßige und exakte Arbeiten der Maschine. Während nämlich bei manchem anderen Modell das Füllschiffchen zum Zwecke des Füllens der Füllöffnungen eine schlagende Hinundherbewegung machen muß, dreht es

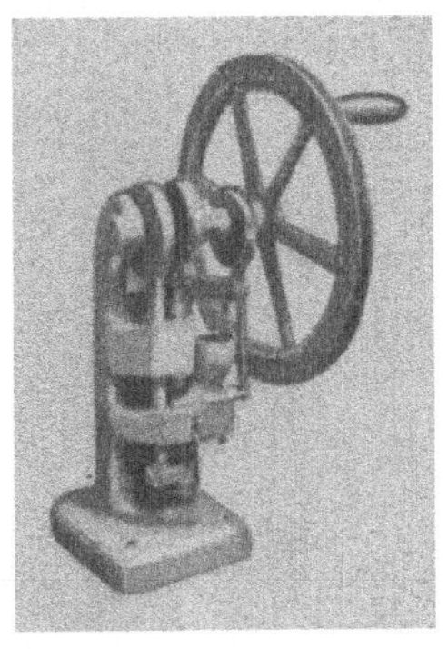

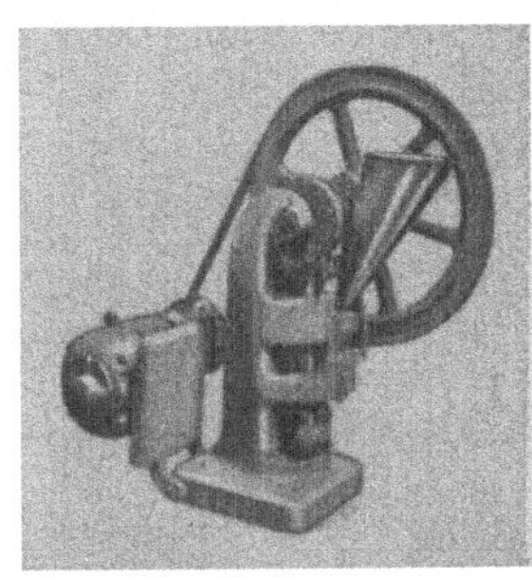

Abb. 47 u. 48. Eureka-Tablettenmaschine der Stokes Machine Company in Philadelphia, USA.

sich bei dieser Maschine mit seinen beiden Behältern ganz langsam um seine eigene Achse und braucht zum Füllen kaum eine Vierteldrehung hin und zurück zu machen. Ein weiterer Vorteil der Maschine besteht darin, daß auf ihr auch Materialien klebriger, schmieriger und elastischer Beschaffenheit komprimiert werden können, was dadurch erreicht wird, daß die Preßstempel auf Federn ruhen, so daß das Material erst langsam zusammengeschoben wird, bevor es den eigentlichen Preßdruck empfängt. Die Handhabung und Bedienung der Maschine ist die denkbar einfachste. Härte und Gewicht der Tabletten sind durch einen Handgriff nach Millimeterskalen verstellbar; die Matrizen sind schnell auszuwechseln.

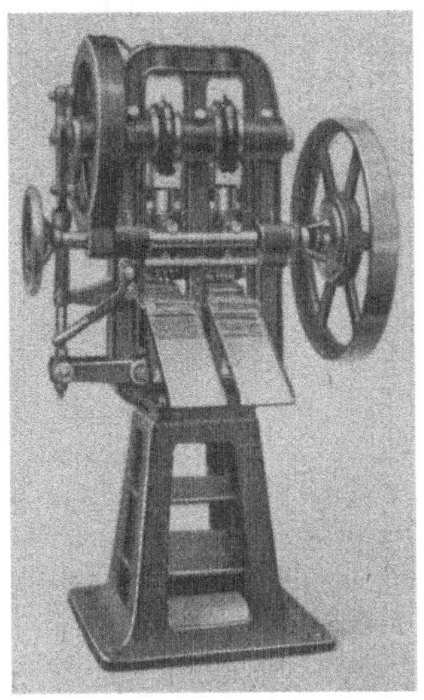

Abb. 49. Zwillingskomprimiermaschine „Ideal“ der Dühring-Maschinengesellschaft in Berlin-Lankwitz.

Die Firma Dühring-Maschinengesellschaft, Berlin-Lankwitz, stellt auch die durch Abb. 50 und 51 dargestellten Maschinen her, deren Bau ohne weiteres ersichtlich sein dürfte. Abb. 50 ist eine kleine, automatische Maschine mit Zahnradvorgelege für Hand- und Kraftbetrieb, mit großem, feststehendem Trichter und Rüttelvorrichtung für den Füllschuh. Abb. 51 zeigt

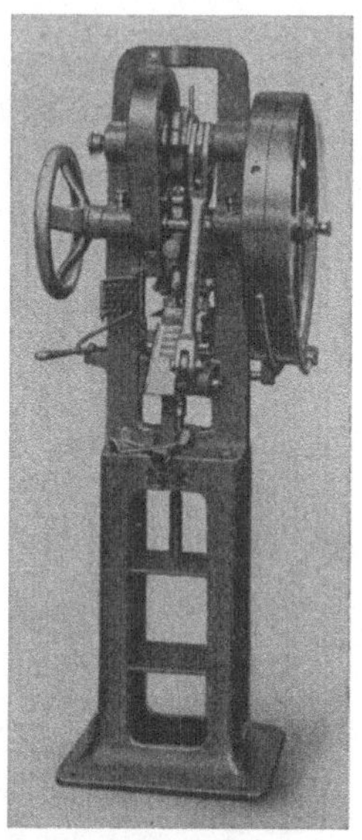

Abb. 50. Tablettenmaschine „Ideal" Type „KE", mit Zahnradvorgelege, für Hand- und Kraftbetrieb der Dühring-Maschinengesellschaft in Berlin-Lankwitz.

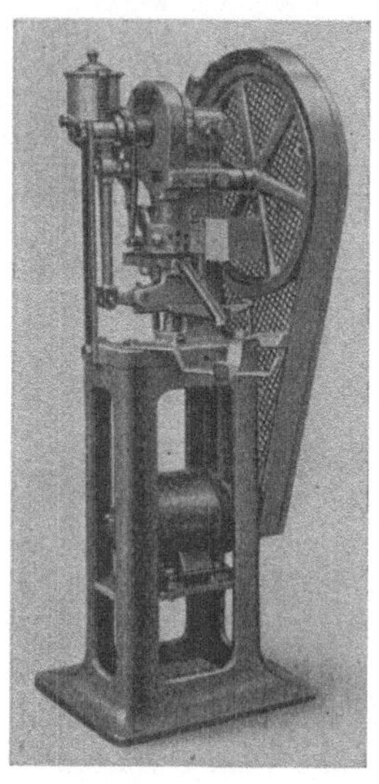

Abb. 51. Tablettenmaschine „Ideal" Type „Hexe", mit Zahnradvorgelege, für Hand- und Kraftbetrieb der Dühring-Maschinengesellschaft in Berlin-Lankwitz.

eine ebenfalls für Hand- und Kraftbetrieb eingerichtete, etwas größere Maschine ähnlicher Bauart.

Eine verbesserte Type derselben Firma, nur für Kraftbetrieb, stellt Abb. 52 und 53 in Vorder- und Rückansicht (im zweiten Fall ohne Motor) dar, eine Hochleistungsmaschine für kleinere Tabletten die Type „A 2 D" der Abb. 54.

Die Tablettenmaschinen der Firma Emil Korsch in Berlin-Wittenau, von denen Abb. 70 ein gutes Modell für Hand- und Kraftbetrieb mit einer Stundenleistung von 2400 Stück und darüber zeigt, sind durch regulierbare Preßgeschwindigkeit und besonders gute Druckverstellbarkeit ausgezeichnet. Die Firma stellt auch Maschinen für Großbetrieb her und hat für ihre Tablettenstempel ein besonderes Stahlpolierverfahren entwickelt, das ein Verchromen der Stempel entbehrlich macht.

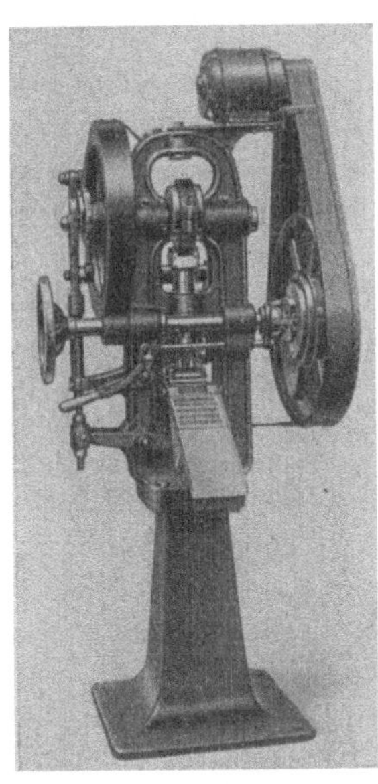

Abb. 52. Tablettenmaschine der Dühring-Maschinengesellschaft in Berlin-Lankwitz für Kraftbetrieb. Vorderansicht mit Motor

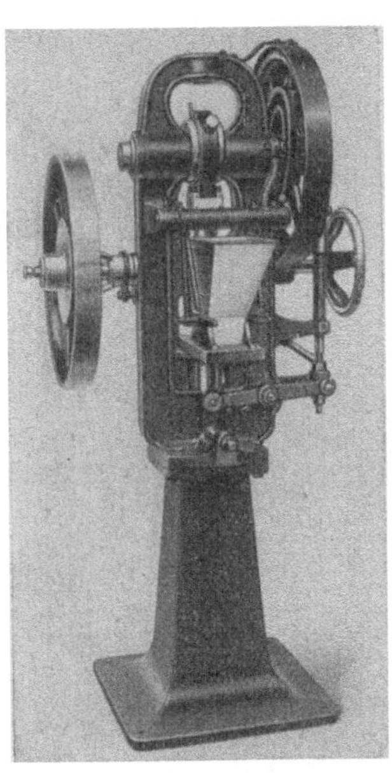

Abb. 53. Tablettenmaschine der Dühring-Maschinengesellschaft in Berlin-Lankwitz für Kraftbetrieb. Rückansicht ohne Motor.

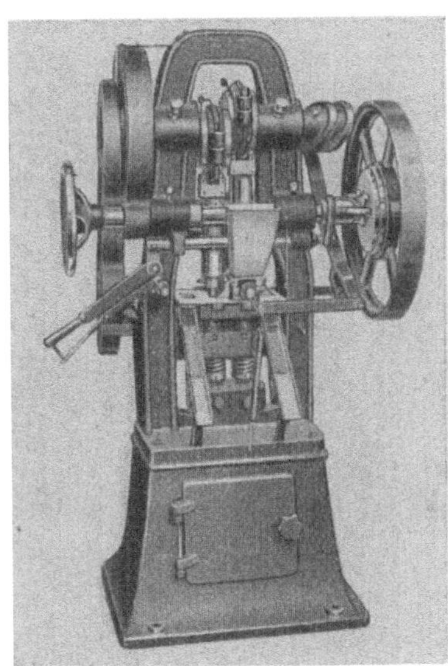

Abb. 54. Tablettenmaschine der Dühring-Maschinengesellschaft in Berlin-Lankwitz für kleinere Tabletten Type „A 2 D".

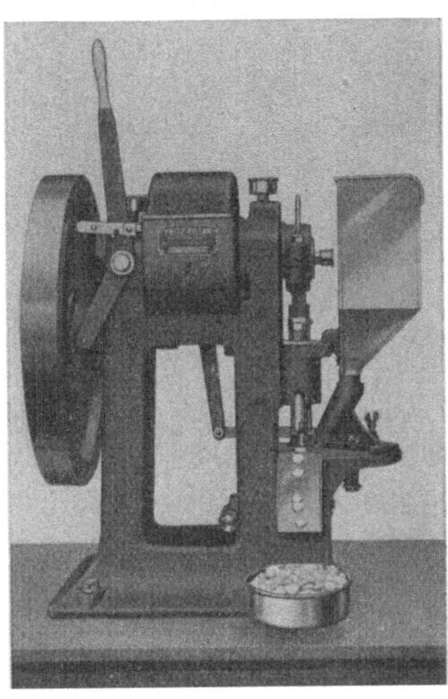

Abb. 55. Tablettenmaschine Modell „KO" von Fritz Kilian in Berlin-Hohenschönhausen.

Eine sehr bequem und leicht zu handhabende kleinere Maschine für Hand- und Kraftbetrieb ist die *Tablettenmaschine Modell KO* von Fritz Kilian in Berlin-Hohenschönhausen (Abb. 55). Ihre Bedienung und Reinigung ist sehr einfach. Der Füllschuh hat keine Rührwerke, erreicht aber dadurch, daß er während der Füllung eine kräftige Rüttelung ausübt, sehr gleichmäßige Tablettengewichte. Er besteht aus Füllschuhunterteil und Materialbehälter. Nur das Unterteil führt die eigentliche Füllung aus, während der Vorratstrichter fest am Maschinenkörper, jedoch leicht abnehmbar, angebracht ist. Der Unterstempel wird bei dieser Maschine zwangsläufig mit einer Kurve geführt; dies stellt gegenüber dem sonst verwandten Hebel mit Nocken und Feder eine bedeutende Verbesserung dar. Durch die zwangsläufige Führung ist auch die früher verwandte Niederdruckrolle, die bei Gewichtsveränderungen unbedingt verstellt werden mußte, in Fortfall gekommen. Bei der *KO* ist lediglich die Verstellung des Drucks und die Einstellung des Tablettengewichts bzw. der Füllhöhe erforderlich. Diese Einstellungen sind einfach und übersichtlich angeordnet und durch Merkskalen erleichtert. Die Maschine arbeitet nur einstemplig und stellt bis 3000 Tabletten in der Stunde her.

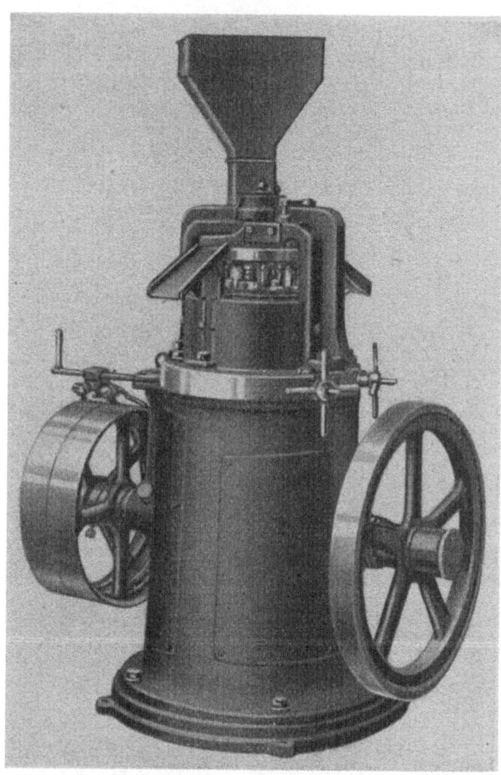

Abb. 56. Tabletten-Komprimiermaschine Modell VI von Fritz Kilian in Berlin-Hohenschönhausen.

Für hygroskopische und klebrige Massen eignet sich das Modell VI derselben Firma (Abb. 56). Bei dieser Type wird der Druck nur von den

Unterstempeln ausgeübt und von einer gehärteten und polierten Stahlplatte aufgenommen, unter der die Matrizen während der Pressung entlanggleiten. Durch diese Arbeitsweise wird die Herstellung von Preßlingen mit vollkommen glatter Oberfläche selbst bei klebrigen Stoffen gewährleistet. Die Maschine ist mit 12 einstempligen Einsätzen ausgestattet und liefert etwa 10000 Tabletten oder Würfel in der Stunde.

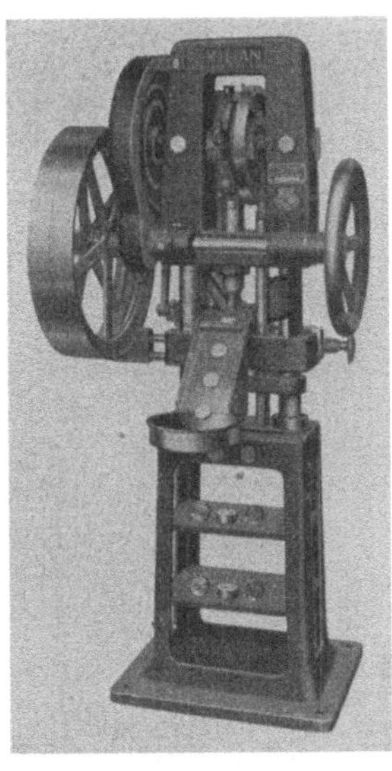

Abb. 57. Ein- und mehrstempelige Tablettenmaschine von Fritz Kilian in Berlin-Hohenschönhausen.

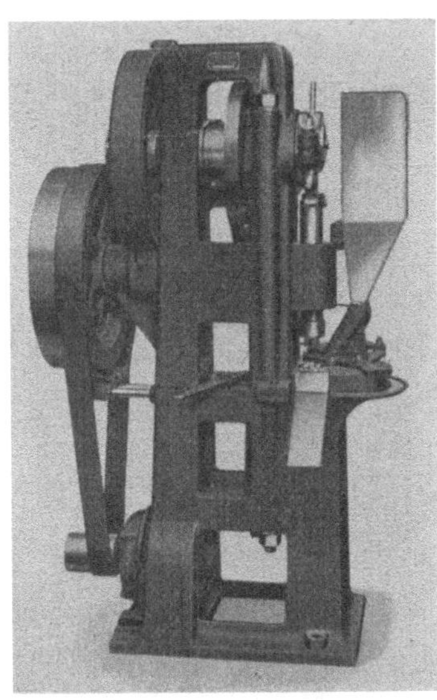

Abb. 58. Tablettenmaschine von Fritz Kilian in Berlin-Hohenschönhausen.

Maschinen für den Großbetrieb. Eine größere Maschine von Fritz Kilian in Berlin-Hohenschönhausen zeigt Abb. 57. Die Maschine arbeitet ein- und mehrstemplig und liefert bis zu 9000 Tabletten stündlich (bei drei Stempeln). Sie ist leicht zu bedienen und mit verschiedenen Füllschuhsystemen ausgestattet, je nach der Art des zu pressenden Materials. Auch eine doppelseitig wirkende Vorrichtung zum Streuen von Talk kann angebracht werden, ferner eine Unterstempelschmierung für leicht an der Matrize haftende Stoffe (vgl. S. 50).

Ebenfalls von Kilian in Berlin-Hohenschönhausen (Abb. 58) ist eine, der in Abb. 54 wiedergegebenen Maschine sehr ähnliche, aber mit vielstempligen Einsätzen versehene Tablettenpresse.

Eine gute Konstruktion für Kraftbetrieb zeigt die durch Abb. 59 dargestellte *Tabletten-Komprimiermaschine* mit Kettenübertragung der Firma Karl Engler in Wien X.

Auch die durch Abb. 60 wiedergegebene automatische Komprimiermaschine, Modell A, der Firma Nagema, früher Hennig & Martin in Leipzig

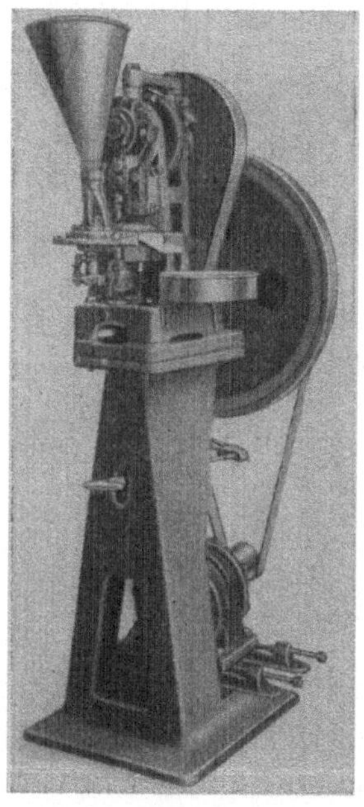

Abb. 59. Tablettenmaschine mit Kettenradübersetzung, Modell II für Kraftbetrieb, der Fa. Karl Engler in Wien.

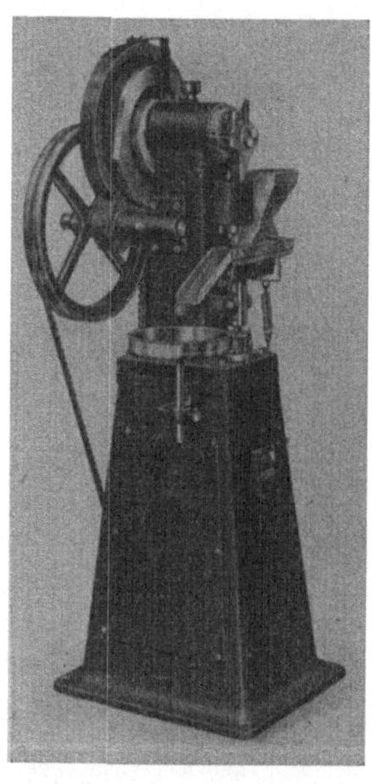

Abb. 60. Komprimiermaschine Modell A mit eingebautem Motor der Fa. Nagema, früher Hennig & Martin in Leipzig.

darf als leistungsfähig empfohlen werden. Sie arbeitet das Material fast restlos auf, eignet sich also auch für die Herstellung kleinerer Mengen von Tabletten. Sie wird mit gußeisernem Sockel geliefert, in den der Motor eingebaut wird, oder auch ohne Sockel, so daß man sie auf den Tisch stellen kann.

Eine recht interessante Konstruktion stellt die Komprimiermaschine Modell 1 (nur für elektrischen Antrieb) mit eingebautem Motor der Firma Nagema, früher Hennig & Martin in Leipzig W 31 dar (Abb. 61). Durch das stufenlos regelbare Getriebe können Tourenzahlen von 10—50 pro Minute, je nach Beschaffenheit des zur Verarbeitung kommenden Materials, eingestellt werden. So lassen sich auch schwer zu pressende Präparate oft ohne Granulation zu einwandfreien Tabletten verarbeiten. Bei ein-, zwei-, drei und- vierstempligen Einsätzen kann man Stundenleistungen von 3000, 6000, 9000, 12000 Stück erzielen. Für besonders große

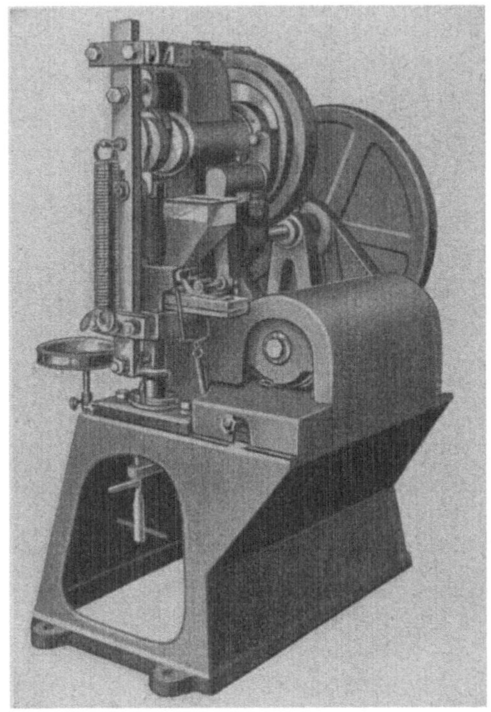

Abb. 61. Komprimiermaschine Modell 1 mit eingebautem Motor der Fa. Nagema, früher Hennig & Martin in Leipzig.

Tabletten eignet sich der gleichfalls stufenlos regelbare Preßautomat Modell „Rheinland“ der Firma Gellner & Co. K.G., Kell, Kreis Trier. (Abb. 62.)

Ein Nachteil aller bisher beschriebenen *Exzenterpressen* liegt darin, daß bei ihnen der Druck bei der Herstellung jeder Tablette durch einen einzigen *Schlag* ausgeübt wird. Das erschwert etwas die Herstellung guter Tabletten, zum mindesten bedarf es bei der Benutzung solcher Pressen einer besonders sorgfältigen Granulierung des Tablettengutes, da die in ihm eingeschlossenen Luftteilchen — im Gegensatz zu den mit progressivem Druck arbeitenden Maschinen — bei der schlagartigen Pressung keine Zeit finden, zu entweichen, und da ferner die einzelnen Partikel des Preßgutes sich nicht gegenseitig in die zur Komprimierung geeignetste Lage einordnen können. So wird man die Tablettenpresse „AVPr“ der Dühring-Maschinengesellschaft in Berlin-Lankwitz (Abb. 63), die trotz Exzenterprinzips eine *progressive* Druckwirkung

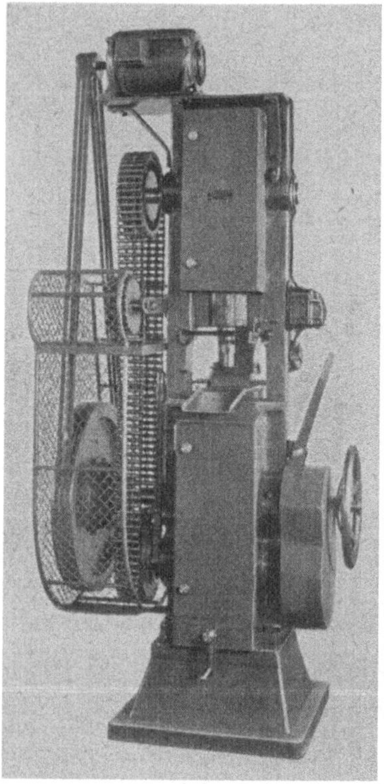

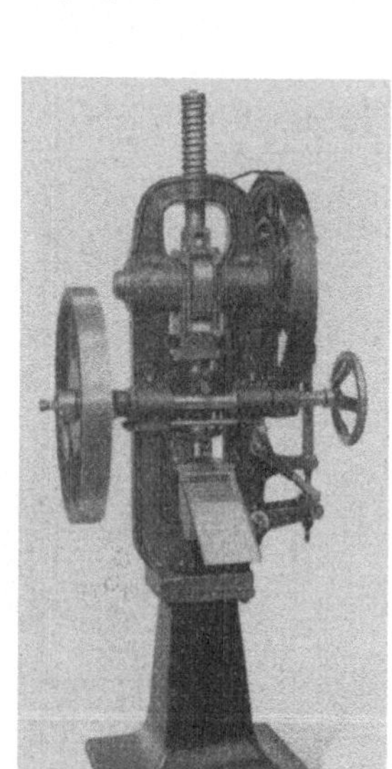

Abb. 62. Preßautomat Modell „Rheinland“ der Fa. Gellner & Co. in Kell (Kr. Trier)

Abb. 63. Komprimiermaschine mit progressiver Druckwirkung „Ideal“ Typ „AVPr“ der Dühring-Maschinengesellschaft in Berlin-Lankwitz.

ausübt, als eine Übergangsform zu den Rund- oder Revolverpressen, die alle mit progressivem Druck arbeiten, besonders beachten müssen.

Dasselbe gilt für die Tablettenkomprimiermaschine *Nassovia KA*, die sich durch eine Umkleidung aller Getriebeteile und dadurch auszeichnet, daß die Exzenterwelle in die *untere* Hälfte des Ständers verlegt ist (Abb. 64). Auch hier finden wir eine allmähliche, weiche Drucksteigerung bis zum Erreichen des eingestellten Preßdrucks. Die Maschine wird ein-, zwei-, drei- und vierstemplig hergestellt und hat eine Stundenleistung von 3000 bzw. 6000, 9000 und 12000 Tabletten.

Gleichfalls nur für Kraftbetrieb eingerichtet sind die beiden durch Abb. 65 und 69 veranschaulichten Maschinen von Fritz Kilian in Berlin-Hohenschönhausen. Abb. 65 zeigt eine Maschine nach dem Rundlaufsystem (eine Rund- oder Revolverpresse, sog. „*Rundläufer*"), die für Motor- und Transmissionsbetrieb eingerichtet werden kann und je nach der Größe der gewünschten Tabletten und nach der Beschaffenheit des Preßgutes stündlich 15000 bis 50000 bzw. bis 120000 Tabletten liefern kann. Der angewendete Preßdruck ist ablesbar und kann während des Betriebes reguliert werden. Bei etwaigem Überdruck weicht die Maschine selbsttätig aus. *Die Pressung erfolgt gleichmäßig durch Unter- und Oberstempel.* Füllhöhe und Tablettenstärke sind während der Arbeit durch ein Handrad verstellbar. Die Füllschuhe sind für granulierte und für nicht granulierte Massen eingerichtet.

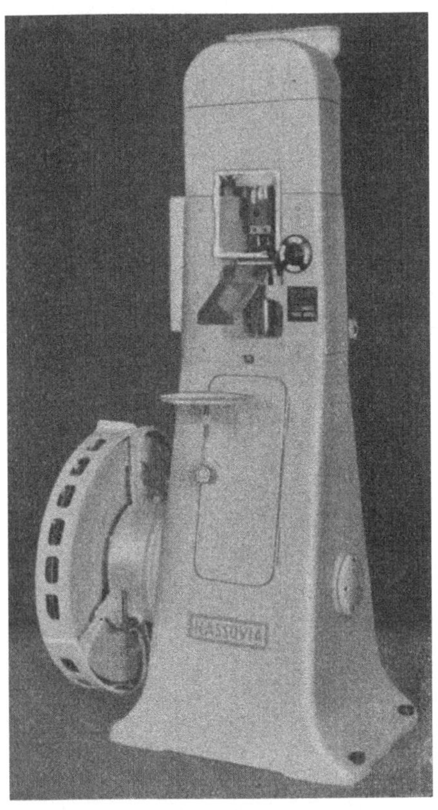

Abb. 64. Tabletten-Komprimiermaschine „Nassovia" KA der Nassovia-Maschinenfabrik Hanns Fickert in Langen bei Frankfurt a. M.

Einen ebenfalls sehr leistungsfähigen Typus von Tablettenmaschinen bilden die Rund- oder Revolverpressen der Firma Nagema, früher Hennig & Martin in Leipzig W 31 (Abb. 66—68). Die Bauart dieser Maschinen unterscheidet sich gänzlich von derjenigen der bisher beschriebenen Exzenterdruckpressen. In einem Körper, der um eine senkrechte Achse rotiert, befinden sich eine Anzahl Matrizen sowie die Ober- und Unterkolben mit

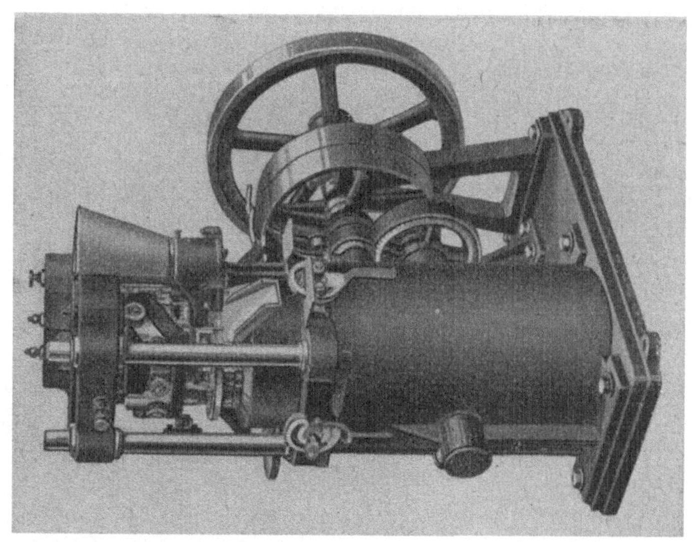

Abb. 66. Rund- und Revolverpresse der Fa. Nagema, früher Hennig & Martin in Leipzig.

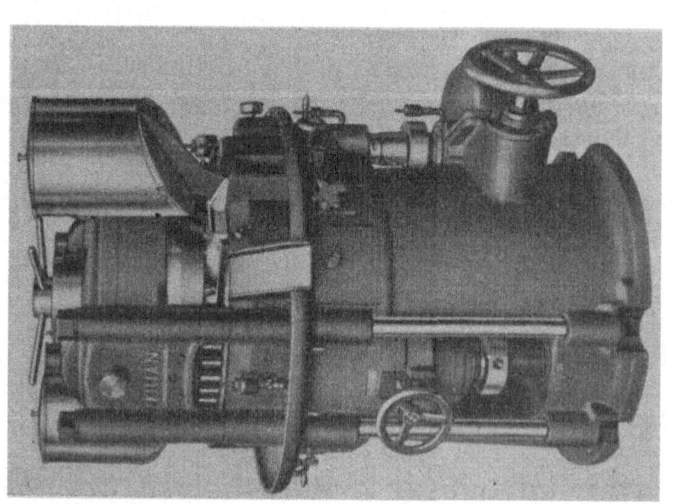

Abb. 65. Doppelseitig arbeitende Tabletten-Komprimiermaschine nach dem Rundlaufsystem von Fritz Kilian in Berlin-Hohenschönhausen.

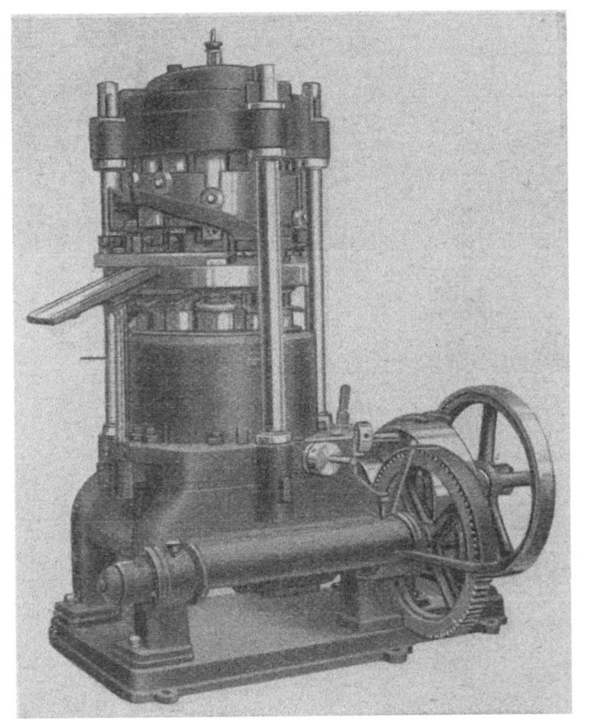

Abb. 67. Rund- und Revolverpresse der Fa. Nagema, früher Hennig & Martin in Leipzig.

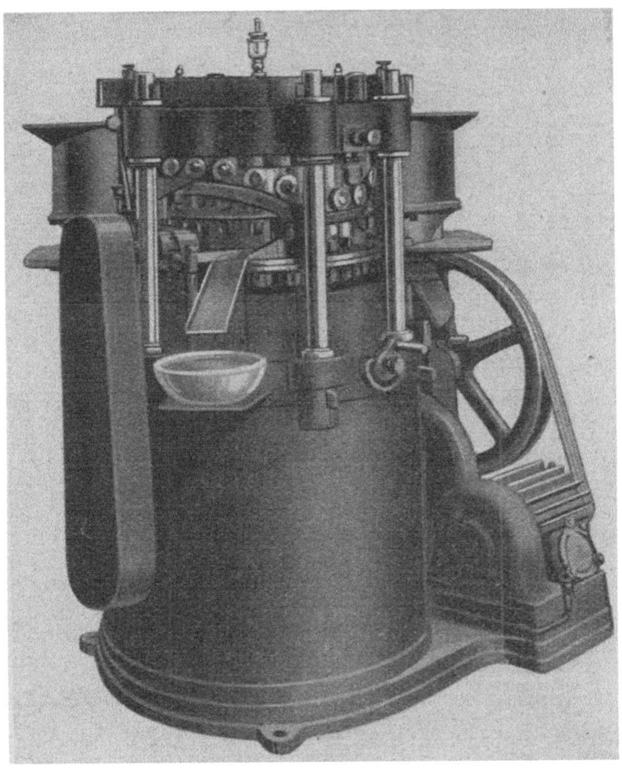

Abb. 68. Komprimiermaschine Modell VIIa „Rundläufer“ der Fa. Nagema, früher Hennig & Martin in Leipzig.

den entsprechenden Stempeln. Diese Kolben werden durch Rollen, die auf Kurven laufen, auf und ab bewegt. Nachdem die Matrize den Füllapparat, der mit Rührwerk versehen ist, passiert hat, senkt sich der Oberstempel langsam auf die gefüllte Matrize herab und preßt

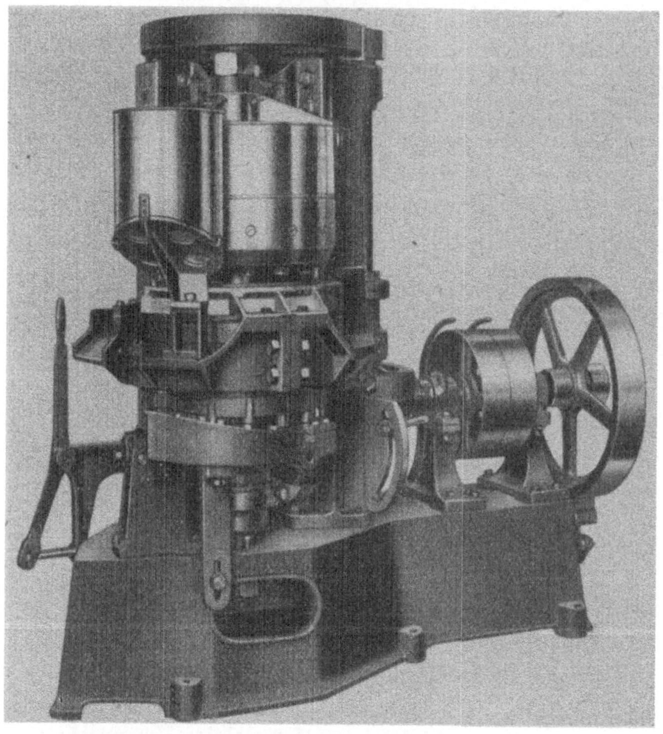

Abb. 69. Tabletten-Komprimier- und -Brikettiermaschine von Fritz Kilian in Berlin-Hohenschönhausen.

das Material zunächst nur mit seinem eigenen Gewicht etwas zusammen. Gleichzeitig bewegt sich der Unterstempel nach oben, so daß eine Vorpressung von beiden Seiten ausgeübt wird. Dann treffen sich zugleich Unter- und Oberkolben an der Preßstelle, an welcher der stärkste Druck ausgeübt wird. Es folgt eine Ruhepause, um der etwa noch im Preßling befindlichen Luft Zeit zum Entweichen zu lassen. Nachdem nun nochmals eine Pressung erfolgt ist, wird der Preßling langsam ausgehoben und selbsttätig abgeschoben. Unter- und Oberkolben laufen dann noch eine kurze Strecke in einer Ebene fort; dabei werden die Stempel automatisch gereinigt (außerordentlich wichtig!). Die Unterkolben senken sich wieder, passieren gleichzeitig den Füllapparat usw Durch diesen Arbeitsgang, besonders durch den in Perioden ausgeübten Druck, wird erreicht, daß auch ein Material ohne jedes Bindemittel zu schönen, festen Tabletten gepreßt werden kann.

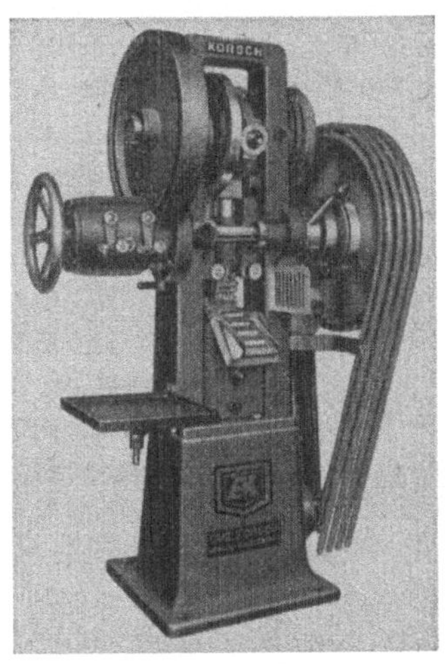

Abb. 70. Komprimiermaschine Modell „EK 1" von Emil Korsch in Berlin-Wittenau.

Den Typus eines modernen „Rundläufers" stellt das Modell VIIa der Firma Nagema, früher Hennig & Martin in Leipzig W31 dar. Die Maschine ist eine Hochleistungspresse, die außerordentlich gleichmäßig und zuverlässig arbeitet. Sie eignet sich für die Massenproduktion von Tabletten und hat eine mittlere Stundenleistung von 25000 bis 100000 Stück, je nachdem ein-, zwei-, drei- oder vierstemplige Sätze verwendet werden (Abb. 68).

Schließlich sei noch einer automatischen Tablettenkomprimier- und -brikettiermaschine von Kilian gedacht, die in der pharmazeutischen Industrie vielfach als Vorpresse angewendet wird, wenn es sich um die Pressung von Material handelt, das sich nicht granulieren läßt (Abb. 69). Das mit dieser Maschine erhaltene Preßgut wird zur weiteren Bearbeitung wieder gemahlen und dann den kleineren Maschinen in gekörntem Zustand zugeführt.

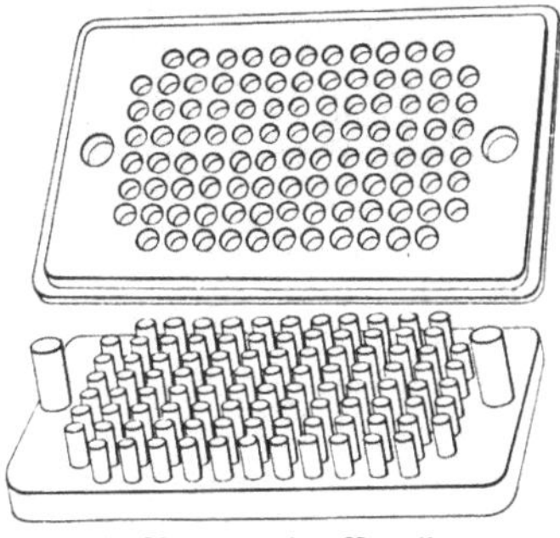

Abb. 71. Maschine für Verreibungstabletten nach Bernegau.

Maschinen zur Herstellung von Verreibungstabletten nach Bernegau (Abb. 71). Diese aus Hartgummi oder anderem Material hergestellte Vorrichtung wurde früher von den Hannoverschen Gummiwerken „Excelsior" A.-G. in Hannover-Linden hergestellt und dient vornehmlich zur Herstellung von *Sublimatpastillen*. Sie eignet sich aber auch zur

Fabrikation aller sog. Verreibungstabletten oder *ausgestrichener Tabletten*. Gleiche Teile Sublimat und Kochsalz, fein gepulvert, werden mit wässeriger Eosinlösung lebhaft rot gefärbt und, mit wenigen Tropfen destillierten Wassers angefeuchtet, innig gemischt. Man legt nun die obere Hartgummiplatte auf eine Glasplatte und streicht die Masse mittels eines Hornspatels *fest* und *gleichmäßig* in die Öffnungen. Nachdem man die überschüssige Sublimat-Kochsalz-Masse auf beiden Seiten der Platte glatt abgestrichen hat, setzt man die obere Platte auf die untere, und zwar Stern auf Stern, und preßt durch sanften, gleichmäßigen Druck die Sublimat-Kochsalz-Masse in Form zylindrischer Pastillen nach oben hinaus, so daß die Pastillen nun auf dem Zapfen an der unteren Platte stehen. Die fertigen Sublimatpastillen trocknet man kurze Zeit bei einer Temperatur von 25—30° oder kalt im Exsikkator über Chlorkalzium oder im Trockenschrank über frischen Kalkstücken. Erfordern die Umstände eine rasche Herstellung, so feuchtet man die Masse nicht mit Wasser, sondern mit verdünntem Weingeist an und trocknet die Pastillen im Trockenschrank.

In gleicher Weise stellt man mit dieser Maschine oder einer ähnlichen Vorrichtung aus Hartgummi oder Metall auch alle anderen Verreibungstabletten her. Man verreibt die vorgeschriebene Substanz mit Milchzucker, stößt mit Weingeist zu einer bildsamen Paste an und bereitet aus dieser durch Ausstreichen in passende Formen Tabletten von etwa 0,1 g Gewicht. Nach dem Verdunsten des Weingeistes werden diese „*Disci*“ oder „*Tablettae orales*“ des National Formulary USA. aus den Formen durch sanftes Klopfen herausgelöst.

Zweiter Teil.

Tabletten-Vorschriften.

An guten Vorschriften für die Herstellung von Tabletten, d. h. an solchen, die technisch und pharmakologisch völlig einwandfreie Erzeugnisse liefern, besteht immer noch ein gewisser Mangel. Die großen Fabrikbetriebe, die über jahrzehntelange Erfahrung verfügen, teilen begreiflicherweise ihre Arbeitsweisen der Öffentlichkeit nicht mit, und ihre Betriebschemiker und Tablettenmeister haben gleichfalls keine Veranlassung, ihre Kenntnisse weiteren Kreisen zugänglich zu machen. Es kommt hinzu, daß die sehr großen und leistungsfähigen Tablettenmaschinen in jenen Fabriken (die sog. Rundläufer, s. S. 59) eine besondere Zubereitung der Massen erfordern, die nicht ohne weiteres auch für die kleineren Maschinen anwendbar ist, die im Handel sind.

Die Herstellung dieser kleineren Pressen, deren Preis zwischen 50 und 500 DM liegt, ließ überhaupt erst das Bedürfnis nach Tablettenvorschriften in weiteren Fachkreisen entstehen. Die Angaben der amtlichen Arzneibücher sind vielfach so allgemein gehalten, daß sich damit nicht viel anfangen läßt, und bei der außerordentlich großen Verschiedenheit der Arzneistoffe in chemischer und physikalischer Beziehung scheint fast jede Tablettenmasse eine besondere Vorschrift zu erfordern, wenn die drei Grundforderungen an eine gute Tablette: Festigkeit und damit verbunden genaue Dosierung, leichte Zerfallbarkeit in wäßrigen Flüssigkeiten und Verträglichkeit, in jedem einzelnen Fall erfüllt werden sollen.

Für die Herstellung *größerer* Mengen von Tabletten besteht die Notwendigkeit solcher Sondervorschriften nach wie vor, doch dürften die in diesem Buch besprochenen Arbeitsweisen genügen, um *jeder* Anforderung gerecht zu werden.

Für die Herstellung *kleinerer* Mengen dagegen, etwa in der Rezeptur und Kleindefektur der Apotheken, bringt die Verwendung geeigneter Tablettengrund- oder -füllmassen eine große Vereinfachung, da man mit ihrer Hilfe Tabletten fast in derselben Zeit herstellen kann wie die gleiche

Anzahl abgeteilter Pulver. Die in unserem Betrieb viel gebrauchte Füllmasse (in den folgenden Vorschriften „Füllmasse Arends" genannt) stellen wir nach folgender Vorschrift her:

Füllmasse nach J. Arends.

Lösung 1:

Gelatina alba 25,0 löst man in Aqua dest. 100,0

Lösung 2:

Stearin. alb. Germanic. 50,0 löst man in Methanol (oder Isopropylalkohol) 100,0

Eine Mischung von

Pectin[1]	10,0
Talcum	50,0
Sacchar. Lactis	340,0
Amyl. Solani (oder Tritici)	525,0
	1000,0

wird in einer Emailleschale auf dem Wasserbad vorgewärmt und nacheinander mit den Lösungen 1 und 2 sorgfältig (am besten mit den Händen) durchgearbeitet.

Man schlägt die noch feuchte Masse durch Sieb 3 (des DAB. 6.) und trocknet sie unter wiederholtem Durchrühren bei 30—40°. Dann wird sie nochmals durch Sieb 3 getrieben und durch Absieben von feinem Pulver befreit.

Die Füllmasse kann bei Bedarf auch in kleinerer Korngröße hergestellt werden. Man ersetzt dann Sieb 3 durch Sieb 4 und muß *den* Anteil der Masse, der nicht ohne weiteres durch das Sieb hindurchgeht, in einer rauhen Porzellanschale zerreiben oder in einer Mühle zerschroten. In Fällen, wo es auf besondere Genauigkeit ankommt, wird das Granulat durch Absieben mit Sieb 5 vom feinen Pulver befreit. („*Füllmasse Arends Sieb 4*" unserer Vorschriften.)

Von dieser „Füllmasse" setzt man den einzelnen, gut vorgetrockneten Arzneistoffen oder -mischungen, wie es die folgenden Vorschriften erkennen lassen, je nach ihrer physikalischen Beschaffenheit (Schwere, Kristallform) eine größere oder kleinere Menge zu und erhält so *ohne* zeitraubende Körnung Tablettenmassen, die gut „füllen", nicht an den Stempeln kleben und haltbare, in Wasser leicht zerfallende Tabletten liefern. Grundsätzlich sollte man die Korngröße der Füllmasse so wählen,

[1] Das *Apfelpektin* der Firma Donath-Kelterei, Lockwitzgrund-Dresden, hat sich bewährt.

daß sie der Teilchen- bzw. Kristallgröße des Arzneistoffs etwa gleich kommt, um eine Entmischung des Preßgutes während des Ganges der Maschine nach Möglichkeit zu vermeiden.

Die Füllmasse kann auch als Grundlage für die Tablettenherstellung in größerem Maßstab dienen, wenn der Arzneistoff mengenmäßig so gering ist, daß er nur einen geringen Bruchteil des Gesamttablettengewichts ausmacht, z. B. bei Tabletten mit Arsenigsäureanhydrid, Kalomel, Kodein, Koffein, Kotarnin, Morphium, Opium, Papaverin, Phenolphthalein, Santonin, Thyreoidin, Yohimbin. Man ersetzt dann einen Teil des Milchzuckers durch den betreffenden Arzneistoff und vermindert im übrigen den Stearingehalt der Füllmasse um die Hälfte.

Wo Pektin und Milchzucker nicht zu haben sind, kann nach folgender Vorschrift eine gleichfalls brauchbare Füllmasse hergestellt werden.

Lösung 1[1] und 2 wie oben.

Mischung von

Talc.[2]	350,0
Amyl.	575,0
	1000,0

In manchen Fällen eignet sich als Füllmasse auch ein „präparierter Zucker", den man folgendermaßen herstellt:

Präparierter Zucker.

10 kg Puderzucker oder fein gemahlener Melis werden mit einer Lösung aus 50 g weißer Gelatine in 500 g Wasser gut durchgearbeitet. Dann reibt man die halbfeuchte Masse durch ein Sieb mit etwa $^3/_4$ mm Maschenweite (Sieb 4 des DAB.), breitet in dünner Schicht auf Fließpapier aus und trocknet möglichst schnell bei 30—40°. Nach vollkommener Trocknung wird die ganze Masse zerrieben, nochmals durch ein gleiches Sieb getrieben und mit 0,5 vH feinst zerriebenem Stearin versetzt, das vorher mit etwa $^1/_2$ kg Zucker auf das sorgfältigste vermischt worden war.

Auch das „*Amylum compositum*" nach WEICHHERZ-SCHRÖDER kann in gewissen Fällen als „Füllmasse" dienen. Man stellt es aus Kartoffel- oder Weizenstärke her, die man (vorgewärmt) mit 10 vH geschmolzener Kakaobutter gut durcharbeitet, durch Sieb 3 schlägt und in einem gut verschlossenen Gefäß zur Verwendung bereithält.

---

[1] Statt Gelatine kann notfalls Stärkekleister Verwendung finden.

[2] Über *Talcum* vgl. das S. 7—9 Gesagte.

Eine Grundsubstanz mit Kakao bzw. Schokolade wird von SCHROFF und KLEINKNECHT empfohlen (s. unter *Santonin* S. 225).

Ähnlichen Zwecken wie die eben beschriebenen „Füllmassen" dienen auch gewisse einfachere Zusätze, die allerdings in der einen oder anderen Hinsicht den eben erwähnten Zubereitungen unterlegen sind und sich deshalb *nur* für die Herstellung kleinerer Tablettenmengen verwenden lassen. So empfiehlt RAPP, wie aus einer Anzahl der nachstehenden Vorschriften ersichtlich ist, als Zusatz ein Gemisch aus gleichen Teilen Pektin und Dextrin (das Holländische Arzneibuch lehnt übrigens Dextrin zur Tablettenherstellung ab) oder auch von einem Teil Pektin mit zwei Teilen Semmelmehl, das man durch Vermahlen trockener Weißbrötchen erhält.

Weitere Mischungen ähnlicher Art sind folgende:

1. Sacchar. alb.	45,0
Sacchar. Lactis	45,0
Talcum	10,0
2. Amyl Marantae (Oryzae, Tritici, Solani)	100,0
Talcum	25,0
3. Sacchar. Lactis	70,0
Talcum	30,0

Der mitunter als Quell- und Bindemittel verwendete Quittenschleim wird in folgender Weise hergestellt:

Quittenschleim (Mucilago Cydoniae)
(Vorschrift von ALBERTUS).

Semen Cydoniae	0,9
Aqua destillata	87,0
Spirit. concentrat.	13,0

Die Quittenkerne werden mit dem Wasser 24 Stunden mazeriert. Der Schleim wird durch Mull geseiht und mit dem Spiritus versetzt.

Nach KLEINKNECHT wird Quittenschleim 1 : 10 mit gleichviel Weingeist vermischt. Für

Traganthschleim (Mucilago Tragacanthae)

gibt derselbe Autor folgende Vorschrift:

Tragacantha	0,5
wird angerieben mit	
Spiritus	3,0

Dann wird zugefügt

Aqua frigida	20,0
und mit	
Aqua fervida	ad 100,0
aufgefüllt.	

Pharm. Hisp. läßt einen aus 1 Teil Traganth und 9 Teilen Wasser bereiteten Traganthschleim verwenden.

Bei größerem Bedarf an Tabletten empfiehlt es sich immer, die Masse in der eingangs beschriebenen Weise zu körnen und von der Verwendung von Füllmassen abzusehen. Die dadurch erzielte Gleichartigkeit der Teilchen läßt die Masse nicht nur richtig „fließen", sondern gibt ihr auch die zum Nachfließen und zur vollkommenen Ausfüllung des Matrizenhohlraums nötige Schwere und verhindert — bei richtiger Wahl der Gleitmittel — das sehr unangenehme Ankleben an den Stempeln. Meist wird auch ein Sprengmittel (s. Einleitung) gleich eingearbeitet, so daß die fertigen Tabletten in Wasser leicht zerfallen.

Je nach der Beschaffenheit der Arzneistoffe werden auch bei der Körnung die dazu notwendigen Zusätze verschieden sein müssen. Die folgenden Vorschriften enthalten fast stets *mehrere* Vorschläge für jeden einzelnen Fall; einer Anweisung für die Herstellung kleiner Mengen folgen Vorschriften für die Darstellung in größerem Maßstab. Die erste dieser Vorschriften ist in der Regel die im eigenen Betrieb erprobte; weiterhin ist die Anordnung so, daß erst die neuen, dann die älteren Vorschriften aufgeführt werden.

Um Mißverständnisse zu vermeiden und den nichtdeutschen Gebrauchern des Buches entgegenzukommen, benutze ich in meinen Vorschriften fast ausschließlich die international verständlichen lateinischen Bezeichnungen für die einzelnen Bestandteile.

Abkürzungen.

Amer. = The Pharmakopoe of the United States of America, 1936.
Belg. = Pharmacopée Belge 4, 1930.
Brit. = The British Pharmacopoia 1932.
Dan. = Pharmacopoea Danica VIII, 1933.
Fenn. = Pharmacopoea Fennica VI, 1937.
Gall. = Pharmacopée française 6, 1937.
Hager = Hagers Handbuch der pharmazeutischen Praxis. Berlin: Springer.
Helvet. = Pharmacopoea Helvetica V, 1933.
Hisp. = Farmacopea official Española VIII, 1930.

H.Dv. 5 = Heeresdienstvorschrift für die Behandlung der Sanitätsausrüstung und für die Herstellung von Verband- und Arzneimitteln, 1935.
Hung. = Pharmacopoea Hungarica 4, 1934.
Ital. = Pharmacopoa Ufficiale del Regno d'Italia 6, 1940.
Nederl. = Nederlandsche Pharmacopoe 5, 1926.
Norveg. = Pharmacopoea Norvegica 5, 1930.
Portug. = Farmacopeia Portuguesa, Edicão oficial, 1935.
Ross. = Pharmacopoea Rossica III. 1910.
Suec. = Svenska Pharmakopea 10, 1931.
Syndikat = Vorschriften zur Herstellung pharmazeutischer Spezialitäten 1921 und 2. Aufl. 1928. — Herausgegeben vom Syndikat Deutscher Spezialitäten-Unternehmen.

(Vgl. auch *Schrifttum* S. 225.)

Abführtabletten.

(Tablettae laxantes. Compressi laxantes.)

Extract. Aloes	100,0
Extract. Rhei	200,0
Natr. bicarbonic.	100,0
Amyl. Maidis	300,0
	700,0

1000 Tabletten zu 0,7 g. — Aufbewahrung über Kalk. (Helvet.)

Laxativum vegetabile.

Extract. Rhei	100,0
Extract Aloes	30,0
Resina Jalapae	10,0
Podophyllin	10,0
Extract. Hyoscyami	20,0
Ol. Menth. pip.	0,5
	170,5

Linsenförmige Tabletten zu etwa 0,4 g. Mit Zucker zu überziehen. (Syndikat.)

Acetanilidum. — Antifebrin.

Acetanilid.	250,0
Amyl. Solani	50,0
	300,0

1000 Tabletten zu 0,3 g (Dosis 0,25) oder 500 zu 0,6 g (Dosis 0,5), Durchmesser 9 mm, mittelstarker Druck.

Die Tabletten können auch bei größerem Bedarf ohne Körnung hergestellt werden, da eine Gefahr der Entmischung bei einem so hohen Anteil der Masse an Arzneistoff praktisch nicht besteht.

I	Acetanilid. pulv.	250,0
	Amyl. Solani	136,5
II	Gelatina alba	3,5
	Aqua destillata	125,0
		390,0
III	Talcum	10,0
	1000 Tabletten =	400,0
	Tablettengewicht	0,4 g
	Durchmesser	10 mm

Aus II wird Schleim bereitet und I damit gekörnt (Sieb 3 oder 4). Nach dem Trocknen bei Zimmertemperatur wird III hinzugesiebt.

Zerfallzeit in Wasser: Weniger als 2 Minuten. (Nach ALBERTUS.)

Nach WEICHHERZ-SCHRÖDER kann das Azetanilid in gleichmäßigen, kleinen Kristallen ohne jede Vorbereitung tablettiert werden. Das grobe Pulver liefert keine genügend festen Tabletten, und die Körnung verdirbt die Masse.

Acetanilid.	500,0
Amyl. Oryzae	100,0
	600,0

Man preßt 0,3 (Dosis 0,25) oder 0,6 g (Dosis 0,5) schwere Tabletten. (Nach DIETERICH.)

Acetanilid.	300,0
Sacch. Lactis	160,0
Amyl. Tritici	20,0
Talcum	20,0
	500,0

1000 Tabletten zu 0,5 g (Dosis 0,3). Das Antifebrin und der Zucker werden gemischt, mit absolutem Alkohol befeuchtet, getrocknet und gesiebt. Dann werden Stärke und Talk zugemischt.

(Nach SALZMANN.)

Acetanilid, Coffein, Phenacetin.

1. 0,25 + 0,1 + 0,3 g:

I	Acetanilid pulv.	250,0
	Coffein pulv.	100,0
	Phenacetin pulv.	300,0
	Amyl. Solani	200,0
II	Amyl. solubile[1]	20,0
	Aqua destillata	200,0
		870,0
III	Talcum	30,0
	1000 Tabletten =	900,0
	Tablettengewicht	0,9 g
	Durchmesser	14 mm

Aus II wird Schleim bereitet und I damit gekörnt (Sieb 3). Bei Zimmertemperatur trocknen und III hinzusieben.

Zerfallzeit in Wasser: 1 Minute.

2. 0,25 + 0,15 + 0,5 g:

I	Acetanilid pulv.	250,0
	Coffein pulv.	150,0
	Phenacetin pulv.	500,0
	Amyl. Solani	185,0
II	Amyl. solubile	25,0
	Aqua destillata	250,0
		1110,0
III	Talcum	40,0
	1000 Tabletten =	1150,0
	Tablettengewicht	1,15
	Durchmesser	16 mm

Aus II wird Schleim bereitet und I damit gekörnt. Bei Zimmertemperatur trocknen und III hinzusieben.

Zerfallzeit in Wasser: 25 Sekunden. (Nach ALBERTUS.)

[1] *Lösliche Stärke, Amylum solubile.* Kartoffelstärke wird mit verdünnter Salzsäure (7,5 vH) zu einem dünnen Brei angerührt und eine Woche lang bei 40° stehen gelassen. Dann wird die Stärke durch Abgießen mit Wasser ausgewaschen, bis Lackmuspapier nicht mehr gerötet wird, dann abgesaugt, abgepreßt und getrocknet (durch Auswaschen mit Alkohol oder Äther zu beschleunigen). — Oder: 100 g Stärke werden mit 1 Liter Wasser und 5 g Schwefelsäure gekocht. Schon nach etwa $2^1/_2$ Stunden ist dann die Stärke in die lösliche Form umgewandelt. Die Säure entfernt man aus der Lösung durch Bariumkarbonat; dann wird filtriert, das Filtrat eingedampft und mit Alkohol gefällt. (Hager.)

Acetphenolisatin. — Isacen.

I	Acetphenolisatin	5,0
	Sacchar. Lactis	70,0
	Amyl. Marantae	22,0
II	Agar pulv.	0,5
	Aq. dest.	17,0
	Spirit. (86 Gew.-%)	17,0
III	Talc.	2,0
	Agar. pulv.	0,5

0,5 g Agarpulver werden mit 17 g Wasser angerührt und bis zum gleichmäßigen Schleim erhitzt, dem nach genügender Abkühlung der Weingeist zugesetzt wird. Mit dem Agarschleim wird die Mischung I granuliert und nach dem Trocknen nach Zusatz von III als Gleitmittel zu 1000 Tabletten mit je 0,005 g Acetphenolisatin gepreßt. (Dan.)

Acidum acetylosalicylicum — Aspirin.

Für kleine Mengen:

Acid. acetylosalicylic.	500,0
Füllmasse Arends	100,0
	600,0

1000 Tabletten zu 0,6 g (Dosis 0,5), Durchmesser 13 mm, mittelstarker Druck.

Diese Vorschrift kann nur bei schnellem Verbrauch der Tabletten Verwendung finden, etwa in der Apothekenrezeptur mit oder ohne Zusatz anderer Arzneistoffe. Für das Arbeiten auf Vorrat eignet sie sich wegen des Stearingehalts der Füllmasse nicht, weil Azetylsalizylsäure durch basische und saure Zusätze, also auch durch Stearinsäure, leicht zersetzt wird. (Aus dem gleichen Grund verträgt sich Azetylsalizylsäure auch schlecht mit Kodeinphosphat und Kodeinbase.)

Für größere Mengen:

Acid. acetylosalicylic.	500,0
Amyl. Solani	90,0
Talcum	10,0
	600,0

1000 Tabletten zu 0,6 g (Dosis 0,5), Durchmesser 13 mm, mittelstarker bis starker Druck.

Alle Bestandteile besonders gut trocknen (nicht über 40°), da der Zerfall der Azetylsalizylsäure durch Feuchtigkeit, etwa aus nicht oder unvollständig getrockneter Stärke, begünstigt wird. *Die Tabletten sind in gut verschlossenen Gefäßen und unter Lichtschutz aufzubewahren.*

Die Azetylsalizylsäure des Handels eignet sich wegen ihres geringen Gewichts und ihrer schuppig-pelzigen Beschaffenheit wenig zur Herstellung von Tabletten, da diese Eigenschaften das Nachfließen im Füller der Maschine erschweren. Immerhin lassen sich aus ihr mit den oben angegebenen Zusätzen technisch einwandfreie Tabletten erzielen. Man stelle aber nur Mengen her, die baldigem Verbrauch entsprechen, da die Tabletten sonst bald nach Essigsäure riechen und infolgedessen — auch infolge Abspaltung freier Salizylsäure — schlecht bekömmlich werden.

Viel weniger zersetzlich, schön kristallisiert und von höherem spezifischem Gewicht sind Acid. acetylosalicylic. ponderosum aus Alkohol „Heyden" und Acid. acetylosalicylic. Typ P der früheren I. G. Farbenindustrie. (Die Preise sind nicht höher als die der üblichen Säure.) Diese Formen eignen sich besonders gut zur Tablettenherstellung. Die Heydensche Säure ist gröber kristallisiert als die der I. G. Farbenindustrie.

I	Acid. acetylosalicylic.	1000,0
	Amyl. Solani, bei 40° getrocknet	80,0
II	Spirit. dilutus	60,0
		1080,0
III	Talcum	40,0
		1120,0

1000 Tabletten zu 1,12 oder 2000 zu 0,56 g. Durchmesser 12 bzw. 14 mm.

I wird mit II durchfeuchtet und durch Sieb 3 oder 4 geschlagen. Man trocknet das Granulat zunächst einige Stunden in dünner Schicht bei Zimmertemperatur und dann bis zum konstanten Gewicht bei 40°. Nachdem die Masse noch einige Stunden bei Zimmertemperatur ausgebreitet worden ist, wird der Talk hinzugesiebt. Die Tabletten werden sofort in ein wohlverschlossenes Gefäß gefüllt.

Zerfallzeit in Wasser: 7—20 Sekunden. (Original-Aspirintabletten zerfallen in 30 Sekunden.)

Die Vorsichtsmaßregeln beim Trocknen, die die Vorschrift angibt, ergeben Tabletten, die sich auch bei längerer Aufbewahrung nicht zersetzen. Vollständige Freiheit von Salizylsäure zu fordern, hat wenig Sinn; auch das Schwedische Arzneibuch gestattet das Vorhandensein einer geringen Menge. (Nach ALBERTUS.)

Vorschrift der H. Dv. 5 (nebst Gehaltsbestimmung).

Acid. acetylosalicylic.	1000,0
Amyl. Marantae	100,0
	1100,0

2000 Tabletten 0,55 g.

1. Die Azetylsalizylsäure wird mit Weingeist befeuchtet und durch Sieb 3 geschlagen. Der trockenen Masse wird die Stärke zugesetzt. Es ist kräftiger Druck anzuwenden.

2. Die grob kristallisierte Azetylsalizylsäure wird mit der Stärke gemischt und ohne weitere Vorbereitung gepreßt.

Gehaltsbestimmung: Eine gewogene Tablette wird mit 20 ccm n/2-Natronlauge unter Erwärmen auf dem Wasserbad hydrolisiert (5 Minuten). Nach dem Abkühlen wird der Überschuß an Alkali mit n/2-Salzsäure zurücktitriert. (Indikator: Phenolphthalein.)

1 ccm n/2-Natronlauge = 0,045 g Acid. acetylosalicylic.

Weichherz-Schröder empfiehlt gleichfalls eine aus Alkohol umkristallisierte Säure und rät, wenn eine solche nicht zu haben ist, die Azetylsalizylsäure fein zu mahlen, zu sieben, zu brikettieren und trocken zu granulieren. Als Zusatz schreibt er 20 vH Kartoffelstärke vor.

Schroff arbeitet mit derselben Formel wie wir und verwendet ebenfalls Typ P der früheren I. G. Farbenindustrie oder Acid. acetylosalicyl. ponderos. Heyden. Er läßt im Kalktrockenschrank einige Tage nachtrocknen und dann Stärke und Talk ohne Druck mittels Kartenblatts beimischen. Für Azetylsalizylsäure gewöhnlicher Kristallform schlägt Schroff zweimaliges Pressen vor (bei spiegelblank verchromten Stempeln); die zuerst erhaltenen Tabletten läßt er trocken durch die Granuliermaschine reiben und erhält dann ein gleichmäßiges, gut nachfüllendes Granulat.

Acid. acetylosalicylic.	500,0
Agar pulv.	5,0
Talcum	45,0
	550,0

1000 Tabletten zu 0,55 g (Dosis 0,5). (Dan.)

Acid. acetylosalicylic.	50,0
Pectin.	
Dextrin. $\overline{aa}$	2,5

Mit 10 ccm Spir. (50 vH) durchfeuchten, so pressen und dann erst an einem warmen Ort oder durch Abblasen mit einem Föhnapparat trocknen.

(Nach Rapp.)

Acidum acetylosalicylicum compositum.

I	Acid. acetylosalicylic.	250,0
	Chinin. tannic. pulv.	10,0
	Lith. salicylic. pulv.	40,0
	Acid. citric. pulv. wasserfrei[1]	5,0
	Amyl. Maidis, bei 40° getrocknet	25,5
	Agar pulv. subt.	17,5
II	Stearin-Äther (1 + 9)	20,0
		350,0
III	Talcum	50,0
	1000 Tabletten =	400,0
	Tablettengewicht	0,4
	Durchmesser	10 mm

I wird mit II gekörnt (Sieb 4). Man trocknet bei 40° und siebt III hinzu.

Zerfallzeit in Wasser: 45 Sekunden. (Nach ALBERTUS.)

Compressi Acidi acetylosalicylici compositi Helv.:

Acid. acetylosalicylic.	500,0
Codein. phosphoric.	20,0
Phenacetin	500,0
Amyl. Tritici	80,0
	1100,0

1000 Tabletten zu 1,1 g.

Höchstgaben: Einzeln 2 Stück, täglich 6 Stück.

Acid. acetylosalicylic.	800,0
Menthol	2,0
Codein. phosphoric.	1,0
Amyl. Tritici	100,0
Saccharum	96,9
Carmin	0,1
	1000,0

2000 Tabletten zu 0,5 g, Durchmesser 12 mm.

Gebrauchsanweisung: Drei- bis viermal täglich eine Tablette mit etwas Wasser zu nehmen. (Syndikat.)

---

[1] *Acid. citric., wasserfrei.*

Acid. citricum	2 Teile
Aqua destillata	1 Teil

Auflösen und einkochen bis zum Siedepunkt 130°. Die aus der heißen Lösung kristallisierte Zitronensäure ist wasserfrei.

Acidum acetylosalicylicum cum Magnesia.

Magnyl (Dan.).

Magnesia usta	70,0
Agar pulv.	1,4
Acid. acetylosalicylic.	500,0
Amyl. Marantae	108,6
Talcum	40,0
	720,0

Mit Weingeist körnen und 1000 Tabletten mit je 0,07 Magnesia und 0,5 Azetylsalizylsäure pressen.

Acidum acetylosalicylicum cum Phenacetino.

Spiradintabletten.

I	Acid. acetylosalicylic. pond.	400,0
II	Phenacetin	100,0
	Amyl. Solani	90,0
	Talcum	6,0
III	Gelatina alba	4,0
	Aqua destillata	62,0
	1000 Tabletten =	600,0
	Tablettengewicht	0,6
	Durchmesser	13 mm

Man trocknet I mindestens 2 Stunden lang unter öfterem Durchrühren bei etwa 40°. II wird vorgewärmt, mit III gekörnt, getrocknet und mit I gemischt.

Zerfallzeit in Wasser: 15 Sekunden. (Syndikat.)

Acidum arsenicosum.

Wie *Morph. hydrochloric.*

(Vgl. auch die allgemeine Anweisung S. 67 oben.)

Acidum boricum

läßt sich — in kleinen Kristallen — mit starkem Druck ohne weiteres zu Tabletten pressen.

Gehaltsbestimmung nach H.Dv. 5:

Eine genau gewogene Tablette wird in 50 ccm frisch ausgekochtem Wasser unter Erwärmen gelöst und nach Zusatz von 25 ccm neutralem

Glyzerin und 4—6 Tropfen Phenolphthaleinlösung mit Normalnatronlauge nach dem Erkalten bis zur bleibenden Rötung titriert.

1 ccm Normalnatronlauge = 0,062 g Acid. boric.

Acidum boricum et Zincum sulfuricum.

I	Acid. boric. pulv.	200,0
	Zinc. sulfuric. pulv.	100,0
II	Spirit. dilut.	56,0
	1000 Tabletten =	300,0
	Tablettengewicht	0,3
	Durchmesser	8 mm

I wird mit II gekörnt und bei Zimmertemperatur getrocknet.

Lösungszeit in Wasser: 1 Stunde. (Nach ALBERTUS.)

Acidum camphoricum.

Die grob gepulverte Säure läßt sich ohne weiteres zu Tabletten pressen.

Acidum chinicum compositum.

Acid. chinicum	500,0
Lithium citricum	150,0
Sacchar. Lactis	350,0
	1000,0

Man körnt mit Weingeist (50 vH) und preßt zu Tabletten von 0,5 g Gewicht.

Acidum citricum.

I	Acid. citric. pulv.	500,0
	Amyl. Solani	145,0
II	Amyl. solubile	5,0
	Aqua dest.	40,0
		650,0
III	Talcum	50,0
	1000 Tabletten =	700,0
	Tablettengewicht	0,7
	Durchmesser	12 mm

I wird mit dem Schleim II gekörnt. Zuerst wird bei Zimmertemperatur, dann bis zur Gewichtskonstanz im Exsikkator getrocknet (einige Tage) oder — am besten im Vakuum — bei etwa 50°. Das Gewicht kann mit Hilfe von bei 40° getrockneter Stärke ausgeglichen werden; danach wird III hinzugesiebt.

Zerfallzeit in Wasser: 10 Minuten. Wegen des sauren Geschmacks schluckt der Patient diese Tablette am besten ganz oder auch zerbrochen, anstatt sie zu lösen. Daher ist auch die verhältnismäßig lange Zerfallzeit, die bei Körpertemperatur sicherlich abgekürzt würde, hier von untergeordneter Bedeutung. (Nach ALBERTUS.)

Acid. citricum pulv.	600,0
Sacchar. Lactis	125,0
Talcum	35,0
	760,0

Die Mischung ergibt 1000 Tabletten zu 0,76 g (Dosis 0,6). — Die Zitronensäure wird in einer Porzellanschale zunächst im Trockenschrank bei 30—40°, dann auf dem Dampfapparat bei 100° bis zum konstanten Gewicht getrocknet. Der Gewichtsverlust beträgt etwa ein Zehntel der ursprünglichen Menge. Darauf wird die Säure mit absolutem Alkohol durchfeuchtet, getrocknet und durch ein grobes Haarsieb geschlagen. Dem so erhaltenen Pulver werden Milchzucker und Talk zugemischt. — Je eine oder zwei Zitronensäure- und Natrontabletten dienen auch als *Brausepulver*. (Nach SALZMANN.)

Acidum diaethylbarbituricum — Veronal.

(Ebenso kann *Natrium diaethylbarbituricum* bzw. *Veronal-Natrium* verarbeitet werden.)

Für kleine Mengen:

Acid. diaethylbarbituric.	500,0
Füllmasse Arends	250,0
	750,0

1000 Tabletten zu 0,75 g (Dosis 0,5), Durchmesser 13 mm, mittelstarker Druck. Kristallische, *nicht* pulverförmige Substanz verwenden.

Für größeren Bedarf

Acid. diaethylbarbituric. pulv.	500,0
Amyl. Solani	68,0
Pectin	20,0

mischen und körnen mit

Stearin. alb. Germanic.	6,0 gelöst in Methanol	40,0
Gelatina alba	6,0 gelöst in Aqua dest.	50,0
		600,0

Durch Sieb 4 schlagen, oberflächlich trocknen, nochmals durch Sieb 4 gehen lassen, und vollständig trocknen. (Nicht über 50°; Diäthylbarbitursäure sublimiert bei höheren Temperaturen unzersetzt!)

1000 Tabletten zu 0,6 g (Dosis 0,5), Durchmesser 13 mm, mittelstarker Druck. (Nach J. Arends.)

I	Acid. diaethylbarbituric.	500,0
	Amyl. Solani	55,0
	Sacchar. Lactis	10,0
II	Amyl. solubile	20,0
	Aqua dest.	140,0
		585,0
III	Talcum	25,0
	1000 Tabletten =	610,0
	Tablettengewicht	0,61
	Durchmesser	12 mm

I wird mit dem Schleim II gekörnt (Sieb 3). Man trocknet bei Zimmertemperatur und mischt III hinzu.

Zerfallzeit in Wasser: 35—60 Sekunden.

I	Natr. diaethylbarbituric.	500,0
	Amyl. Solani	85,0
II	Amyl. solubile	25,0
	Aqua dest.	150,0
		610,0
III	Talcum	40,0
	1000 Tabletten =	650,0
	Tablettengewicht	0,65
	Durchmesser	13 mm

I wird mit dem Schleim II gekörnt (Sieb 3). Man trocknet bei Zimmertemperatur und mischt III hinzu.

Zerfallzeit in Wasser: 1 Minute 10 Sekunden. (Nach Albertus.)

Acid. diaethylbarbituric.	100,0
Amyl. Marantae	10,0
Sacchar. Lactis	5,0
Agar pulv.	3,0
Talcum	5,0
Solut. Gelatinae 4%	q. s.

Tabletten mit 0,5 g Diäthylbarbitursäure. (Norveg.)

Vorschrift der H.Dv. 5 (nebst Gehaltsbestimmung).

Acid. diaethylbarbituric.	300,0
Sacchar. Lactis	180,0
Amyl. Marantae	30,0
	510,0

1000 Tabletten zu 0,51 g. — Die Mischung bedarf keiner weiteren Vorbereitung.

Gehaltsbestimmung:

Eine gewogene Tablette wird mit 1 g Natriumkarbonat in 30 ccm Wasser geschüttelt, filtriert und das Filter mit 3×5 ccm Wasser ausgewaschen. In dem Filtrat wird durch Titration mit n/10-Silbernitratlösung bis zur bleibenden Trübung der Gehalt an Diäthylbarbitursäure ermittelt.

1 ccm n/10-Silbernitrat = 0,01841 g Diäthylbarbitursäure.

Vorschriften von Schroff (Acid. et Natr. diaethylbarbitur.).

Acid. diaethylbarbituric.	500,0
Lanettewachs, rein (gelöst in 50 ccm Äther)	10,0
Amyl. Maidis	48,0
Talcum	2,0
	560,0

Die von den groben Teilen durch Sieb 4 getrennte Diäthylbarbitursäure wird in einer bedeckten Mischmaschine mit der Ätherlösung des Lanettewachses gut gemischt. Hierauf gibt man Stärke und Talk hinzu und mischt nochmals in der offenen Maschine bis zum Verschwinden des Äthergeruchs. Die Masse siebt man nun durch Sieb 4 und preßt sie mit einer möglichst großen Matrize und bei starkem Druck einmal durch. Die vorgepreßten Tabletten werden durch die dem Sieb 4 entsprechende Mahlscheibe der Granuliermaschine gerieben und das gleichmäßige Granulat ist zum Verpressen fertig.

1000 Tabletten zu 0,56 g, Durchmesser 13 mm, ziemlich fester Druck. Zerfallbarkeit in Wasser ein Jahr nach der Herstellung: 30 Sekunden.

Die Herstellung der Tabletten nach der angegebenen Vorschrift ist nur möglich, wenn man eine Tablettenmaschine zur Verfügung hat, die einen sehr starken Druck auszuüben vermag. Kommt man nach dieser Vorschrift nicht zum Ziel, weil die Tabletten nicht fest genug werden oder die Oberseite der Tabletten sich abhebt, so hilft nasses Granulieren nach folgender Vorschrift:

Acid. diaethylbarbituric. pulv.	500,0
Acid. stearinic.	10,0
Gelatina alba (gelöst in 110 ccm Aqua dest.)	6,0
Amyl. Solani	35,0
Pectin	19,0
	570,0

Die fein gepulverte Diäthylbarbitursäure wird mit dem Stearinpulver gemischt und die Mischung in einer Knetmaschine mit der heißen Gelatinelösung versetzt. Man läßt kneten, bis die Masse gleichmäßig ist. Die feuchte Masse wird durch die dem Sieb 3 entsprechende Mahlscheibe der Granuliermaschine getrieben und auf Horden ausgebreitet im Heißluftschrank zunächst oberflächlich getrocknet. Das eben zusammenbackende Granulat wird nochmals durch Sieb 4 geschlagen, und nun trocknet man im Heißlufttrockenschrank bei etwa 50° scharf aus. Dann wird Stärke und Pektin beigemischt.

1000 Tabletten zu 0,57 g, Durchmesser 13 mm, mäßiger Druck. Zerfallzeit in Wasser ein Jahr nach der Herstellung: 45 Sekunden.

Acid. diaethylbarbituric.	10 kg
Amyl. Solani	1 ,,
Talcum	0,2 ,,

Die Masse ist nach einfachem Vermischen preßbar. Eine Tablette wiegt 0,55 g (Dosis 0,5). Durchmesser 13 mm.

(Nach WEICHHERZ-SCHRÖDER.)

Veronal	500,0
Pectin	15,0
Semmelmehl	35,0
Spirit. 50 vH	200 ccm
	550,0

1000 Tabletten zu 0,55 g. Verarbeitung wie bei Acid. phenylchinolincarbonic. unter „RAPP“. (Nach RAPP.)

Acidum phenylaethylbarbituricum — Luminal.

1. Acid. phenylaethylbarbituric.	300,0
2. Füllmasse Arends	200,0
3. Talcum	10,0
4. Methanol	50,0
	510,0

1000 Tabletten zu 0,5 g (Dosis 0,3), Durchmesser 13 mm, mittelstarker Druck.

1 und 2 werden sorgfältig, aber ohne Druck miteinander gemischt und mit 4 gekörnt (Sieb 3). Bei gelinder Wärme trocknen und tunlichst einen Tag im Kalktrockenkasten liegen lassen. Dem Granulat vor dem Pressen 3 zufügen.

		Tabletten zu 0,015 g	0,1 g	0,3 g
I	Acid. phenylaethylbarbituric. pulv.	15,0	100,0	300,0
	Sacchar. Lactis	20,0	16,0	15,0
	Amyl. Solani	116,0	73,0	157,0
II	Gelatina alba	1,5	1,0	2,5
	Aqua dest.	etwa 40,0	40,0	110,0
	Spirit. dilut.	etwa 20,0	40,0	110,0
		152,5	190,0	475,0
III	Talcum	7,5	10,0	25,0
IV	Stearinäther (1 + 9)	5,0	7,0	18,0
	1000 Tabletten =	160,0	200,0	500,0
	Tablettengewicht	0,16 g	0,2 g	0,5 g
	Durchmesser	8 mm	8 mm	12 mm

I wird mit II gekörnt (Sieb 4). Man trocknet bei Zimmertemperatur, siebt III hinzu und besprengt, wenn nötig, mit IV.

Zerfallzeit in Wasser: 10—30 Sekunden. (Nach ALBERTUS.)

I	Acid. phenylaethylbarbituric.	150,0
	Amyl. Marantae	240,0
	Sacchar. Lactis	275,0
II	Agar pulv.	5,0
	Aqua dest.	250,0
III	Talcum	15,0
	Agar pulv.	15,0
		700,0

I mit II körnen und III als Gleitmittel zusetzen. Tabletten mit je 0,015 Phenyläthylbarbitursäure. (Dan.)

Acid. phenylaethylbarbituric.	1000,0
Acid. stearinic.	20,0
Amyl. Solani	280,0
	1300,0

Die Phenyläthylbarbitursäure wird mit den anderen Bestandteilen gemischt. Man preßt die Mischung zweckmäßig, um Zeit zu sparen, bei möglichst großer Matrize einmal durch. Dann reibt man die erhaltenen Tabletten auf der dem Sieb 4 entsprechenden Mahlscheibe der Granuliermaschine zu einem gleichmäßigen Granulat und preßt mit mittelstarkem Druck. Gewicht einer Tablette 0,13 g (Dosis 0,1). Durchmesser 7 mm, oder Gewicht 0,39 g (Dosis 0,3). Durchmesser 9—10 mm.

Mit 0,015 g Gehalt:

Acid. phenylaethylbarbituric.	30,0
Acid. stearinic.	2,0
Pectin	10,0
Sacchar. Lactis	100,0
Amyl. Solani	58,0
	200,0

Die Phenyläthylbarbitursäure wird gepulvert und mit dem Stearin, dem Pektin und dem Milchzucker gemischt. Dann körnt man mit 15 g destilliertem Wasser und reibt durch Sieb 4. Das Granulat wird auf Horden ausgebreitet, oberflächlich an der Luft getrocknet, nochmals gesiebt und im Heißlufttrockenschrank bei etwa 50° gut ausgetrocknet. Unter das trockene und gesiebte Granulat mischt man die Stärke und preßt mit mittelstarkem Druck zu Tabletten von 0,1 g (Dosis 0,015) und einem Durchmesser von 6 mm.

Die nach beiden Vorschriften hergestellten Tabletten zerfallen noch nach einem Jahr in Wasser innerhalb 20 Sekunden. (Nach SCHROFF.)

I	Acid. phenylaethylbarbituric.	15,0
	Amyl. Marantae	24,0
	Sacchar. Lactis	27,5
II	Agar pulv.	0,5
	Aqua	25,0
III	Talcum	1,5
	Agar pulv.	1,5

I wird mit dem Schleim aus II granuliert und mit III als Gleitmittel zu 1000 Tabletten von 5 mm Durchmesser mit je 0,015 g Phenyläthylbarbitursäure gepreßt. (Dan.)

Acidum phenylchinolincarbonicum — Atophan.

Acid. phenylchinolincarbonic.	500,0
Füllmasse Arends	100,0
Pectin	15,0
Talcum	15,0
	630,0

Substanz mit so viel Sirup. simpl. durcharbeiten, daß eine krümelige Masse entsteht, und bei 30° trocknen. Mit 10 vH Amyl. Solani (oder einer anderen Stärkeart) mischen, durch Sieb 3 treiben und vorpressen. Durch Sieb 4 schlagen und endgültig pressen. Bei Verwendung von großen Maschinen mit Pudervorrichtung (vgl. S. 55) mit Stärke pudern.

Sollten die Tabletten bei der zweiten Pressung bröckeln oder auseinanderfallen, so ist anzunehmen, daß bei zu hoher Temperatur getrocknet wurde. Zum Ausgleich des zu starken Wasserentzuges fügt man auf Teilmengen von je 3 kg Masse 40-50-60 g Wasser hinzu, schlägt durch Sieb 4 und preßt dann nochmals.

1000 Tabletten zu 0,63 g (Dosis 0,5), Durchmesser 13 mm, mittelstarker Druck.

Bestandteile — außer der Füllmasse — bei 30° leicht vortrocknen.

I	Acid. phenylchinolincarbonic.	500,0
	Amyl. Solani	94,0
	Sacchar. Lactis	25,0
II	Gelatina alba	6,0
	Aqua dest.	294,0
		625,0
III	Talcum	75,0
	1000 Tabletten =	700,0
	Tablettengewicht	0,7
	Durchmesser	13 mm

Aus I wird mit dem Schleim II ein Granulat bereitet (Sieb 4), das bei Zimmertemperatur zu trocknen ist. Dann wird III hinzugesiebt.

Zerfallzeit in Wasser: $1^1/_2$ Minuten. (Nach ALBERTUS.)

Formel I:

Acid. phenylchinolincarbonic.	500,0
Amyl. Marantae	30,0
Agar pulv.	5,0

Agar wird in Aqua dest. 400,0 gelöst und die Lösung, nachdem sie etwas abgekühlt ist, mit 50 g Spiritus versetzt. Die beiden ersten Bestandteile werden mit der Lösung angerieben und die Mischung durch ein Sieb gekörnt. Dem noch feuchten Granulat setzt man nochmals 35 g Marantastärke zu und trocknet bei gewöhnlicher Temperatur. Zum Schluß siebt man 30 g Talcum hinzu und mischt.

Gesamtmenge 600,0.

1000 Tabletten zu 0,6 g, Durchmesser 13 mm, langsam gleichmäßiger Druck.

Zerfallzeit in Wasser: $1^1/_2$ Minuten.

Formel II:

Acid. phenylchinolincarbonic.	500,0
Amyl. Marantae	40,0
Agar pulv.	20,0

werden mit einer Mischung aus Spiritus 340,0 und Aqua dest. 20,0 angerieben, gekörnt und bei gewöhnlicher Wärme getrocknet. Zum Schluß siebt man Talkum 40,0 hinzu und mischt.

Gesamtmenge 600,0.

Diese Tablette zerfällt im Gegensatz zu der nach Formel I hergestellten schon nach $^1/_2$ Minute in Wasser. Die Tabletten halten sich, in Gläser abgefüllt, gut.

Nach THØNNESSEN. (Farmac. Tidende 1928, 10.)

I	Acid. phenylchinolincarbonic.	500,0
	Amyl. Solani	70,0
II	Amyl. Solani	10,0
	Talcum	20,0

1000 Tabletten zu je 0,6 g (Gehalt 0,5), Zerfallzeit etwa 3 Minuten.

I wird mit 250 ccm einer 5proz. Gelatinelösung granuliert, nachdem man das Gemenge mit etwa 60 ccm Weingeist angefeuchtet hat. Es wird durch ein 7mm-Sieb granuliert und das Produkt bei Zimmerwärme getrocknet. Dann wird II hinzugemischt.

(Nach WESTRÖM, Farm. Revy 1937, 26.)

Vorschrift der H.Dv. 5 (nebst Gehaltsbestimmung):

Acid. phenylchinolincarbonic.	500,0
Amyl. Marantae	50,0
Sirup. simpl.	60,0

1000 Tabletten 0,58 g. Die Phenylchinolinkarbonsäure wird mit dem Sirup befeuchtet, bei gelinder Wärme getrocknet und durch Sieb 3 geschlagen. Dann wird die Stärke zugemischt.

Zweimaliges Pressen ist erforderlich.

Gehaltsbestimmung:

Eine gewogene Tablette wird mit 2 ccm Wasser zum Zerfallen gebracht. Dann werden 40 ccm neutraler Alkohol zugegeben und die Masse bis auf zurückbleibende Stärketeilchen durch Erhitzen am Rückflußkühler auf dem Wasserbad in Lösung gebracht. Darauf fügt man

10 Tropfen einer 0,1 proz. Lösung von Bromthymolblau in 20 proz. Alkohol zu und titriert mit n/10-Lauge auf Blau.

1 ccm n/10-Lauge = 0,02491 g Phenylchinolinkarbonsäure.

Acid. phenylchinolincarbonic.	500,0
Acid. stearinic.	30,0
Dextrin	25,0
Spirit. 80 Vol.-% q. s. (250—400 ccm)	
Pectin	ad 600,0

1000 Tabletten zu 0,6 g, Durchmesser 13 mm, mittelstarker Druck.

Die Phenylchinolinkarbonsäure, das Stearin und das Dextrin werden in einer geschlossenen Misch- und Knetmaschine gemischt und unter Zugabe von soviel Spiritus angeknetet, daß eine gut feuchte Masse entsteht. Man benötigt dazu, je nach der Aufnahmefähigkeit der Phenylchinolinkarbonsäure, 250—400 ccm. Die feuchte Masse reibt man durch die dem Sieb 3 entsprechende Mahlscheibe einer Granuliermaschine, breitet das Granulat auf einer Horde aus und läßt es bei gewöhnlicher Temperatur oberflächlich trocknen. Die sich noch feucht anfühlende Masse reibt man durch Sieb 4 und trocknet sie bei etwa 50° im Heißlufttrockenschrank gut aus. Während der Spiritus leicht verdunstet, gelingt es nicht, alles Wasser zu entfernen. Man wägt deshalb das getrocknete Granulat und berechnet die anhaftende Feuchtigkeit. Dann wird das Gesamtgewicht der Masse mit Pektin zu 600 g ergänzt. Stempel und Matrize müssen ganz blank sein. Man lasse den Motor mit geringer Tourenzahl laufen und presse nicht zu stark.

Die so hergestellten Tabletten zerfallen noch nach einem Jahr in 40 Sekunden.

Die Verwendung von unvergälltem Äthylalkohol macht die Herstellung dieser Tabletten nicht lohnend. (Über Verwendung billigerer Alkohole zum Zweck der Tablettenherstellung s. S. 12.)

(Nach SCHROFF.)

Acid. phenylchinolincarbonic.	10 kg
Amyl. Solani	0,5 ,,
Talcum	0,25 ,,
Ol. Cacao	0,15 ,,
Gelatina alba	0,25 ,,

Die Phenylchinolinkarbonsäure wird mit der in Äther gelösten Kakaobutter vermischt, mit der in der 9fachen Menge Wasser gelösten Gelatine angeknetet, grob gekörnt und getrocknet. Nach dem Trocknen wird grob gemahlen, vorgepreßt, das trockene Granulat mit der Stärke vermischt und nochmals vorgepreßt. Das trockene Granulat wird schwach mit Wasser besprengt, mit der vorgeschriebenen Talkmenge bestreut und zu Tabletten von 0,525 g Gewicht (Dosis 0,5) gepreßt.

(Nach WEICHHERZ-SCHRÖDER.)

Atophan	500,0
Pectin	25,0
Dextrin	25,0
Spirit. 90 vH	200 ccm
	550,0

1000 Tabletten zu 0,55 g.

Das Pulver wird mit dem Alkohol durchfeuchtet; die Anfeuchtung darf aber nicht so stark sein, daß eine zusammenklumpende Masse entsteht. Beim Herausnehmen und Zusammenpressen einer Probe zwischen Zeigefinger und Daumen muß die Masse sich wieder glatt von den Fingern loslösen. Die Tabletten werden noch feucht gepreßt und dann an einem warmen Ort oder durch Abblasen mit einem Föhnapparat getrocknet.

Zerfallzeit in Wasser nach mehrwöchiger Lagerung unter ungünstigen Bedingungen: 1 Minute. (Nach RAPP.)

Acidum salicylicum.

Acid. salicylic.	500,0
Saccharum pulv.	250,0
Amyl. Oryzae	250,0
	1000,0

1000 Tabletten zu 1,0 g (Dosis 0,5) oder 2000 Tabletten zu 0,5 g (Dosis 0,25).

(Nach DIETERICH.)

Acid. salicylic.	500,0
Sacchar. Lactis	100,0
Amyl. Tritici	25,0
Talcum	25,0
	650,0

1000 Tabletten zu 0,65 g (Dosis 0,5).

Die Salizylsäure wird mit Alkohol befeuchtet, getrocknet und gesiebt. Dann werden Zucker, Stärke und Talk, die vorher gleichfalls getrocknet wurden, zugesetzt. An Stelle von salizylsaurem Natron, dessen Komprimierung bisher nur unvollkommen gelungen ist, kann eine Salizylsäure- und eine Natrontablette verordnet werden.

(Nach SALZMANN.)

Acidum tannicum.

Acid. tannic.	300,0
Füllmasse Arends	200,0
	500,0

1000 Tabletten zu 0,5 g (Dosis 0,3), Durchmesser 13 mm, mittelstarker Druck.

Nach H.Dv. 5 ist das trockene Pulver ohne Zusatz zu pressen, jedoch ist wiederholtes Pressen (Vorpressen) erforderlich.

Nach WEICHHERZ-SCHRÖDER wird das Tannin zuerst vorgepreßt und dann nach Zusatz von 5 vH „Amylum compositum“ (s. S. 67) zu Tabletten gepreßt. Wenn die Masse klebt, sollen noch 2 vH Talk zugefügt werden.

Acid. tannic.	50,0
Sacchar. pulv. M/50	200,0
Amyl. Oryzae	250,0
	500,0

Man preßt 1000 Tabletten zu 0,5 g (Dosis 0,05).

(Nach DIETERICH.)

Acid. tannic.	60,0
Sacchar. Lactis	400,0
Amyl. Tritici	20,0
Talcum	20,0
	500,0

Man preßt 1000 Tabletten zu 0,5 g (Dosis 0,06). Wenn der Zucker nicht zu fein ist, bedarf die Masse keiner weiteren Vorbereitung.

(Nach SALZMANN.)

Acidum tannicum cum Opio.

Acid. tannic.	30,0
Opium pulv. subt.	20,0
(Bei Verwendung groben Pulvers erhält man fleckige Tabletten.)	
Füllmasse Arends	300,0
	350,0

1000 Tabletten zu 0,35 g (Dosis 0,03+0,02), Durchmesser 9 mm, mittelstarker Druck. (Nach J. ARENDS und PEIPPELMANN.)

Acidum tartaricum.

Acid. tartaric. granulat.	1000,0
Amyl. Marantae	50,0
Talcum	50,0

Starkes Austrocknen der Weinsäure ist zu vermeiden! Nur leichten Druck anwenden.

Die Weinsäure wird entweder in einer emaillierten Knetmaschine oder in 2 kg-Teilmengen auf einer Tischplatte angefeuchtet, mit der Hand angeknetet und durch ein passendes Sieb gekörnt. Das getrocknete Granulat wird durch Sieb 4 getrieben und nach dem Absieben des feinen Pulvers erwärmt. Zu 10 kg Granulat gibt man 50 g geschmolzene Kakaobutter und vermischt mit der Hand gründlich. Das abgekühlte Granulat wird nach Zugabe von 5 vH Stärke zu Tabletten gepreßt.

(Nach WEICHHERZ-SCHRÖDER.

Adalin (s. *Diaethylbromacetylcarbamid*).

Aethylmorphinum hydrochloricum.

Siehe allgemeine Anweisung S. 67 oben und bei Morph. hydrochl.

I	Aethylmorph. hydrochloric.	30,0
	Sacchar. Lactis	156,0
II	Spirit. dilut.	25,0
		186,0
III	Talcum	14,0
	1000 Tabletten =	200,0
	Tablettengewicht	0,2
	Durchmesser	8 mm

I wird mit II gekörnt. Bei Zimmertemperatur trocknen und III hinzusieben. (Nach ALBERTUS.)

Aluminium subaceticum.

I	Alumin. subacetic. pulv.	500,0
	Amyl. solubile	50,0
II	Amyl. solubile	20,0
	Aqua dest.	180,0
		570,0
III	Talcum	30,0
	1000 Tabletten =	600,0
	Tablettengewicht	0,6
	Durchmesser	13 mm

I wird mit Schleim II gekörnt (Sieb 3). Bei Zimmertemperatur trocknen und III hinzusieben.

Zerfallzeit in Wasser: 35 Sekunden bis $2^1/_2$ Minuten.

(Nach ALBERTUS.)

Essigsaure Tonerdepulver[1]	250,0
Methanol	100,0

gut durcharbeiten, durch Sieb 3 treiben und bei Zimmertemperatur trocknen. Vor dem Pressen

Talcum	15,0

beimischen. (Statt Talk kann Borsäurepulver als Gleitmittel verwendet werden, wenn auf klare Löslichkeit der Tabletten in Wasser Wert gelegt wird. (Nach J. ARENDS.)

I	Alumin. subacetic.	500,0
	Amyl. Marant.	50,0
II	Amyl. Marant.	20,0
	Talcum	30,0

I mit Weingeist (60 vH) granulieren, darauf mit II mischen und Tabletten zu 1 g pressen. (Disp. Dan.)

Amidopyrin

siehe *Dimethylaminophenyldimethylpyrazolon.*

Ammonium chloratum.

(Vgl. auch *Mixtura solvens.*)

Grobkörniges, *trockenes* Salz läßt sich ohne weiteres zu Tabletten pressen.

Ammonium chloratum compositum

siehe auch *Mixtura solvens.*

Ammonium chloratum	10,0
Succus Liquiritiae	20,0
Acchar. Lactis	10,0
Benzoe	1,0

Gummi arabicum, Talcum q. s. zu 100 Tabletten. (Helvet.)

---

[1] Hersteller u. a. Zschimmer & Schwarz in Siegmar-Schönau bei Chemnitz.

Angina-Tabletten.

Tablettae anginales (Syndikat).

(Vgl. auch Mentholum et Psicainum cum Borace.)

Novocain	5,0
Menthol	2,5
Ol. Menth. pip.	2,5
Pyrazol. phenyldimethylic.	50,0
Borax	25,0
Sacchar. alb.	890,0
Amyl. Tritici	25,0
	1000,0

1000 Tabletten zu 1,0 g, Durchmesser 15 mm.

Gebrauchsanweisung: Öfters am Tage (etwa vier- bis sechsmal) eine Tablette langsam im Munde zergehen lassen.

Antidiarrhoe-Tabletten

siehe *Durchfalltabletten.*

Antifebrin

siehe *Acetanilid.*

Antikatarrh-Tabletten.

Tablettae contra Tussim (Syndikat).

(Vgl. auch Expectorans compositum, Hustentabletten, Mixtura solvens.)

Acid. benzoic.	5,0
Stib. sulfurat. aurant.	30,0
Extr. Senegae siccat.	15,0
Glycyrrhizin	15,0
Sacchar. Lactis	400,0
Sacchar. alb.	535,0
	1000,0

1000 Tabletten zu 1 g, Durchmesser 15 mm.

Gebrauchsanweisung: Nach Bedürfnis täglich drei- bis fünfmal eine Tablette langsam im Munde zergehen lassen.

Antineuralgicum compositum.

(Siehe auch Coffeinum compositum und Migränetabletten.)

Phenacetin	50,0
Phenyldimethylpyrazolon salicylic.	100,0
Aminophenazon	260,0
Füllmasse Arends	100,0
Pectin	30,0
Talcum	10,0
	550,0

1000 Tabletten zu 0,55 g, Durchmesser 13 mm, mittelstarker Druck. Die Masse läßt sich nicht körnen, da die Stoffe bei Gegenwart von Wasser zum Teil unter Flüssigkeitsabscheidung chemisch aufeinander einwirken. Man trocknet bei etwa 30° oder im Kalktrockenkasten gut vor und mischt dann sorgfältig, aber ohne Druck.

(Nach J. Arends und Peippelmann.)

Phenacetin	150,0
Acid. acetylosalicylic.	100,0
Coffein citric.	50,0
Aminophenazon	70,0
Füllmasse Arends	230,0
	600,0

1000 Tabletten zu 0,6, Durchmesser 13 mm, mittelstarker Druck. (Sonst wie oben.)

I	Acetanilid pulv.	100,0
	Coffein pulv.	100,0
	Phenacetin pulv.	250,0
	Amyl. solubile	75,0
II	Amyl. solubile	25,0
	Aqua dest.	125,0
III	Acid. stearinic.	2,5
	Alcohol absolut.	12,5
	Granulat A =	552,5
IV	Phenyldimethylpyrazolon pulv.	250,0
	Amyl. Marantae	87,5
	Agar pulv. subt.	10,0
V	Mucilago Cydoniae	15,0
	Spirit.	10,0
	Granulat B =	347,5
VI	Talcum	50,0
		950,0

1000 Tabletten zu 0,95 g, Durchmesser 14 mm, fester Druck.

Die Stearinsäure wird durch gelinde Erwärmung in Alkohol gelöst und mit dem Schleim II gemischt. Damit wird I gekörnt (Sieb 3), worauf bei Zimmertemperatur getrocknet wird.

IV wird mit V gekörnt (Sieb 3) und für sich getrocknet. Granulat A und B werden gemischt und VI hinzugesiebt.

Zerfallzeit in Wasser: 35—50 Sekunden. (Nach ALBERTUS.)

Codein. phosphoric.	10,0
Phenyldimethylpyrazolon salicylic.	100,0
Phenacetin	150,0
Aminophenazon	250,0
Pectin	30,0
Talcum	10,0
	550,0

1000 Tabletten zu 0,55 g, Durchmesser 13 mm, mittelstarker Druck.

Die Tabletten zerfallen in Wasser nach dreijähriger Lagerung innerhalb 1 Minute. (Nach J. ARENDS.)

Nach H.Dv. 5 (nebst Gehaltsbestimmung):

Codein. phosphoric.	10,0
Acid. acetylosalicylic.	250,0
Phenacetin	250,0
Talcum	45,0
Amyl. Tritici	45,0
	600,0

1000 Tabletten zu 0,6 g.

Kodeinphosphat, Azetylsalizylsäure und Phenazetin werden gemischt, mit ungefähr 50 g 50proz. Alkohol befeuchtet, bei höchstens 60° getrocknet und durch Sieb 3 geschlagen. Dann wird Talk und Stärke zugemischt; das ganze Gemisch wird nochmals durch Sieb 3 geschlagen.

Die Mischung läßt sich auch ohne weitere Vorbereitung pressen.

Bestimmung des Kodeins:

5 Tabletten werden gewogen, sorgfältig zerrieben und mit Chloroform unter leichtem Erwärmen behandelt. Der Chloroformauszug wird abfiltriert und der Rückstand mit Chloroform ausgewaschen. Die vereinigten Chloroformauszüge werden einmal mit 5 ccm 1 proz. Weinsäurelösung und zweimal mit 5 ccm Wasser ausgeschüttelt. Die Waschwässer gibt man auf das durch Erwärmen von Chloroform befreite erste Filter und wäscht sorgfältig mit Wasser nach. Dem Filtrat wird 1 g Natriumkarbonat zugesetzt, die Lösung zur Austreibung der Kohlensäure er-

hitzt und nach dem Erkalten im Scheidetrichter nacheinander mit 10 ccm und zweimal mit 5 ccm Chloroform ausgeschüttelt. Die angegebenen Chloroformmengen sind nicht zu unterschreiten. Nach Abdestillieren des Chloroforms wird die Kodeinbase in 5 ccm n/10-Salzsäure unter leichtem Erwärmen (Wasserbad) gelöst und der Säureüberschuß mit n/10-Natronlauge zurücktitriert mit Methylorange als Indikator.

1 ccm n/10-Salzsäure = 0,04243 g Codein. phosphoric.

Bestimmung der Azetylsalizylsäure:

Man zerreibt zwei gewogene Tabletten im Mörser und schüttelt das Pulver mehrmals mit Äther aus. Der Äther, der die Azetylsalizylsäure und wenig Phenazetin gelöst enthält, wird abdestilliert, der Rückstand mit 20 ccm n/10-Natronlauge aufgenommen, $^1/_4$ Stunde im siedenden Wasserbad verseift und der Überschuß an Alkali mit n/10-Salzsäure zurücktitriert (Indikator: Phenolphthalein).

1 ccm n/10-Natronlauge = 0,045 g Azetylsalizylsäure.

Bestimmung des Phenazetins:

Zwei gewogene Tabletten werden zerrieben, mit 5 ccm verdünnter Natronlauge und etwa 15 ccm Wasser versetzt, in einen Scheidetrichter gebracht und mehrmals mit Chloroform ausgeschüttelt. Die Chloroformauszüge werden in ein gewogenes Kölbchen gebracht, das Chloroform verjagt, der Rückstand getrocknet und gewogen.

Amidopyrin	6 kg
Antipyrin	3 ,,
Phenacetin	3 ,,
Ol. Cacao	0,12 kg
Amyl. Solani	1,2 ,,
	13,32 kg

Sind die Stoffe nicht zu fein vermahlen, so mischt man sie in warmem Zustand mit der Kakaobutter und preßt nach Zugabe der Kartoffelstärke ohne sonstige Körnung zu Tabletten von 0,55 g.

Phenacetin	1 kg
Acetanilid	1 ,,
Antipyrin	1 ,,
Talcum	60 g
	3 kg 60 g

Das durch Sieb 3 oder 4 getriebene Gemisch wird vorgepreßt, trocken granuliert und nach dem Vermischen mit Talk zu Tabletten von 0,6 g gepreßt.

Chinin. hydrochloric.	0,4 kg
Coffein	0,8 „
Acid. acetylosalicylic.	1,6 „
Amidopyrin	1,6 „
Phenacetin	1,6 „
	60 kg

Das Chinin wird mit 1 vH Stearin und 1 vH Kakaobutter, gelöst in Methanol q. s., und mit den anderen durch Sieb 3 oder 4 getriebenen Bestandteilen vermischt, worauf die Masse vorgepreßt und tablettiert wird. 1 Tablette = 0,5 g. (Nach WEICHHERZ-SCHRÖDER.)

Codein. hydrochloric.	20,0
Phenacetin	500,0
Gelatina alba	6,0
Aqua dest.	54,0
Acid. acetylosalicylic.	500,0
Talcum	30,0
Amyl. Tritic.	144,0
	1200,0

Das feingepulverte Gemisch aus Kodeinhydrochlorid und Phenazetin wird mit der heißen Lösung der Gelatine in Wasser in einer Misch- und Knetmaschine gleichmäßig verarbeitet. Die feuchte Masse wird durch die dem Sieb 3 entsprechende Mahlscheibe der Granuliermaschine gerieben und das erhaltene Granulat auf Horden ausgebreitet in den Heißlufttrockenschrank gebracht. Nach oberflächlichem Trocknen wird die Masse nochmals durch Sieb 4 geschlagen. Dann trocknet man unter zeitweisem Umschaufeln bei 50° scharf aus. Auf das sorgfältige Trocknen muß besonders geachtet werden. Die im Kalktrockenschrank nachgetrocknete Azetylsalizylsäure nebst dem Talk und der Stärke wird nun ohne Druck mittels Kartenblatts gleichmäßig dem Granulat beigemischt. Man preßt mit mittelstarkem Druck Tabletten von 0,6 oder 1,2 g Gewicht. Matrize und Stempel bei 0,6 g Gewicht 12—13 mm, bei 1,2 g Gewicht 16 mm. Die Tabletten zerfallen in Wasser gebracht nach einem Jahr in 10 Sekunden.

Kodeinphosphat eignet sich zur Verarbeitung mit Azetylsalizylsäure nicht, dagegen das neutrale Hydrochlorid. Wenn die Tabletten in gut verschlossenen Gefäßen und vor Licht geschützt aufbewahrt werden, spaltet sich aus der Azetylsalizylsäure selbst nach Jahren keine Salizylsäure ab.[1] (Nach SCHROFF.)

Antipyreticum compositum

siehe *Phenyldimethylpyrazolon cum Coffeino citrico;*
vgl. auch *Migränetabletten.*

Antipyrin

siehe *Phenyldimethylpyrazolon.*

Arzneipflanzen in Tablettenform.

(Vgl. die Vorschriften zu *Folia Digitalis*, *Folia Menthae piperitae* und *Folia Uvae ursi.*)

Zur Herstellung kann man die durch Sieb 4 geriebenen und vom feinen Pulver befreiten Pflanzenteile nach sorgfältiger Trocknung im Exsikkator ohne oder auch mit Bindemitteln, wie mit 10—20 vH Füllmasse Arends oder 10 vH Marantastärke, oder mit 5 vH Milchzucker und 6 vH Talk, oder auch mit Zuckerpulver zu haltbaren Tabletten pressen. *Auch die Füll- und Bindemittel müssen vollkommen wasserfrei sein.*

Es ist zu beachten, daß die Güte aller ätherische Öle enthaltenden Drogen durch die beim Pulvern entstehende Erwärmung beeinträchtigt wird.

Drogenpulver soll man möglichst nicht mit wäßrigen Flüssigkeiten körnen, da bis zum Wegtrocknen des Wassers chemische Zersetzungen (Glykosidspaltung) oder bakterielle Veränderungen eintreten können. Auch die in diesem Fall zur Vertreibung des Wassers unvermeidliche, länger andauernde Erwärmung kann schädlich wirken. Bei der Körnung mit alkoholischen oder ätherischen Flüssigkeiten dürften diese Gefahren kaum bestehen.

Aspirin

siehe *Acidum acetylosalicylicum.*

[1] Wegen der Zersetzlichkeit der Azetylsalizylsäure und auch aus pharmakologischen Gründen kann an ihrer Stelle auch Phenyldimethylpyrazolon salicylic. oder Salipyrin Verwendung finden.

Asthmatabletten.

Ephedrin. hydrochloric.	20,0
Phenyldimethylpyrazolon c. Coffein. citric.	500,0
Pectin	20,0
Talcum	10,0
	550,0

1000 Tabletten zu 0,55 g (mit je 0,02 Ephedrinhydrochlorid und 0,5 Phenyldimethylpyrazolon mit Koffeinzitrat), Durchmesser 13 mm, schwacher Druck.

Die Ephedrinkristalle werden in rauher Porzellanschale zu grobem Pulver zerrieben, sorgfältig, aber ohne Druck mit den übrigen Bestandteilen gemischt und alles bei etwa 30° unter öfterem Durchrühren getrocknet.

Dasselbe mit 0,0003 g Atropin. sulfuric. pro dosi:

In diesem Fall muß *alles* feiner gepulvert werden; auch ist vorsichtshalber während des Ganges der Maschine der Füller immer nur *halb* zu füllen, um Entmischung zu vermeiden.

Atophan

siehe *Acidum phenylchinolincarbonicum.*

Atropinum sulfuricum.

	Atropin. sulfuric.	0,5 wird mit
	Sacchar. Lactis	125,0 feinst verrieben, mit
Kleister aus	Amyl. Solani	1,0 u. Aq. dest. ferv. 25,0

heiß gekörnt und bei 40° im Heißlufttrockenschrank getrocknet. Dann schlägt man durch Sieb 4 und setzt

Talcum	4,5
Pectin	5,0 zu.
	150,0

1000 Tabletten zu 0,15 g (Dosis 0,0005), Durchmesser 6 mm, mittelstarker Druck. (Nach J. Arends.)

I	Atropin. sulfuric.	6,0
I	Sacchar. Lactis	184,0
II	Spirit. dilut.	25,0
		190,0
III	Talcum	10,0
	100 Tabletten =	200,0

Tablettengewicht	0,2 (Dosis 0,006)
Durchmesser	8 mm

I wird mit II gekörnt. Man trocknet bei Zimmertemperatur und siebt III hinzu.

Zerfallzeit in Wasser: $^3/_4$ Minute.

In entsprechender Weise werden Tabletten mit 0,0005 und 0,00025 g Atropinsulfat bereitet. (Nach ALBERTUS.)

Badetabletten.

Zur Herstellung von Badetabletten, die in der Regel 15—20 g schwer sind, bedarf man besonders geeigneter Maschinen, die von den meisten der eingangs angeführten Fabriken geliefert werden.

Die Badetabletten des Handels zeigen verschiedene Zusammensetzung. Die billigste Vorschrift (nach CLEVER) lautet dahin, daß man eine genügende Menge Natriumbikarbonat, das sich leicht zu Tabletten pressen läßt, mit je 1 g Latschenkiefernöl und 0,07 g reinem Fluorescin (pro Tablette) versetzt. So hergestellte Bäder haben ein angenehmes Aussehen und gute Wirkung.

Auch eine Mischung aus Kocnsalz, Borsäure oder Borax und etwas Talk, mit Latschenkiefernöl und Bornylazetat zu gleichen Teilen parfümiert und mit Fluorescin versetzt gibt gute Bäder.

Aromatische Bäder zu Handwaschungen u. dgl. erhält man aus Borax 250 g, gepulverter Seife 250 g, Bergamottöl 20 g, Neroliöl 10 g, Petitgrainöl 0,5 g, Origanumöl 2 g, Rosmarinöl 2 g. Man mischt und preßt zu 2 g schweren Tabletten.

Alaunbad.

30 kg Alaun,	1,5 kg Weinsäure,
0,6 kg Tannin,	1,68 kg Natriumbikarbonat,
0,4 kg Saponin,	0,06 kg Mirbanöl.

Der feinkristallisierte Alaun wird mit der Tanninlösung angefeuchtet, gut getrocknet und mit den anderen Bestandteilen gleichmäßig vermischt. Die Masse wird zu 8—10 g schweren Tabletten gepreßt. Es ist von besonderer Wichtigkeit, die Weinsäure und das Natriumbikarbonat vor dem Mischen gründlich vorzutrocknen.

Fichtennadelbad.

1. *Brausend, Kohlensäure abspaltend.*

a) 4 kg Oxalsäure,	0,75 kg Weizenstärke,
3 kg Weinsteinsäure,	0,09 kg Bornylacetat,
5,75 kg Natriumchlorid,	0,21 kg Latschenkiefernöl,
8 kg Natriumbikarbonat,	0,04 kg Edelsteingelb (Schimmel & Co.),
0,5 kg Magnesiumoxyd,	
3 kg Milchzucker,	0,04 kg Fluoresceinnatrium.

Man mischt zunächst die Oxalsäure, die Weinsäure und den Milchzucker und färbt das Gemisch mit einem Teil des aufgelösten Farbstoffs. Das Natriumbikarbonat und das Magnesiumoxyd wird für sich miteinander vermischt und mit dem Rest der Farbstofflösung vermengt. Beide Gemische werden vollkommen ausgetrocknet. Das Latschenkiefernöl und das Bornylazetat werden mit der Weizenstärke gleichmäßig verrieben und mit dem getrockneten Säure- und Alkaligemisch vermischt. Die ganze Masse wird zu 20—25 g schweren Tabletten mit einem Durchmesser von 45—50 mm gepreßt. Die Form kann nach Belieben rund oder eckig gewählt werden. (Nach WEICHHERZ-SCHRÖDER.)

b)	Borax	200,0	Fichtennadelöl (oder -komposition)	20,0
	Entwässertes Natriumsulfat	250,0	Fluorescein	5,0
	Natriumbikarbonat	300,0		
	Weinsäure[1]	225,0		
c)	Kochsalz	510,0	Kumarin	1,0
	Natriumbikarbonat	250,0	Lavendelöl	2,0
	Weinsäure	210,0	Zitronellöl	1,0
	Fichtennadelöl	20,0		
d)	Kochsalz	1500,0	Kalzinierte Soda	100,0
	Weinsäure	400,0	Fichtennadelöl	20,0
	Natriumbikarbonat	330,0	Uranin q. s.	
	Kartoffelstärke	280,0		

Man vermengt das Ganze mit der Lösung von Fichtennadelöl und Uranin in etwas absolutem Alkohol (Methanol), setzt etwas Benzoetinktur zu, siebt und preßt zu Tabletten. Die Menge des ätherischen Öls kann wesentlich erhöht werden, wenn der Masse 10—50 vH kolloides Kaolin zugefügt wird. Die Bestandteile sind möglichst trocken zu verarbeiten.

Zur Herstellung von brausenden Fichtennadel-Badetabletten verwendet man auch eine Mischung aus 300,0 Natriumbikarbonat, 275,0 Natriumbisulfat, technisch, und 12,0 Edeltannenöl. Dieser Mischung setzt man noch so viel Uranin zu, daß sie gelb gefärbt erscheint. Aus dieser Masse preßt man Tabletten von etwa 3 cm Durchmesser und 6 mm Dicke, die man dann in Stanniol gut einwickelt.

Es ist auch empfohlen worden, brausende Badetabletten ähnlich den Brausepulvern oder den neuerdings in den Handel gekommenen Brauselimonadentabletten nach Säure und Base getrennt herzustellen. Es werden zwei Tabletten, die eine aus 10 g Natriumbikarbonat, die

[1] Statt Weinsäure kann auch die um 20 vH billigere Adipinsäure verwandt werden. Auch Natriumbisulfat läßt sich als saurer Bestandteil benutzen.

andere aus 7,5 g Weinsäure, gepreßt. Jedes Tablettenpaar wird, getrennt durch eine Cellophanscheibe, in Cellophan oder Stanniol eingeschlagen. Parfümierung und Färbung nach Belieben.

2. *Brausend, Sauerstoff abspaltend.*

Natriumperborat	420,0
Borsäurepulver	140,0
Natriumbikarbonat	415,0
Fichtennadelöl (oder -komposition)	20,0
Fluorescein	0,5

Man mischt die Lösung von Fichtennadelöl in etwas absolutem Alkohol oder Methanol mit dem übrigen und preßt zu Tabletten. Die Menge des ätherischen Öls kann wesentlich erhöht werden, wenn der Masse 10—50 vH kolloides Kaolin zugefügt wird. Die Bestandteile sind möglichst trocken zu verarbeiten. (Pharm. Ztg. 1936, 70.)

Balsamum tolutanum.

Bals. tolutan.	50,0
Aqua dest.	100,0
Sacchar. alb.	999,0
Tragacantha	10,0

Der Balsam wird 2 Stunden lang unter Umrühren mit dem Wasser auf dem Dampfbad erhitzt, dann wird abfiltriert, das Filtrat mit dem Traganth verarbeitet und der so erhaltene Schleim mit dem Zucker zu 1000 Tabletten verarbeitet. (Hisp.)

Bandwurmtabletten.

Saccharin	1,0
Vanillin	2,0
Phenolphthalein	5,0
Kamala	450,0
Floro Koso pulv.	150,0
Füllmasse Arends	392,0
	1000,0

1000 Tabletten zu 1,0 g, Durchmesser 16 mm, mittelstarker Druck. In kleinen Teilmengen in den Füller bringen, um Entmischung zu vermeiden. (Nach J. Arends.)

Biliner Tabletten

als Mineralwassertabletten (s. dort) stellt man nach folgender Vorschrift her:

Künstliches Biliner Salz	250,0
Präpar. Zucker (s. S. 67)	750,0
	1000,0

Biochemische Tabletten

siehe *Homöopathische Tabletten.*

Bismutum compositum.

(Vgl. auch *Magen- und Verdauungstabletten.*)

1. Bismut. subnitric. 0,5 g, Magnes. subcarbon. 0,5 g, Extr. Bellad. 0,005 (0,01) g.

I	Bismut. subnitric.	500,0
	Magnes. subcarbonic.	500,0
	Amyl. Solani	170,0
II	Gelatina alba	25,0
	Aqua dest.	875,0
	Extr. Bellad. solut. (1 + 1)	10,0 (20,0)
		1200,0
III	Talcum	100,0
	1000 Tabletten =	1300,0
	Tablettengewicht	1,3
	Durchmesser	16 mm

I wird mit II gekörnt (Sieb 3). Man trocknet bei Zimmertemperatur und siebt III hinzu.

Zerfallzeit in Wasser: 15—30 Sekunden.

2. Bismut. subnitric. 0,5, Tannalbin 0,5 g.

I	Tannalbin	500,0
	Bismut. subnitric.	500,0
	Agar pulv. subt.	40,0
	Amyl. Solani	120,0
II	Aqua dest.	600,0
		1160,0
III	Talcum	40,0
	1000 Tabletten =	1200,0
	Tablettengewicht	1,2
	Durchmesser	15 mm

I wird mit II gekörnt (Sieb 3). Man trocknet bei Zimmertemperatur und siebt III hinzu.

Zerfallzeit in Wasser: 15—30 Sekunden. (Nach ALBERTUS.)

3. Bismut. subnitric. 0,3 g, Extract. Bellad. 0,03 g, Codein. phosphoric. 0,03 g.

Extr. Bellad.	30,0
Bismut. subnitric.	300,0
Codein. phosphoric.	30,0
Füllmasse Arends	240,0
	600,0

1000 Tabletten zu 0,6 g; Durchmesser 9 mm, mittelstarker Druck. — In verkorkten und paraffinierten Röhren abzugeben!

(Nach J. ARENDS und PEIPPELMANN.)

Bismutum subgallicum.

Bismut. subgallic.	1000,0
Füllmasse Arends	400,0
Talcum	50,0
	1450,0

1000 Tabletten zu 1,45 g (Dosis 1,0) Durchmesser 15 mm, mittelstarker Druck. (Nach J. ARENDS.)

Vorschrift der H.Dv. 5 (nebst Gehaltsbestimmung):

Bismut. subgallic.	1000,0 g
Amyl. Marantae	50,0 ,,
Talcum	50,0 ,,
	1100,0 g

1000 Tabletten zu 1,1 g.

Die Mischung läßt sich ohne weitere Vorbereitung zu Tabletten pressen.

Gehaltsbestimmung:

In einem möglichst flachen, nicht zu kleinen Tiegel wird eine gewogene Tablette verascht, indem man zunächst schwach, dann stärker glüht; dabei setzt man die Flamme zunächst seitwärts an den Tiegel, nicht unter den Tiegel. Dann glimmt die Masse ruhig ab.

Auf die verkohlte, teilweise veraschte Masse gibt man nach dem Abkühlen einige Tropfen Salpetersäure und erhitzt jetzt, um Spritzen zu vermeiden, vorsichtig, indem man den Tiegel auf eine Asbestplatte stellt und die Flamme in größerer Entfernung darunter bringt. Ist die Salpetersäure allmählich verdampft, so erhitzt man stärker. Erst jetzt nimmt man die Asbestplatte fort und glüht den Tiegelinhalt. Das Abrauchen mit konzentrierter Salpetersäure wird fortgesetzt, bis Gewichtskonstanz eingetreten ist.

Bringt man von dem gefundenen Gewicht das Gewicht des für die Herstellung der Tablette verwendeten Talks mit 0,05 g in Abzug, so erhält man das Gewicht des gefundenen Wismutoxyds.

1 g Wismutoxyd = 0,8970 g Wismut.

Der Gehalt an Wismut soll, entsprechend dem Mindestgehalt des basischen Wismutgallats an Wismut, mindestens 46,6 vH betragen.

Bismut. subgallic.	500,0
Pectin	25,0
Semmelmehl	45,0
Aqua dest.	200,0
	570,0

Anfertigung wie bei Acid. phenylchinolincarbonic. unter „Rapp“.
(Nach Rapp.)

Bismutum subnitricum.

Bismut. subnitric.	100,0
Sacchar. pulv.	300,0
Amyl. Oryzae	100,0
	500,0

1000 Tabletten zu 0,5 g (Dosis 0,1) oder 2000 zu 0,25 g (Dosis 0,05).
(Nach Dieterich.)

Bismutum subsalicylicum.

	Tabletten zu	0,5 g	zu 1,0 g
I	Bismut. subsalicylic.	500,0	1000,0
I	Amyl. Solani	138,0	176,0
II	Gelatina alba	12,0	24,0
II	Aqua dest.	350,0	700,0
		650,0	1200,0
III	Talcum	50,0	100,0
	1000 Tabletten =	700,0	1300,0
	Tablettengewicht	0,7	1,3
	Durchmesser	12 mm	14 mm

I wird mit dem Schleim II gekörnt (Sieb 3). Die Wassermenge muß man unter Umständen erhöhen, um die Masse gerade richtig feucht zu erhalten. Nach dem Trocknen bei Zimmertemperatur wird III hinzugesiebt.

Zerfallzeit im Wasser: 20—30 Sekunden.

Bismutum subsalicylicum et Magnesium subcarbonicum.

0,5 + 0,5 g.

I	Bismut. subsalicylic.	500,0
	Magnes. subcarbonic.	500,0
	Amyl. Marantae	200,0
II	Gelatina alba	36,0
	Aqua dest.	1164,0
		1236,0
III	Talcum	100,0
	1000 Tabletten =	1336,0
	Tablettengewicht	1,33
	Durchmesser	16 mm

I wird mit dem Schleim II gekörnt (Sieb 3). Man trocknet zunächst oberflächlich bei Zimmertemperatur, siebt dann nochmals und trocknet vollständig bei 30—35°. Wenn die Masse erkaltet ist, wird der Talk zugefügt.

Zerfallzeit im Wasser: Weniger als 1 Minute. (Nach ALBERTUS.)

Blutreinigungstabletten

siehe *Faex medicinalis* mit und ohne Phenolphthalein.

Wismut-Magnesia-Natrontabletten.

(Sogenannte „Biserierte Magnesia"-Tabletten.)

I	Magnes. carbon. lev.	46,0
	Magnesia carbon. pond.	118,0
	Natr. bicarbon.	134,0
	Bismut. carbon.	25,0
	Amyl. Solani	50,0
II	Sol. Gelatin. alb. 2 vH	160,0
III	Menthol.	0,2
	Acid. stearin. pur.	0,2
	Äther ungefähr	15 ccm
IV	Talc.	30,0

I wird mit II granuliert, durch Sieb 3 gerieben und bei gewöhnlicher Temperatur getrocknet. III (Menthol und Stearinsäure in Äther gelöst) werden dem Talk zugesetzt und umgerührt, bis der Äther verdampft ist. Alsdann wird durch Sieb 3 oder 4 gerieben und mit dem Granulat vermischt. Aus der Masse werden 1000 Tabletten zu 0,4 g Gewicht hergestellt.

(Sv. Reinertsen, Norsk farmaceutisk Tidskrift Nr. 22, 1940.)

Borax.

Wie Hexamethylentetramin wird auch *Borax* als Testmaterial für Tablettenpreßversuche verwendet.

Im übrigen siehe *Stimmtabletten.*

Hald bezeichnet *Borax* als besonders geeignete Substanz zu Versuchszwecken und gibt folgende Formel für eine Tablettenmasse, aus der sich ein sehr gleichförmiges Granulat herstellen läßt:

I	Natr. biboric.	100,0
	Sacch. Lactis	15,0
II	Solut. Gelat. alb. 5 vH	
	Spirit. conc.	
III	Talcum 5 vH	

Die verhältnismäßig hohe Beigabe von Talk bezeichnet er als diejenige Menge, mit der unter normalen Verhältnissen ein Ankleben an den Stempeln vermieden wird. In besonderen Fällen hält Hald sogar einen Zusatz von 10 vH Talk und mehr für notwendig.

Bolus alba — Lehm, Heilerde.

Wenn der Lehm als „Heilerde" angewendet werden soll, wird es sich empfehlen, ihn nicht zu Tabletten zu pressen, weil er dabei einige seiner spezifischen Eigenschaften verlieren würde. Er läßt sich aber nach Zusatz von Traganthschleim oder Gelatinelösung oder von beiden zusammen zu einer plastischen Masse formen, die man ausrollen kann, um in der üblichen Weise Pastillen oder Täfelchen daraus zu formen oder auszustechen.

Bei richtig ausgewähltem Preßdruck soll es aber auch gelingen, Heilerde ohne besondere Zusätze zu Tabletten zu verpressen. Sonst kann man die Heilerde mit etwa 8 vH Milchzucker und 2 vH Talk gleichmäßig vermischen, die sich ergebende Masse mit Stärkekleister aus 25 g Kartoffelmehl auf 100 g Wasser körnen, durchs Sieb schlagen, trocknen, grob mahlen oder schroten und nunmehr bei mittlerem Druck verpressen. Um ein rasches Zerfallen der Tabletten zu gewährleisten, sieht man bisweilen noch Zusätze von 5—10 vH Stärkemehl oder Natriumbikarbonat oder Magnesiumsuperoxyd oder 1—2 vH gepulvertes Carrageenmoos vor. (D. Apoth.-Ztg.)

Bouillonwürfel.

Da jede Fabrik ihre eigenen Herstellungsvorschriften hat, können ins einzelne gehende Vorschriften nicht gegeben werden. Die meisten Bestandteile dieser Erzeugnisse sind stark wasseranziehend und müssen daher vor dem Pressen scharf ausgetrocknet werden; auch muß besonders darauf geachtet werden, daß die Pressung in einem warmen Raum erfolgt. Sofern nicht verchromte Stempel verwendet werden, müssen alle Eisenteile der Maschine sehr gut gereinigt und eingefettet werden, da sonst infolge des hohen Kochsalzgehalts der Masse Rostnarben an den Stempeln entstehen.

Brauselimonadetabletten.

(Vgl. auch *Durstlöschende Tabletten.*)

Als Grundstoff zu Brauselimonadentabletten kann die für *Selterstabletten* (s. dort) angegebene Mischung dienen. Die für den gewünschten Fruchtgeschmack erforderlichen Essenzen liefern die bekannten Fabriken ätherischer Öle. Gefärbt wird die Masse mit giftfreien Farben, und zwar in der Farbe, die dem Zusatz des Fruchtgeschmackes entspricht, z. B.

bei Apfelsinengeschmack orange,
bei Erdbeergeschmack rosa,
bei Himbeergeschmack rot,
bei Waldmeistergeschmack grün,
bei Zitronengeschmack gelb.

Der Zucker muß vorher für sich mit 90proz. Weingeist gekörnt und vor der Mischung mit den übrigen Teilen sehr gut getrocknet werden. Sollen die mit den Tabletten hergestellten Lösungen gut *schäumen*, so setzt man während des Körnens oder vorher dem Zucker 10 vH einer Abkochung von 1 Teil Quillayarinde in 3 Teilen Wasser zu und trocknet wieder sehr sorgfältig.

Dann setzt man die aromatischen Stoffe hinzu, mischt bestens, trocknet wieder und gibt zuletzt die scharf ausgetrocknete, gepulverte Weinsäure hinzu.

Brom-Baldrian-Castoreum-Tabletten.

Tinct. Castorei canad.	200,0
Extract. Valerian. fluid.	200,0
Natr. bromat.	150,0
Kal. bromat.	300,0
Ammon. bromat.	150,0

werden gemischt und unter stetem Rühren auf dem Wasserbad oder im Vakuum zur Trockne eingedampft. Nach Zusatz von 40 Tropfen Baldrianöl preßt man Tabletten zu 0,5 g. (Nach STEPHAN.)

α-Bromisovalerianylharnstoff — Bromural.

Für kleine Mengen:

α-Bromisovalerianylharnstoff	300,0
Füllmasse Arends	200,0
	500,0

1000 Tabletten zu 0,5 g (Dosis 0,3), Durchmesser 13 mm, mittelstarker Druck.

Hier würde auch ein geringerer Zusatz von Füllmasse genügen. Da aber bei kleinerem Tablettendurchmesser die Masse schlecht füllt, empfiehlt sich die Verwendung des größeren Stempels mit entsprechend mehr Füllmasse. — Das gleiche gilt für die Herstellung kleiner Mengen von Chinintabletten. (Nach J. ARENDS und PEIPPELMANN.)

Für größere Mengen:

α-Bromisovalerianylharnstoff mit 3 vH Stearin. alb. Germanic., in Methanol gelöst, körnen. Vor dem Pressen je 2 vH Pektin und Talk zusetzen.

I	Bromural (α-Br.)	300,0
	Sacchar. Lactis	15,0
	Amyl. Solani	156,5
II	Gelatina alba	3,5
	Aqua dest.	111,5
		475,0
III	Talcum	25,0
	1000 Tabletten =	500,0
	Tablettengewicht	0,5 g
	Durchmesser	12 mm

I wird mit dem Schleim II gekörnt. Man trocknet bei Zimmertemperatur und siebt III hinzu.

Zerfallzeit in Wasser: 10—20 Sekunden. (Nach ALBERTUS.)

Bromum compositum (Mixtura nervina, Tablettae bromatae).
(Vgl. auch ERLENMEYERs *Bromsalz* und *Mixtura nervina cum Valeriana.*)

Kal. bromat. *pulv.*	600,0
Natr. bromat. *pulv.*	300,0
Ammon. bromat. *pulv.*	300,0
	1200,0

1000 Tabletten zu 1,2 g, Durchmesser 13 mm, mittelstarker Druck — Das Salzgemisch ist nach leichtem Trocknen ohne Zusätze preßbar. Es ist nur soviel Druck anzuwenden, daß die notwendige Festigkeit gerade erreicht wird; mit starkem Druck gepreßte Tabletten lösen sich in Wasser zu langsam auf.

Die Vorschrift der H.Dv. 5

schließt sich dem an, läßt aber Tabletten zu nur 1 g herstellen und schreibt vor, daß zur Herstellung von Mixtura nervina 16 Tabletten in 190 ccm Wasser gelöst werden sollen. Sie gibt folgende Vorschrift für eine

Gehaltsbestimmung:

Eine Tablette wird bei 100° getrocknet, genau gewogen und zu 100 ccm Wasser gelöst.

25 ccm der Lösung = $^1/_4$ Tablette werden mit einigen Tropfen Kaliumchromatlösung versetzt und mit n/10-Silbernitratlösung bis zum Farbumschlag in bräunlichrot titriert.

1 ccm n/10-Silbernitratlösung = 0,007992 g Brom.

Eine Tablette darf höchstens 92,7 ccm n/10-Silbernitratlösung verbrauchen unter Berücksichtigung der vom DAB. 6 zugelassenen Verunreinigungen an Chloriden.

Bromural siehe *α-Bromisovalerianylharnstoff.*

Calcium aceticum.

I	Calc. acetic.	500,0
	Amyl. Marantae	160,0
	Agar pulv.	11,0
II	Agar pulv.	4,5
	Gelatina alba	4,5
	Aqua dest.	215,0
	Spiritus	100,0
III	Talcum	16,0
IV	Acid. stearinic.	4,0
	Aether	15,0
		700,0

I mit II körnen und III und IV als Gleitmittel zusetzen. — Tabletten mit je 0,5 Kalziumazetat. (Dan.)

Calcium chloratum.

Calc. chlorat. pur. siccat. *granulat.*	1000,0
Agar pulv. subt.	8,0
Talcum	80,0

werden, jeder Bestandteil für sich, in einem mit frischem Kalk beschickten Kalktrockenkasten 48 Stunden nachgetrocknet. Dann werden die Stoffe in einem trockenen Raum und ganz trockenen Mörser ohne Anwendung von Druck locker gemischt; die Masse kommt sofort in ein trockenes Glasstöpselgefäß, dessen Stopfen am besten paraffiniert wird, wenn nicht die Pressung, zu der meist noch etwas Talk benutzt werden muß, sofort vorgenommen wird. (Nach E. Berg.)

Calcium chloratum siccum granulatum 670 g, Talcum 80 g. — 1000 Tabletten. (Dan. Disp.)

Calcium lacticum.

Für kleine Mengen:

Calc. lactic.	500,0
Füllmasse Arends	250,0
Magnes. peroxyd. 15 vH	20,0
Talcum	30,0
	800,0

1000 Tabletten zu 0,8 g (Dosis 0,5), Durchmesser 13 mm, mittelstarker Druck. — Die Stempel bleiben nicht ganz blank, es entstehen aber gute, ansehnliche Tabletten.

Man kann die Tabletten mit Vanillin wohlschmeckender machen; in diesem Fall ist eine Verreibung eines Teils der Füllmasse mit 2—3 g Vanillin dem Pulvergemisch zuzusetzen.

Für größere Mengen:

Gelatina alba	20,0	in 100,0 Aqua dest. lösen,
Ol. Cacao	30,0	in 75,0 Methanol lösen
Stearin. alb. Germanic.	5,0	

Beide Lösungen mit einer Mischung von

Calc. lactic. pulv. „Merck" (von besserem Geschmack als manche andere Handelssorten)	500,0
Sacchar. Vanillini 1 vH	25,0
Sacchar. Lactis	85,0
Talcum	15,0
	625,0

sorgfältig verarbeiten, durch Sieb 3 schlagen, trocknen und nochmals durch Sieb 3 gehen lassen. 1000 Tabletten zu 0,625 g (Dosis 0,5), Durchmesser 13 mm, mittelstarker bis starker Druck.

Die Tabletten bedürfen keines Quellmittels, da sie gekaut werden. (Über die Stempel s. oben.) (Nach J. Arends und Peippelmann.)

Calc. lactic.	300,0
Amyl. Marantae	180,0
Agar pulv.	10,0
Talcum	10,0
Spirit. dilut. q. s.	ad 1000 tablett.

(Fenn.)

		Tabletten zu 0,5 g	zu 1,0 g
I	Calc. lactic.	500,0	1000,0
	Amyl. Marantae	87,5	175,0
II	Gelatina alba	2,5	5,0
	Aqua dest.	125,0	250,0
	Spirit. dilut.	125,0	250,0
		590,0	1180,0
III	Talcum	50,0	100,0
	Agar pulv. subt.	10,0	20,0
	1000 Tabletten =	650,0	1300,0
	Tablettengewicht	0,65	1,3
	Durchmesser	13 mm	16 mm

I wird mit II gekörnt (Sieb 3). Man trocknet bei Zimmer- oder — wenn erforderlich — etwas höherer Temperatur und siebt dann III hinzu.

Zerfallzeit in Wasser: 5 Minuten. (Formel A nach Albertus.)

I	Calc. lactic.	1000,0
	Amyl. solubile	160,0
II	Amyl. solubile	40,0
	Aqua dest.	400,0
		1200,0
III	Talcum	100,0
	1000 Tabletten =	1300,0 (Dosis 1,0)

Zerfallzeit in Wasser: 5 Minuten. (Formel B nach Albertus.)

Calc. lactic.	5 kg
Acid. stearinic.	0,1 ,,
Alcohol	0,5 ,,
Talcum	0,1 ,,

Das Kalziumlaktat wird durch Sieb 3 geschlagen, mit der im Alkohol gelösten Stearinsäure angefeuchtet, getrocknet und vorgepreßt. Nach dem trockenen Granulieren wird mit Talk gemischt und gepreßt.

(Nach WEICHHERZ-SCHRÖDER.)

Calcium phosphoricum.

Calc. phosphoric.	300,0
Amyl. Marantae	150,0
Agar pulv.	10,0
Talcum	40,0
	300,0

1000 Tabletten. (Fenn.)

I	Calc. phosphoric.	700,0
	Amyl. Marantae	101,0
	Talcum	42,0
II	Gelatina alba	7,0
	Aqua dest.	330,0
	1000 Tabletten =	850,0
	Tablettengewicht	0,85
	Durchmesser	13 mm

I wird mit II gekörnt (Sieb 3). Bei Zimmertemperatur trocknen. Zerfallzeit in Wasser: $^1/_2$ Minute. (Nach ALBERTUS.)

Calomel

siehe *Hydrargyrum chloratum.*

Camphora monobromata.

Camphora monobrom.	500,0
Pectin	50,0
	550,0

1000 Tabletten zu 0,55 g (Dosis 0,5), Durchmesser 13 mm, mittelstarker Druck.

Hervorragendes Beispiel der Pektinwirkung. Da Camph. monobr. wasserunlöslich ist, bleibt die ohne Pektin gepreßte Tablette in Wasser unverändert; nach dem Zusatz des Sprengmittels erfolgt idealer Zerfall.

(Nach J. ARENDS und PEIPPELMANN.)

Carbo medicinalis.

Für Kohletabletten soll nur sog. Aktivkohle verwendet werden, die nach verschiedenen Verfahren, die u. a. von HOFMANN und NEUBAUER angegeben werden, leicht herstellbar ist. Diese beiden Autoren stellten auch fest, daß die Adsorptionsfähigkeit vegetabilischer Kohle etwa nur halb so groß ist wie die von Kohle animalischer Herkunft. Nur die Kohle aus Kartoffelstärke macht eine Ausnahme: Ihr Adsorptionsvermögen beträgt etwa 60 vH der Tierkohlepräparate. Sie dürfte daher geeignet sein, einen Mangel an Tierkohle auszugleichen, zumal für ihre Herstellung auch erfrorene Kartoffeln benutzt werden können, die für den menschlichen Genuß nicht mehr verwendbar sind.

Die Verfasser stellen Kartoffelstärke laboratoriumsmäßig folgendermaßen her: Die rohe, geschnittene Kartoffel wird mit konzentrierter Schwefelsäure übergossen, etwas erwärmt und so langsam verkohlt. Nach sorgfältigem Auswaschen mit Wasser wird die gewonnene verkohlte Substanz abfiltriert und im Exsikkator getrocknet.

HOFMANN und NEUBAUER beobachteten ferner, daß ein aus pflanzlicher Kohle hergestelltes Industrie-Tablettenpräparat ein besonders schlechtes Adsorptionsvermögen zeigte. Sie tablettierten daraufhin selbst eine normal adsorbierende Tierkohle mit verschiedenen Preßdrucken, ohne eine Wertminderung feststellen zu können. Ihre erste Beobachtung dürfte sich so erklären, daß jenes Industrieprodukt mit Bindemitteln verarbeitet wurde, die die Poren der Kohle gewissermaßen verklebten. Es dürfte sich daher empfehlen, Kohletabletten vor der Abgabe nach den von den Autoren angegebenen einfachen Methoden auf ihre Wirksamkeit zu prüfen.

NEMEDY spricht ebenfalls von einem Verlust an Wirksamkeit bei der Tablettierung von Aktivkohle. Der Wirkungsverlust ist seiner Meinung nach am geringsten, wenn zur Granulierung Gummiarabikumlösung und 96proz. Alkohol verwendet werden; er ist größer bei einer 5proz. Gelatinelösung und erreicht seinen höchsten Wert, wenn neben dieser Gelatinelösung noch 2 vH Stearin verwendet werden.

I	Pectin	100,0
	Carbo medic.[1]	800,0
II	Gelatina alba	150,0
	Agar	20,0
III	Stearin. alb. Germanic.	30,0
	Methanol	200,0
		1100,0

[1] Am geeignetsten erwies sich die *Carbo animalis* des Handels.

II in 1500,0 Aq. dest. lösen und I damit granulieren, eventuell noch mehr Aq. zugeben. Dann alles mit III durcharbeiten, etwa 2 Stunden lang bei höchstens 25° (z. B. an der Sonne) trocknen und Gewicht feststellen, um den C-Gehalt berechnen zu können.

Halb feucht pressen, 2 Tage an der Luft trocknen, dann ganz austrocknen (bis 120° möglich).

Mit mittelstarkem Druck pressen. Durch *starkes* Pressen erzielt man zwar ansehnlichere Tabletten, doch leidet dadurch die leichte Zerfallbarkeit in Wasser. Es empfiehlt sich also, wegen der besseren Wirksamkeit auf besonders schönes Aussehen zu verzichten. (Nach J. Arends.)

Carbo medic.	5000,0
wird mit einer Lösung von	
Gelatina alba	500,0
in	
Aq. dest.	1600,0

bis zur Konsistenz einer weichen Pillenmasse durchfeuchtet, notfalls unter Zuhilfenahme von noch mehr Wasser. Man läßt die Masse dann, unter wiederholtem Durcharbeiten mit dem Pistill, so lange stehen, bis sie soweit getrocknet ist, daß man sie durch ein Sieb schlagen und das entstandene Granulat trocknen kann. (Im übrigen wie oben.)

(Nach J. Arends und Fretheim.)

Kohle kann man auch mit Wasser granulieren, wie bei Chininum sulfuricum angegeben ist.

I	Carbo medicinalis	250 g
	Bolus alba	75 „
II	Mucilago Gummi arabic.	75 „
	Aqua dest.	270 „

I wird mit II granuliert und solange getrocknet, bis das Gewicht des Granulates 600 g beträgt. Aus dieser Menge sind 1000 Tabletten zu pressen.

(Dan. Disp.)

I	Carbo medic.	500,0
	Bolus alba	188,0
II	Agar pulv.	12,0
	Aqua dest.	q. s.
		700,0

I wird mit dem Schleim aus II gekörnt.
1000 Tabletten mit je 0,25 Kohle. (Dan.)

Nicht abfärbende Kohletabletten. Nach K. KROMANN-JENSEN (Norsk farmaceutisk Tidsskrift 1941, Nr. 20 und 21) erzielt man die besten Ergebnisse durch eine Behandlung der Kohletabletten mit Sterkuliagummischleim. Man stellt diesen Schleim her, indem man 1 Teil grob gepulverten Sterkuliagummi mit 100 Teilen Wasser 3—4 Stunden lang unter gelegentlichem Umrühren stehen läßt; zum Schluß koliert man. Alsdann übergießt man die Tabletten in einer Schale mit rundem Boden mit dem Schleim, wobei man sie vorsichtig mit einem Kartenblatt mit abgerundeten Ecken bewegt, bis der Schleim gleichmäßig verteilt ist. 100 Tabletten à 0,25 g werden zweimal mit je 20 g Schleim benetzt und bei 50° getrocknet. Nach dieser Behandlung zeigen die Kohletabletten nur einen geringen Rückgang des Adsorptionsvermögens.
(D. Apoth.-Ztg. 1941, 103/104.)

Carbo medic.	250,0
Sacchar. pulv.	750,0

mit Traganthschleim (s. S. 68) körnen und 1000 Tabletten pressen.
(Hisp.)

Carbo Tiliae pulv.	500,0
Sacchar. alb. pulv.	150,0

mischt man und setzt soviel

Mucilago Gummi arab.

zu, daß eine stark krümelige Masse entsteht. Nach dem Trocknen wird gewogen, um Gewicht und Gehalt der Tabletten bestimmen zu können. Man preßt Tabletten zu 0,5 g Kohle.

Zur Erzeugung guter Tabletten muß eine harzfreie Kohle verwendet werden. (Nach DIETERICH.)

Carbo granulatus.

100 g Carbo medicinalis werden mit 180 g warmer Stärkelösung (5 vH) durchgeknetet, bis die Masse soweit zusammenhängt, daß sie durch ein passendes Sieb gerieben werden kann. Dann wird getrocknet und nochmals durchgesiebt. (Norveg.)

Cascara Sagrada.

1. *Aus Rinde.*

I	Cortex Rhamni Purshianae pulv. subt.	500,0
	Agar pulv. subt.	15,0
II	Agar pulv. subt.	5,0
	Aqua dest.	500,0
	Spirit.	150,0
	1000 Tabletten =	520,0
	Tablettengewicht	0,52
	Durchmesser	12 mm

I wird mit dem Schleim II gekörnt (Sieb 3). Man trocknet bei Zimmertemperatur.

Zerfallzeit in Wasser: 2—3 Minuten. (Nach ALBERTUS.)

Das *grobe* Rindenpulver kann ohne Vorbereitung gepreßt werden, wenn das Tablettenformat klein ist. 1 g schwere oder noch größere Tabletten können nur unter Zugabe von 1 vH Kakaobutter hergestellt werden. (Nach WEICHHERZ-SCHRÖDER.)

2. *Aus Extrakt.*

Extr. Cascarae Sagradae siccat.	160,0
Amyl. Solani	80,0
Ol. Cacao in Aeth. solut.	30,0
Spirit.	7,5

(Nach RODWELL.)

Das trockene Extrakt wird mit 4 vH einer ätherischen Lösung von Kakaobutter (1 = 10) vorsichtig verrieben und durch ein passendes Sieb geschlagen. Die Masse kann sofort nach dem Verdampfen des Äthers gepreßt werden. Fallen die Tabletten zu klein aus, so wird gepulverter Succus Liquiritiae zugesetzt. (Nach v. ITALLIE.)

Extr. Cascarae Sagr. siccat.	100,0
Magnesia usta	20,0
Amyl. Oryzae	30,0
	150,0

Ohne weiteres zu 1000 Tabletten zu je 0,5 g Cascaraextrakt zu verarbeiten. (Nach DIETERICH.)

Cerium oxalicum.

(Vgl. allgemeine Anweisung S. 67 und bei Morph. hydrochloric.)

Wenn die Tabletten gekaut werden sollen, verwendet man die für Santonin gegebene Vorschrift mit Vanillinzucker.

Cinchophentabletten.

I	Cinchophen (Phenylchinolinkarbonsäure)	500	g
	Amyl. Tritici	50	„
II	Gelatina alba	7,5	„
	Aq. dest.	300	„
III	Amyl. c. Tragacanth. 5 vH	35	„
	Talcum	35	„

Die unter I genannten Stoffe werden nach Durchfeuchten mit 300 g der Lösung II granuliert. Das Granulat wird gut getrocknet und das unter III angegebene Pulver hinzugefügt. Aus der Mischung werden Tabletten hergestellt, die je 0,5 g Cinchophen enthalten.

(E. Kierkegaard, Farmac. Tidende 1939.)

Chinidin.

Chinidin	200,0
Füllmasse Arends	300,0
Talcum	50,0
	550,0

1000 Tabletten zu 0,55 g (Dosis 0,5), Durchmesser 13 mm, mittelstarker Druck. (Nach J. Arends und Peippelmann.)

Chinin-Calcium.

Calc. lactic.	400,0
Chinin. hydrochloric.	100,0
Füllmasse Arends	400,0
Talcum	100,0
Pectin	100,0
	1100,0

1000 Tabletten zu 1,1 g, Durchmesser 16 mm, mittelstarker Druck.

(Nach J. Arends.)

Chininum hydrobromicum.

		Tabletten zu 0,25 g	zu 0,3 g
I	Chinin. hydrobromic. pulv.	250,0	300,0
I	Amyl. Marantae	112,4	153,0
II	Agar pulv. subt.	5,6	7,0
II	Aqua dest.	174,4	213,0
		368,0	460,0
III	Talcum	32,0	40,0
	1000 Tabletten =	400,0	500,0
	Tablettengewicht	0,4	0,5
	Durchmesser	10 mm	12 mm

I wird mit II gekörnt (Sieb 4). Man trocknet und siebt III hinzu. Zerfallzeit in Wasser: 30—35 Sekunden. (Nach ALBERTUS.)

Chininum hydrochloricum.

Für kleine Mengen:

Chinin. hydrochloric.	500,0
Sacchar. Lactis	125,0
Amyl. Oryzae	125,0
	750,0

Man preßt 0,15 und 0,375 g schwere Tabletten (Dosis 0,1 bzw. 0,25). (Nach DIETERICH.)

Chinin. hydrochloric.	250,0
Füllmasse Arends	235,0
Talcum	15,0
	500,0

1000 Tabletten zu 0,5 g (Dosis 0,25), Durchmesser 13 mm, mittel starker Druck.

Für größere Mengen:

Chinin. hydrochloric. *pulv.*	500,0
wird mit Lösungen von	
Ol. Cacao (oder Stearin. alb. Germanic.)	10,0
in Methanol	75,0
und Gelatina alba	5,0
in Aqua dest.	75,0

gut durchgearbeitet, getrocknet und durch Sieb 4 geschlagen. Dann wird beigemischt

Amyl. Solani	scharf vorgetrocknet	95,0
Talcum		20,0
		630,0

1000 Tabletten zu 0,63 g (Dosis 0,5), Durchmesser 13 mm, schwacher Druck. Durch die Beimengung von Stärke und Talk *nach* der Körnung wird erreicht, daß die sonst schlecht zu verarbeitende Masse nicht an den Stempeln klebt. (Nach J. ARENDS und PEIPPELMANN.)

		Tabletten zu 0,25 g	zu 0,3 g
I	Chinin. hydrochloric.	250,0	300,0
	Amyl. Solani	60,0	50,0
II	Amyl. solubile	15,0	20,0
	Aqua dest.	125,0	130,0
		325,0	370,0
III	Talcum	25,0	30,0
IV	Stearin-Äther (1 + 9)	15,0	20,0
	1000 Tabletten =	350,0	400,0
	Tablettengewicht	0,35	0,4
	Durchmesser	10 mm	10 mm

I wird mit II gekörnt (Sieb 4). Man trocknet bei Zimmertemperatur und siebt III hinzu. Wenn erforderlich, wird mit IV besprengt.

Zerfallzeit in Wasser: 10—45 Sekunden. (Nach ALBERTUS.)

Vorschrift der H.Dv. 5 (nebst Gehaltsbestimmung):

Chinin. hydrochloric.	300,0
Amyl. Marantae	87,0
Stearin	3,0

1000 Tabletten zu 0,39 g (Dosis 0,3).

Das Gemisch wird mit einer Lösung des Stearins in 50—60 ccm 90proz. Alkohols befeuchtet, bei 30—40° getrocknet und durch Sieb 3 geschlagen. Dann wird die Stärke zugemischt.

Gehaltsbestimmung:

Eine gewogene Tablette wird unter schwachem Erwärmen in 20 ccm neutralem Alkohol gelöst und unter Zusatz von einigen Tropfen einer 0,2proz. wäßrigen Lösung von Poirriersblau mit n/10-Natronlauge bis zur leichten Rotfärbung titriert.

1 ccm n/10-Natronlauge = 0,03967 g Chininum hydrochloricum.

Chinin. hydrochloric.	12500,0
Amyl. Solani	2500,0
Ol. Cacao	125,0
Paraffin. solid.	62,5
Gelatina alba	37,5
Talcum	300,0
	15525,0

Das Chinin wird mit dem geschmolzenen Gemisch der Kakaobutter und des Paraffins vermischt und mit der in Wasser gelösten Gelatine gekörnt. Das getrocknete Granulat wird vorgepreßt und nach dem trockenen Granulieren mit der Stärke vermischt, nochmals vorgepreßt, wieder trocken granuliert und mit dem Talk vermischt.

(Nach WEICHHERZ-SCHRÖDER.)

Chinin. hydrochloric.	500,0
Pectin	15,0
Semmelmehl	35,0
Aqua	100 ccm
	550,0

Herstellung wie bei Acid. phenylchinolinic. unter „Rapp“.

(Nach RAPP.)

Nach v. ITALLIE werden Chininsalze mit etwa 5 vH Amylum Marantae vermischt, mit einem dünnen Zuckersirup, der 10 vH des Chininsalzes an Zucker enthält, befeuchtet, durch ein passendes Sieb gekörnt und bei 40° getrocknet. Dann wird die Masse durch ein Sieb geschlagen und mit 3 vH einer 10proz. Kakaobutterlösung besprengt, oder die noch warme Masse wird in einer lauwarmen Schale mit 0,2 vH weißem Vaselin vorsichtig gemischt und mit einer Mischung von 4 Teilen Amylum und 1 Teil Talk bis zum gewünschten Gewicht ergänzt.

Nach FRETHEIM setzt man der Masse soviel Wasser zu, daß sie die Konsistenz einer weichen Pillenmasse annimmt, und läßt sie unter gelegentlichem Durcharbeiten mit dem Pistill stehen, bis sie so trocken geworden ist, daß man sie durch ein Sieb schlagen kann.

Chininum sulfuricum.

		Tabletten zu 0,1 g	zu 0,25 g
I	Chinin. sulfuric. pulv.	100,0	250,0
I	Amyl. Solani	52,0	85,0
II	Amyl. solubile	10,0	25,0
II	Aqua dest.	80,0	175,0
		162,0	360,0
III	Talcum	18,0	40,0
	1000 Tabletten =	180,0	400,0
	Tablettengewicht	0,18	0,4
	Durchmesser	8 mm	10 mm

I wird mit II gekörnt (Sieb 4). Man trocknet bei Zimmertemperatur und siebt III hinzu.

Zerfallzeit in Wasser: 1 Minute. (Nach ALBERTUS.)

Chinin. sulfuric.	300,0
Sacchar. Lactis	100,0
Mixtura sulfurica acida	15,0
Amyl. Tritici	50,0
Talcum	50,0
	500,0

Man preßt 1000 Tabletten zu je 0,5 g (Dosis 0,3).

Das Chinin wird mit der Mixtura sulfurica acida angerieben, getrocknet und durchgesiebt. Dann werden Zucker, Stärke und Talkpulver zugesetzt. Die Mischung darf nicht noch einmal erhitzt werden, weil sonst leicht Gelbfärbung eintritt. (Nach SALZMANN.)

Chinin. sulfuric.	500,0
Sacchar. Lactis	125,0
Amyl. Oryzae	125,0
	750,0

Man preßt 0,15 und 0,375 g schwere Tabletten (Dosis 0,1 bzw. 0,25). (Nach DIETERICH.)

Chinosol

siehe *Orthooxychinolinsulfat.*

Chloralum hydratum

wird, nicht zu fein gepulvert, im Exsikkator getrocknet und ohne Zusatz oder mit 10 vH Stärke zu Tabletten von 0,25—1,0 g Gehalt gepreßt. — In gut verschlossenen Gefäßen aufzubewahren; die Tabletten werden leicht feucht.

Chloramin.

(Vgl. auch *Wasserentkeimungstabletten.*)

Chloramin	1000,0
Amyl. Tritici	15,0
Agar pulv.	15,0
Talcum	20,0

werden gemischt, mit Wasser gekörnt und mit dem Talk als Gleitmittel zu Tabletten mit je 1 g Chloramin gepreßt. (Dan.)

Chromtabletten nach Dr. Güntz.

Kalium bichromicum	6,0
Natrium nitricum	20,0
Kalium nitricum	20,0
Natrium chloratum	40,0
Natrium bicarbonicum	14,0
	100,0

Zu 1000 Tabletten zu 0,1 g zu pressen.

Cocainum hydrochloricum.

1. *Zum Einnehmen.*

		Tabletten zu 0,001 g	zu 0,01 g
I	Cocain. hydrochloric.	1,0	10,0
I	Sacchar. Lactis	189,0	180,0
II	Spirit. dilut.	30,0	30,0
		190,0	190,0
III	Talcum	10,0	10,0
	1000 Tabletten =	200,0	200,0
	Tablettengewicht	0,2	0,2
	Durchmesser	8 mm	8 mm

I wird mit II gekörnt (Sieb 4). Man trocknet bei Zimmertemperatur und siebt III hinzu.

Zerfallzeit in Wasser: 1—2 Minuten. (Nach ALBERTUS.)

2. *Zum Einbringen in den Bindehautsack.*

Das Kokainhydrochlorid wird mit soviel Borsäurepulver vermengt, daß sich aus dem Gemisch Tabletten zu 0,03—0,05 g Gewicht mit einem Gehalt von je 0,003 g Kokainhydrochlorid pressen lassen. Durchmesser 4—6 mm, mittelstarker Druck.

Das Gemisch ist leicht vorzutrocknen.

Codeinum compositum.

(*Compressi Codeini compositi Helv.*)

Codein. phosphoric.	20,0
Natr. benzoic.	500,0
Balsam. tolutan.	50,0
Tinct. Aconiti	10,0
Sacchar. Lactis	150,0
Amyl. Maidis	100,0
Paraff. liquid.	q. s.
	820,0

1000 Tabletten zu 0,8 g mit je 0,02 g Kodeinphosphat.

Vor Licht geschützt aufzubewahren.

Höchstgaben: Einzeln 5, täglich 15 Stück.

Codeinum phosphoricum.

Die Lösung von 5 g Codeinum phosphoricum in 90 g Aqua dest. wird mit 10 g Tragacanth. pulv. zu einem Schleim verrührt, in den nach und nach 985 g Saccharum pulv. unter fortwährendem Rühren eingetragen werden, nötigenfalls unter Zusatz von soviel Wasser, daß die Masse gleichmäßig wird. Aus der Masse werden 1000 Tabletten zu je 0,005 g Kodeinphosphat hergestellt. (Hisp.)

(Vgl. allgemeine Anweisung S. 67 und bei Morph. hydrochloric.)

Codeinum cum Natrio bicarbonico (Ross.).

Codeinum 15 g, gelöst in Spiritus (90 Vol.-%) 45 g, Natrium bicarbonic. 250 g, Amylum 25 g, Saccharum 5 g, Stärkekleister (5 vH) q. s. zum Granulieren, Talcum 12,5 g. Zu 1000 Tabletten mit je 0,015 g Codein. (Ross.)

I	Codein. phosphoric.	30,0
	Sacchar. Lactis	84,0
II	Amyl. Solani	2,0
	Aq. fervida	10,0
III	Amyl. Solani	80,0
	Talcum	4,0
		200,0

1000 Tabletten zu 0,2 g, Durchmesser 6 mm, mittelstarker Druck.

I sorgfältigst mischen, mit dem aus II bereiteten Kleister bis zur krümeligen Beschaffenheit (wenn nötig unter weiterem Wasserzusatz) durcharbeiten, durch Sieb 4 schlagen und mit III vermischen.

(Nach J. Arends.)

	Tabletten zu	0,05 g	0,1 g	0,2 g
I	Codein. phosphoric.	50,0	100,0	200,0
	Amyl. Solani	101,0	69,0	63,5
	Sacchar. Lactis	18,0	20,0	20,0
II	Gelatina alba	1,0	1,0	1,5
	Aqua dest.	55,0	60,0	80,0
		170,0	190,0	285,0
III	Talcum	10,0	10,0	15,0
	1000 Tabletten =	180,0	200,0	300,0
	Tablettengewicht	0,18 g	0,2 g	0,3 g
	Durchmesser	8 mm	8 mm	10 mm

I wird mit II gekörnt (Sieb 3). Man trocknet bei Zimmertemperatur und siebt III hinzu.

Zerfallzeit in Wasser: $^1/_2$—1 Minute. (Nach ALBERTUS.)

Vorschrift der H.Dv. 5 (nebst Gehaltsbestimmung):

1.	Codein. phosphoric.	30,0
	Sacchar. Lactis	445,0
	Talcum	25,0
		500,0
2.	Codein. phosphoric.	30,0
	Sacchar. Lactis	329,0
	Amyl. Marantae	94,0
	Talcum	47,0
		500,0

1000 Tabletten zu 0,5 g. — Die Masse wird gemischt, gesiebt und ohne weitere Vorbereitung gepreßt.

Der Milchzucker darf nicht zu fein gepulvert sein.

Gehaltsbestimmung:

5 gewogene Tabletten werden in 5 ccm Wasser unter Zusatz von 5 Tropfen verdünnter Salzsäure gelöst, in einem Scheidetrichter überspült und mit 1 g getrocknetem Natriumkarbonat und 40 ccm Chloroform kräftig geschüttelt. Nach Trennung der beiden Schichten wird das die Kodeinbase enthaltende Chloroform durch ein mit entwässertem Natriumsulfat beschicktes Filter in ein Becherglas von 150 ccm Inhalt filtriert. Die wäßrige Lösung wird noch dreimal mit je 10 ccm Chloroform ausgeschüttelt und der Chloroformauszug filtriert. Die vereinigten Chloroformfiltrate werden mit 10 ccm n/10-Salzsäure versetzt, das Chloroform auf dem Wasserbad größtenteils abgedampft, mit 20 ccm Wasser versetzt und auf dem Wasserbad weiter erwärmt, bis der Chloroformgeruch verschwunden ist. Die salzsaure Lösung wird mit Wasser verdünnt und die ungebundene Salzsäure mit n/10-Natronlauge zurücktitriert. (Indikator: Methylrot.)

1 ccm n/10-Salzsäure = 0,04243 g Codein. phosphoric.

Codein. phosphoric.	5,0
Saccharum	985,0
Tragacantha	10,0
Aqua dest.	90,0

Aus der Lösung des Kodeins in Wasser wird mit Traganth ein Schleim bereitet und dieser nach und nach dem Zucker zugesetzt.

1000 Tabletten zu 0,005 Kodein. (Hisp.)

Codein. phosphoric.	100,0
Sacchar. Lactis	450,0
Amyl. Tritici	10,0
verkleistert mit Aqua dest.	50,0
Amyl. Solani	420,0
Talcum	20,0
	1000,0

Das Kodeinphosphat wird mit dem bei etwa 50° gut nachgetrockneten Milchzucker gemischt. Man versetzt mit dem Kleister und reibt in einem Mörser die Masse gleichmäßig feucht. Dann wird durch ein Sieb von 1 mm Maschenweite geschlagen und auf Horden ausgebreitet oberflächlich getrocknet. Dem noch etwas feuchten Granulat mischt man in kleinen Anteilen ohne Druck die Kartoffelstärke und den Talk bei und trocknet die Masse bei etwa 40° im Heißlufttrockenschrank gut aus.

Mit mäßigem Druck pressen. Der Kodeingehalt der Masse beträgt 10 vH, entsprechend wird das Gewicht und die Größe der Tabletten eingestellt.

Zerfallzeit in Wasser nach 1 Jahr: 15 Sekunden.

(Nach SCHROFF.)

Coffeinum

(vgl. allgemeine Anweisung S. 67 und bei Morph. hydrochloric.).

		Tabletten zu 0,05 g	zu 0,1 g	zu 0,2 g
I	Coffein. pulv.	50,0	100,0	200,0
I	Amyl. Solani	101,0	69,0	63,5
I	Sacchar. Lactis	18,0	20,0	20,0
II	Gelatina alba	1,0	1,0	1,5
II	Aqua dest.	55,0	60,0	80,0
		170,0	190,0	285,0
III	Talcum	10,0	10,0	15,0
	1000 Tabletten =	180,0	200,0	300,0
	Tablettengewicht	0,18	0,2	0,3
	Durchmesser	8 mm	8 mm	10 mm

I wird mit II gekörnt (Sieb 4). Man trocknet bei Zimmertemperatur und siebt III hinzu.

Zerfallzeit in Wasser: $^1/_2$—1 Minute. (Nach ALBERTUS.)

Coffein	500,0
Acid. citric. pulv.	100,0
Amyl. Oryzae	250,0
Sacchar. pulv.	1650,0
	2500,0

Man mischt und preßt 0,25 g schwere Tabletten (Dosis 0,05).
(Nach DIETERICH.)

Coffeinum compositum

(Vgl. auch *Antineuralgicum compositum* und *Migränetabletten.*)

Chinin. citric.	1,6
Coffein	25,0
Aminophenazon	88,0
Phenacetin	170,0
Amyl. Solani	50,0
Pectin	10,4
Talcum	5,0
	350,0

1000 Tabletten zu 0,35 g, Durchmesser 9 mm, mittelstarker Druck. Mit 40 g Wasser körnen, durch Sieb 3 oder 4 schlagen, oberflächlich trocknen, nochmals sieben und bei etwa 30° vollständig trocknen.
(Nach J. ARENDS.)

---

1. *Coffein 0,1 g, Phenacetin 0,3 g, Phenyldimethylpyrazolon 0,3 g.*

I	Coffein. pulv.	100,0
	Phenacetin pulv.	300,0
	Phenyldimethylpyrazolon	300,0
	Amyl. Solani	182,5
	Sacchar. Lactis	10,0
II	Amyl. solubile	7,5
	Aqua dest.	60,0
	1000 Tabletten =	900,0
	Tablettengewicht	0,9
	Durchmesser	14 mm

I wird mit dem Schleim II gekörnt. Man trocknet die Masse bei Zimmertemperatur.

Zerfallzeit in Wasser: 25—35 Sekunden.

2. *Coffein 0,1 g, Phenacetin 0,5 g, Phenyldimethylpyrazolon 0,5 g.*

I	Coffein pulv.	100,0
	Phenacetin pulv.	500,0
	Phenyldimethylpyrazolon	500,0
	Amyl. Solani	128,0
	Sacchar. Lactis	12,0
II	Amyl. solubile	10,0
	Aqua dest.	75,0
	1000 Tabletten =	1250,0
	Tablettengewicht	1,25
	Durchmesser	16 mm

Im übrigen wie oben.

Zerfallzeit in Wasser: 40 Sekunden. (Nach ALBERTUS.)

Die Mischung von 50 g Coffein, 500 g Antipyrin und 50 g Amylum Marantae wird mit 18 g Mucilago Cydoniae (1 vH) und 12 g Spiritus conc. (90 Vol.-%) granuliert und mit 10 g Agarpulver und 30 g Talcum als Gleitmittel zu 1000 Tabletten gepreßt. (Disp. Dan.)

---

50 g Coffein, 50 g Phenacetin, 50 g Amylum Marantae werden mit q. s. Lösung von 6 g Gelatine in 200 g Wasser granuliert und mit 20 g Amylum Marantae und 30 g Talcum als Gleitmittel zu 1000 Tabletten gepreßt. (Disp. Dan.)

I. Die Mischung von 500 g Coffein, 150 g Acetanilid, 150 g Phenacetin und 5 g Agarpulver wird granuliert (durch Sieb 8) mit q. s. eines Schleims aus 7,5 g Agarpulver, 125 g Wasser (bis zur Lösung erhitzt), 2 g Stearinsäure, gelöst in Spiritus (95 Vol.-%). Das Granulat wird erst bei gewöhnlicher Temperatur, dann bei 30—35° getrocknet und dann 24 Stunden an der Luft liegen gelassen. — II. Die Mischung von 150 g grobgepulvertem Antipyrin, 40 g Amylum Marantae, 7,5 g Agarpulver wird granuliert (Sieb 8) mit q. s. Mucilago Cydoniae (1 : 100) 18 g, Spiritus (90 Vol.-%) 12 g. Das Granulat wird bei gewöhnlicher Temperatur getrocknet.

Die beiden Granulate werden gemischt und aus der Mischung nach Hinzusieben von 38 g Talkpulver 1000 Tabletten gepreßt. (Disp. Dan.)

Cola.

Für kleine Mengen:

Sem. Colae pulv. mittelfein	500,0
Sacchar. Vanillini 1 vH	150,0
Füllmasse Arends	50,0
	700,0

1000 Tabletten zu 0,7 g (Dosis 0,5), Durchmesser 13 mm, starker Druck, da zum Kauen.

Für größere Mengen:

	Saccharin	0,6
	Coffein	7,0
	Sacchar. *pulv.*	111,4
	Sacchar. Uvar. pulv.	286,0
	Sacchar. Vanillini 2 vH	50,0
	Semen Colae pulv.	1900,0
	Sirup. simplex 1000,0 = Sacchar.	600,0
	Stearin. alb. Germanic.	45,0
gelöst in	Methanol	150,0
		3000,0

Mit dem Sirup gut durcharbeiten, durch Sieb 3 schlagen, bei 50—60° trocknen und nochmals durch Sieb 3 treiben. Die Masse ist anfangs fast dickflüssig, bekommt aber infolge Quellung des Samenpulvers nach 3—4stündigem Stehen in offener Schale (unter mehrmaligem Durcharbeiten) die zum Sieben geeignete Konsistenz.

1000 Tabletten zu 1,1 g (Dosis 0,95 + 0,007 Koffein), Durchmesser 16 mm, starker Druck.

Das Koffein kann auch weggelassen werden. (Nach J. Arends.)

Semen Colae pulv.	1000,0
Gummi arabic. pulv.	100,0
Amyl. Oryzae	100,0
	1200,0

Mit etwa 50,0 Wasser zu durchfeuchten und 1000—2000 Tabletten daraus zu pressen. (Nach Dieterich.)

Cola cum Lecithino.

	Extr. Colae siccat. saccharat.[1]	100,0
	Lecithin	30,0
verreiben mit		
	Calc. carbonic. (oder Magnes. carbonic.)	320,0
	Sacchar. Vanillini (1 vH)	200,0
	Füllmasse Arends	250,0
	Talcum	100,0
		1000,0

1000 Tabletten zu 1,0 g, Durchmesser 16 mm, starker Druck. — Die Tabletten werden gekaut. (Nach J. Arends.)

Cortex Rhamni Purshianae siehe Cascara Sagrada.

Cotarnin

(vgl. allgemeine Anweisung S. 67 und bei Morph. hydrochloric.).

Cotarnin. hydrochloric.	1 kg
Bolus alba	0,1 ,,
Magnes. carbonic.	0,2 ,,
Amyl. Solani	0,4 ,,
Rad. Liquirit. pulv.	0,2 ,,
Ol. Cacao	0,1 ,,
Paraffin. solid.	0,05 ,,
Lycopod.	0,05 ,,
	2,10 kg

Die 0,1 g schweren Tabletten werden gewöhnlich auf 0,15 g dragiert und gelb gefärbt. Da Cotarnin stark hygroskopisch ist, muß sehr viel Gleitmittel zur Herstellung der Tablettenmasse verwandt werden, um auch die spätere Drageehülle einwandfrei herstellen zu können. Hierdurch wird aber die Zerfallgeschwindigkeit der Tablette stark herabgesetzt. Das Magnesiumkarbonat hat die Aufgabe, durch Kohlensäureentwicklung das Zerfallen zu beschleunigen. Zum Tablettieren wird das Cotarnin mit der Kakaobutter und dem Paraffin, beide in Methanol oder Äther gelöst, verarbeitet, mit dem Bolus und dem Magnesiumkarbonat vermengt, vorgepreßt und nach dem trockenen Granulieren mit der Stärke und dem Lykopodium vermischt zu Tabletten gepreßt.

(Nach Weichherz-Schröder.)

[1] Nach Hagers Handbuch der Pharmazeutischen Praxis. Bd. I, II u. Erg.-Bd. Unveränderter Neudruck. Berlin/Göttingen/Heidelberg: Springer 1949.

Diaethylbromacetylcarbamid — Adalin.

Diaethylbromacetylcarbamid (Adalin)	5 kg
Amyl. Solani	1,5 „

Das Gemisch kann ohne Vorbereitung gepreßt werden, wenn es nicht zu fein gepulvert ist. Bessere Tabletten sind durch Vorpressen zu erhalten. (Nach WEICHHERZ-SCHRÖDER.)

Dimethylamino-phenyldimethylpyrazolon — Amidopyrin — Aminophenazon — Pyramidon.

(Vgl. auch *Phenacetinum compositum* nach HORKHEIMER.)

Für kleine Mengen:

Aminophenazon crist.	300,0
Füllmasse Arends	60,0
	360,0

1000 Tabletten zu 0,36 (Dosis 0,3), Durchmesser 9 mm (bei Tabletten zu 0,1: 7 mm), mittelstarker Druck. Möglichst kristallische, nicht pulverförmige Substanz verwenden. Größere Kristalle absieben und zerreiben.

Pyramidon	200,0
Sacchar. Lactis	280,0
Amyl. Marantae	20,0
	500,0

1000 Tabletten zu 0,5 g (Dosis 0,2), Durchmesser 13 mm, starker Druck.

Aminophenazon crist.	300,0
Amylum compositum (s. S. 67)	60,0
	360,0

1000 Tabletten zu 0,36 (Dosis 0,3), Durchmesser 9 mm, mittelstarker Druck.

Für größere Mengen:

	Aminophenazon *pulv.*	300,0 mischen mit
	Sacch. Lactis	
	Amyl. Solani	āā 10,0; nacheinander ver-
arbeiten mit	Gelatina alba	4,0 gelöst in
	Aqua	20,0
und	Stearin. alb. Germanic.	4,0 gelöst in
	Methanol	15,0

Durch Sieb 3 oder 4 schlagen, oberflächlich trocknen und mit einer Mischung von

Pectin	
Talcum	āā 6,0
	340,0

lose, aber sorgfältig mischen.

Nochmals durch Sieb 3—4 gehen lassen und Tabletten zu 0,34 g pressen. — Durchmesser 9 mm, mittelstarker Druck.

(Nach J. Arends und Peippelmann.)

---

1. *Zu 0,1 g:*

I	Amidopyrin *pulv.*	100,0
	Amyl. Tritici	74,0
II	Mucil. Gummi arab.	1,6
	Aqua dest.	10,0
	Spiritus	7,0
		174,0
III	Talcum	6,8
		180,0

1000 Tabletten zu 0,18 g
Durchmesser 8 mm

Es wird mit II gekörnt (Sieb 4), dann wird bei Zimmertemperatur getrocknet. (Amidopyrin zersetzt sich in der Wärme!) Hierauf wird der Talk hinzugesiebt.

Zerfallzeit in Wasser: $^1/_2$ Minute.

Zu 0,3 und 0,5 g:

Dieselbe Zusammensetzung wie bei 0,1 kann verwendet werden, doch da bei diesen schwereren Tabletten ein größerer Stempel verwendet werden muß, besteht die Gefahr der „Deckelbildung", so daß folgende Vorschrift mehr zu empfehlen ist:

	Tabletten zu	0,3	0,5
I	Amidopyrin *pulv.*	300,0	500,0
	Amyl. Solani	79,0	69,0
II	Amyl. solubile	3,0	4,0
	Aqua dest.	50,0	60,0
		382,0	573,0
III	Talcum	18,0	27,0
	1000 Tabletten =	400,0	600,0
	Tablettengewicht	0,4	0,6
	Durchmesser	10 mm	12 mm

I wird mit dem Schleim II gekörnt. Man trocknet bei Zimmertemperatur und siebt III hinzu.

Zerfallzeit in Wasser: 15—25 Sekunden. (Nach Albertus.)

Vorschrift der H.Dv. 5 (nebst Gehaltsbestimmung):

I.	Dimethylaminophenyldimethylpyrazolon	200,0
	Sacchar. Lactis	200,0
	Amyl. Marantae	100,0

II.	Dimethylaminophenyldimethylpyrazolon	200,0
	Sacchar. Lactis	280,0
	Amyl. Marantae	20,0
	Stearin	5,0

1000 Tabletten zu 0,5 g.

Die Mischungen lassen sich ohne weitere Vorbereitung pressen. Zuweilen muß zweimal gepreßt werden.

Gehaltsbestimmung:

Eine gewogene Tablette wird in einem 100 ccm-Meßkolben in Wasser gelöst und bis zur Marke aufgefüllt. 20 ccm der filtrierten Lösung werden mit 25 ccm n/10-Kaliumbromatlösung, 1 g Kaliumbromid und 10 ccm verdünnter Salzsäure versetzt.

Nach 15 Minuten (die Zeit muß genau eingehalten werden) werden 0,5 g Kaliumjodid zugesetzt und der Jodüberschuß mit n/10-Natriumthiosulfat zurücktitriert. (Indikator: Stärkelösung.)

(1 Mol Dimethylaminophenazon verbraucht 8 Äquivalente Brom.) Diese Bestimmung liefert nur Annäherungswerte.

1 ccm n/10-Kaliumbromatlösung = 0,00289 g Dimethylaminophenyldimethylpyrazolon.

Dimethylaminophenyldimethylpyrazolon	900,0
Amyl. Maidis	70,0
Talcum	20,0
	990,0

Kristallisiertes Dimethylaminophenyldimethylpyrazolon wird ohne Druck von den groben Kristallen durch Sieb 4 getrennt. Das feine Pulver wird durch Sieb 5 ebenfalls ohne Druck möglichst entfernt. Unter die gleichmäßigen Kristalle mischt man ohne Druck die Stärke und den Talk. Das Pulvern der Substanz im Porzellanmörser ist zu vermeiden, da die Substanz „elektrisch" geladen wird und unangenehm stäubt. Man preßt mit hartem, doch nicht zu festem Druck. Gewicht einer Tablette 0,33 g (Dosis 0,3), Stempeldurchmesser 9 mm oder 0,11 g (Dosis 0,1), Stempeldurchmesser 6 mm. Zerfallzeit ein Jahr nach der Herstellung: 10 Sekunden. (Nach SCHROFF.)

Die Mischung nach SCHROFF läßt sich besonders gut tablettieren, wenn man sie vor der Pressung eine halbe bis eine Stunde in feuchte Luft stellt und dann nochmals gut mischt. Die Masse ist dann gleichsam granuliert. (J. ARENDS.)

Pyramidon	300,0
Pectin	15,0
Dextrin	15,0
Spiritus	nach Bedarf
	330,0

Verarbeitung wie bei Acid. phenylchinolincarbonic. unter „Rapp". (Nach RAPP.)

Aminophenazon, *pulv.*	400,0
Gummi arabic. pulv.	20,0
Tragacantha pulv.	1,2
Amyl. Oryzae	60,0
Talcum	18,0
	500,0

Die Mischung wird mit Spirit. dilut. gekörnt und nach kurzem Trocknen an der Luft gepreßt. Sollten Teile beim Pressen abspringen, so genügt ein leichtes Bespritzen (Blumenspritze) mit Spirit. dilut. (Nach KLEINKNECHT.)

Dimethylamino-phenyldimethylpyrazolon cum Acido phenylchinolincarbonico. (0,15 + 0 25 g.)

I	Amidopyrin *pulv.*	150,0
I	Acid. phenylchinolincarbonic.	250,0
I	Amyl. Marantae	90,0
I	Agar pulv. subt.	10,0
II	Spirit.	80,0
		500,0
III	Talcum	100,0
	1000 Tabletten =	600,0
	Tablettengewicht	0,6
	Durchmesser	12 mm

I wird mit II gekörnt. Man trocknet bei Zimmertemperatur und siebt III hinzu.

Zerfallzeit in Wasser: $^3/_4$ Minute. (Nach ALBERTUS.)

Dimethylamino-phenyldimethylpyrazolon cum Chinino.

I	Amidopyrin pulv.	100,0
	Chinin. hydrobromic.	100,0
	Amyl. Marantae	77,0
II	Agar pulv. subt.	2,5
	Aqua dest.	70,0
		279,5
III	Talcum	18,5
	Agar pulv. subt.	2,0
IV	Stearinäther (1 + 9)	15,0
	1000 Tabletten =	300,0
	Tablettengewicht	0,3
	Durchmesser	10 mm

I wird mit dem Schleim II gekörnt. Man trocknet bei Zimmertemperatur und siebt III hinzu. Wenn nötig, wird mit IV besprengt. Zerfallzeit in Wasser: 1 Minute. (Nach ALBERTUS.)

Diuretin

siehe *Theobromino-natrium salicylicum.*

Dufttabletten.

Die Grundmasse zu den in der Parfümerie gebräuchlichen Dufttabletten besteht aus 80 vH Reisstärke, 10 vH Magnesiumkarbonat und 10 vH Veilchenwurzelpulver. Die sorgfältig hergestellte Mischung wird mit Gelatinelösung 1 = 10 oder mit verdünnter Gummiarabikumlösung gekörnt, gut getrocknet und dann mit den untenstehenden wohlriechenden Lösungen durchtränkt bzw. besprengt. Nach nochmaligem Trocknen bei gelinder Temperatur werden Tabletten zu 1—2 g gepreßt.

Veilchen: Ionon, Ylang-Ylang-Öl je 50,0, Moschustinktur, Benzoetinktur je 200,0.

Flieder: Terpineol, Muguet, Moschustinktur, Benzoetinktur je 200,0.

Heliotrop: Heliotropin 200,0, Vanillin 50,0, Moschustinktur 100,0, Benzoetinktur 200,0.

Diese Parfümmischungen genügen für je 10—15 kg Tablettenmasse.

Durchfalltabletten.

(Antidiarrhoetabletten.)

I	Acid. tannic.	60,0
	Tannin. albuminat.	500,0
	Magnes. peroxydat.	100,0
II	Amyl. Solani	60,0
	Aqua dest. fervida	200,0
III	Pectin	200,0
		740,0

I wird mit dem aus II bereiteten Kleister gekörnt und durch Sieb 3 geschlagen. Dann wird oberflächlich getrocknet, III zugemischt, nochmals gesiebt und vollständig getrocknet.

1000 Tabletten zu 0,74 g (oder 2000 zu 0,37), Durchmesser 13 mm (bzw. 9 mm), mittelstarker Druck. (Nach J. Arends.)

Tannin. albuminat.	750,0
Amyl. Marantae	150,0
Cacao deoleat.	100,0

werden gemischt, mit einem Gemisch aus

Tinct. Opii simpl.	100,0
Ol. Menthae pip.	5,0
Spirit.	q. s.

gekörnt und zu Tabletten von 1,0 g Gewicht verarbeitet.

---

1. Rhiz. Tormentill. pulv. subt.	1000,0
2. Saccharin	5,0
3. Sacchar. alb.	100,0
4. Menthol	8,0
5. Ol. Menth. pip.	4,0
	1117,0

1, 2 und 3 werden mit Wasser gekörnt, bei mäßiger Wärme getrocknet und mit der Lösung von 4 in 5 bestäubt. — Man preßt Tabletten von 0,55 g. (Nach Kleinknecht.)

Durstlöschende Tabletten

(Vgl. auch *Brauselimonadetabletten.*)

Zur Herstellung durstlöschender Tabletten bedarf es zunächst einer Grundmasse, da man die Tabletten mit verschiedenem Geschmack anfertigt. Sie wird hergestellt aus

Acid. citric. pulv.	40,0
Acid. tartaric. pulv.	50,0
Sacchar. pulv.	1000,0

Man trocknet die Bestandteile einzeln gut aus, mischt innigst und setzt die Aromastoffe in der Weise zu, daß man die erforderliche Menge mit 100,0 Zucker der oben angegebenen Zuckermenge gut verreibt und der übrigen Masse zusetzt.

Als Geschmackszusatz verwendet man

für *Apfelsine:* 20 Tropfen süßes Pomeranzenöl und 10 Tropfen Anilinorange (1 : 100),

für *Himbeer:* 8,0 Himbeeräther und 20 Tropfen Himbeerrotlösung,

für *Vanille:* 15,0 Vanilleessenz,

für *Zitrone:* 15 Tropfen Zitronenöl und 25 Tropfen Saffrantinktur oder 10 Tropfen Anilingelb giftfrei für Speisezwecke (1 : 100).

Vor dem Pressen wird mit ätherischer Paraffin- oder Kakaobutterlösung (beides 1 : 10) besprengt.

Eastons Tabletten.

I	Strychnin. nitric.	1,5
	Chinin. sulfuric.	50,0
	Ferr. sulfuric. sicc.	75,0
	Sacchar. Lactis	37,0
	Amyl. Marant.	20,0
	Agar pulv.	6,5
II	Talcum	10,0
		200,0

I mit absolutem Alkohol körnen und mit II als Gleitmittel 1000 Tabletten daraus pressen mit je 0,0015 Strychninnitrat, 0,05 Chininsulfat und 0,075 Ferrosulfat. (Dan.)

Emser Tabletten,

künstliche, mit und ohne Menthol.

Wie *Sodener Tabletten.* (Siehe dort.)

Sacchar. alb. (Staubzucker)	1000,0
Ol. Cocos	30,0
Gummi arabic.	15,0
Aqua dest. q. s.	
Sal de Ems artefic.	80,0
	1125,0

Gesiebter Staubzucker wird in der Misch- und Knetmaschine mit der heißen Emulsion aus Kokosfett, Gummi und mit 25 g Wasser verarbeitet. Man gibt noch soviel heißes Wasser hinzu, daß eine eben feuchte, krümelige Masse entsteht. Diese wird durch die dem Sieb 3 entsprechende Mahlscheibe der Granuliermaschine gerieben; darauf wird die Masse oberflächlich bei geringer Wärme getrocknet. Man siebt die noch etwas feuchte Masse durch ein Sieb von 1 mm Maschenweite und trocknet das Granulat bei 40° im Heißlufttrockenschrank. Der vollständig getrockneten und nochmals gesiebten (Sieb 1 mm) Masse gibt man das einige Tage im Exsikkator über frischer Schwefelsäure aufbewahrte künstliche Emser Salz zu, mischt gut und preßt sofort zu Tabletten von 1,4 g Gewicht und 18—20 mm Durchmesser. Ziemlich kräftiger Druck; die Tabletten sollen möglichst langsam im Munde zergehen.

Stempel und Matrize müssen verchromt sein. (Nach SCHROFF.)

Als *Mineralwassertabletten* (siehe dort) stellt man Emser Tabletten nach folgender Vorschrift her:

Künstliches Emser Salz	250,0
Präparierter Zucker (s. S. 67)	750,0
	1000,0

Entkalkungstabletten

siehe *Tablettae antiscleroticae.*

Ephedrinum hydrochloricum.

Die Mischung aus 50 g Ephedrin. hydrochloric., 55 g Sacchar. Lactis und 90 g Amyl. Marantae wird mit Spiritus (90 Vol.-%) granuliert (Sieb 10). Nach dem Trocknen bei gewöhnlicher Temperatur und Hinzusieben von 5 g Talkpulver werden aus der Mischung 1000 Tabletten gepreßt. (Disp. Dan.)

Erfrischungstabletten.

50 g gepulverte Zitronensäure werden sorgfältig mit 10 kg präpariertem Zucker (siehe S. 67) gemischt. Dann setzt man etwa 10 g Zitronenöl oder Zitronenessenz zu und preßt in vorgewärmter Maschine in einem warmen Raum Tabletten zu 0,5 oder 1,0 g. Sollte die Masse trotz aller

Vorsichtsmaßregeln an den Stempeln kleben, besprengt man sie vor dem Pressen mit einer ätherischen Lösung von Ol. Cacao (1 : 10) oder Paraffin. liquid.

Ergotin

siehe *Extractum Secalis cornuti.*

Erlenmeyers Bromsalz.

(Vgl. auch *Bromum compositum.*)

Kalium bromatum	40,0
Natrium bromatum	40,0
Ammonium bromatum	20,0

verreibt man zu grobem Pulver und preßt ohne weiteres Tabletten zu 1 g.

Euphyllintabletten.

I	Euphyllin	20,0
	Sacch. Lactis	7,0
	Amyl. Solani	8,0
II	Spirit. dil. (etwa 5 ccm)	q. s.
III	Agar pulv.	1,0
	Talc.	4,0

I wird mit II gemischt und granuliert. Das Granulat wird bei gewöhnlicher Temperatur eine Stunde lang in dünner Schicht ausgebreitet, wobei der größte Teil des Weingeistes verdampft, und dann einen Tag im Kalktrockenschrank getrocknet. Hierauf mischt man mit III und stellt Tabletten mit dem gewünschten Euphyllingehalt her. — Da Euphyllin an der Luft Aethylendiamin abspaltet und CO_2 aufnimmt, so könnte man beim Granulieren einen Verlust an Aethylendiamin erwarten. Indessen wurde beim Arbeiten nach obiger Vorschrift kein merklicher Verlust beobachtet.

(Archiv for Pharmaci og Chemi 1939, 12.)

Expectorans compositum.

(Vgl. auch *Hustentabletten* und *Mixtura solvens.*)

Acid. benzoic.	150,0
Camphora trita	30,0
Füllmasse Arends	320,0
	500,0

1000 Tabletten zu 0,5 g, Durchmesser 13 mm, mittelstarker Druck.

Acid. benzoic.	30,0
Codein. phosphoric.	10,0
Rad. Ipecac. pulv.	10,0
Ol. Menth. pip.	gtt. XX
Sacchar. Lactis	200,0
Füllmasse Arends	249,0
	500,0

1000 Tabletten zu 0,5 g, Durchmesser 13 mm, mittelstarker Druck. (Nach J. Arends.)

Extracta fluida.

Fluidextrakte dampft man im Vakuum bis zur Konsistenz eines dicken Extrakts ein, gibt eine genügende Menge Milchzucker zu, körnt und preßt zu Tabletten. (Vgl. auch Extr. Secalis cornuti.)

Extracta sicca.

Trockene Extrakte mischt man mit Milchzucker und etwas Talk, körnt mit 90proz. Weingeist und preßt zu Tabletten.

Extracta spissa.

Wie bei Extr. Secalis cornuti angegeben zu verarbeiten.

Extractum Cascarae Sagradae siehe *Cascara Sagrada.*

Extractum Secalis cornuti — Ergotin.

Extract. Secalis cornuti spiss.	10,0
Amyl. Oryzae	10,0
Sacchar. Lactis pulv.	40,0

Die sorgfältig bereitete Mischung wird sofort zu 100 Tabletten zu 0,1 g Ergotin verarbeitet. Die Tabletten werden bei gelinder Wärme (nicht über 30°) getrocknet.

Faex medicinalis — Hefetabletten.

(*Blutreinigungstabletten.* Siehe auch ***Faex medicinalis cum Phenolphthaleino.***)

Zunächst Tablettierung *ohne* Bindemittel versuchen. Bei 25—30° trocknen und mit langsamer Tourenzahl pressen. Sonst *für kleine Mengen:*

Faex medic.	600,0
Sacchar. Vanillini (1 vH)	50,0
Amyl. Solani	100,0
	750,0

1000 Tabletten zu 0,75 g (Dosis 0,6), Durchmesser 13 mm, mittelstarker Druck. — Man erhält ohne Körnung gute Tabletten.

Für größere Mengen:

	Faex. medic.	500,0
	Sacchar. Vanillini (1 vH) pulv.	50,0
	Sacchar. pulv. subt.	50,0
nacheinander körnen mit		
	Gelatina alba	3,0
in 150,0 — 200,0 Aqua dest. gelöst,		
	Stearin. alb. Germanic.	7,0
in 50,0 Methanol gelöst.		610,0

Man schlägt durch Sieb 4, trocknet zunächst oberflächlich bei etwa 30°, treibt dann durch Sieb 3 und trocknet möglichst schnell bei derselben Temperatur (Vanillin ist flüchtig!) vollständig.

Tabletten zu 0,7 g. (Nach J. Arends und Peippelmann.)

Nach Farmaceutisk Tidende 1944, Nr. 40, stellt man Hefetabletten wie folgt her:

I	Faex medicinalis (Sieb 15 der Ph. Dan.)	200 g = 14000 B¹-Einheiten
	Sacch. Lact. pulv.	200 g
	Extract. Faec. spiss.	75 g = ungefähr 4800 B¹-Einheiten
II	Sol. Aneurin. hydrochl. (Vitamin B)	10 cg in 10 g = 33000 B¹-Einheiten
	Spir. conc.	45 g
III	Talc.	25 g

Hieraus werden 1000 Tabletten hergestellt.

Da die Binde- und Gleitmittelmenge mehr als 40 vH des Tablettengewichts ausmacht, muß dem Granulat eine B-Vitaminmenge zugefügt werden, die dem B-Vitamingehalt der Hefemenge entspricht, die durch das Binde- und Gleitmittel ersetzt ist. Das dicke Extrakt sorgt für den Ausgleich im Hinblick auf die übrigen Vitamine der B-Gruppe, da 1 g dickes Extrakt 5 g Bierhefe entspricht. Zu dem auf dem Wasserbade erw ichten dicken Extrakt setzt man die Aneurinhydrochloridlösung, und erst nachdem sich eine homogene Masse gebildet hat, gibt man

Weingeist unter Umrühren zu. Die Mischung wird nun auf einmal dem im voraus gesiebten Pulver (I) zugesetzt, rasch und gründlich durchgearbeitet und erst durch Sieb 5, dann durch Sieb 8 geschlagen. Das Granulat wird bei 30—35° getrocknet. Es darf nicht völlig trocken sein, sondern soll sich beim Herausnehmen aus dem Ofen ganz leicht feucht anfühlen. Beim Ausbreiten in dünner Schicht genügen hierzu 1—2 Stunden. Nach dem Abkühlen wird Talk zugesiebt und gewogen, um das Gewicht der einzelnen Tabletten festzustellen. Stellt man die Tabletten langsam her (ungef. 60 Tabletten pro Minute) und mit festem Druck, so werden sie so fest, daß sie sich leicht dragieren lassen.

Mitunter erhält man beim Körnen dieser Masse ein zähes Produkt, das nur durch Vermahlen (nach vollständigem Trocknen) wieder tablettierbar ist.

Faex medicinalis pulv. 100 g, Agar pulv. 10 g werden gemischt, schnell mit Spirit. dilut. 8 g durchfeuchtet und im Mörser verrührt, bis die Masse völlig gleichmäßig ist. Es wird nicht granuliert und ohne Verwendung von Talkum gepreßt. Ziemlich fester Druck (nicht hart). Tabl. 0,50 = 0,59 feucht, nach dem Trocknen = 0,55 (Stempel: 13 mm). Die Tabletten werden glatt, ziemlich fest und gleichmäßig. Zerfallzeit in kaltem Wasser im Laufe von ungefähr $^1/_2$—$^3/_4$ Stunde, in 37° C warmem Wasser in ungefähr 5—10 Minuten.

(K. Thönnesen, Tablet-Formler, Kopenhagen.)

Faex medicinalis cum Phenolphthaleino.

(Furunkulosetabletten, abführende Blutreinigungstabletten.)

Für kleine Mengen:

Faex. medic.	500,0
Sacchar. Vanillini (1 vH)	50,0
Sacchar. pulv. gross.	50,0
Phenolphthalein	50,0
Füllmasse Arends	50,0
	700,0

1000 Tabletten zu 0,7 g (Dosis 0,5 + 0,05 Phenolphthal.), Durchmesser 13 mm, mittelstarker Druck.

Für größere Mengen:

	Faex. medic.	500,0
	Sacchar. Vanillini (1 vH) pulv.	25,0
	Sacchar. pulv. subt.	25,0
	Phenolphthalein	75,0
nacheinander körnen mit		
	Gelatina alba	3,0
in 150,0 Aqua dest. gelöst,		
	Stearin. alb. Germanic.	7,0
in 50,0 Methanol gelöst.		
		635,0

Durch Sieb 4 schlagen, oberflächlich bei gelinder Temperatur trocknen, nochmals durch Sieb 3 treiben und vollständig trocknen.

1000 Tabletten zu 0,635 g (Dosis 0,5 + 0,075 Phenolphthal.), Durchmesser 13 mm, starker Druck.

(Nach J. Arends und Peippelmann.)

Farbentabletten.

(Vgl. *Tintentabletten* S. 247 und *Wäscheblautabletten* S. 249.)

Zur Streckung wird häufig Kochsalz zugesetzt. Man körnt mit Zelluloseleim. Aquarellfarben werden durch Eintauchen in eine Gummiarabicum-Lösung oder Bestreichen mit dieser glänzend gemacht.

Ferrum carbonicum cum Saccharo

siehe *Ferrum oxydatum cum Saccharo.*

Blaudsche Tabletten.

Möglichst immer frisch herstellen.

I	Ferr. sulf. sicc.	15,0
	Sacch. alb. pulv. (an Stelle des Zuckers kann man auch Traubenzucker nehmen)	13,5
	Gummi arab. pulv.	2,5
	Emulsio Theobrom.	5,5

werden granuliert und in der Wärme getrocknet.

II	Natr. bicarbon.	15,0
	Emulsio Theobrom.	3,5

werden gleichfalls granuliert und in der Wärme getrocknet. Zur Herstellung der Tabletten werden gleiche Teile I und II gemischt. Masse zur Herstellung von 150 Tabletten. Gehalt an Eisenkarbonat je Tablette 0,05 g.

Emulsio Theobrom.:

Ol. Cacao	150,0
Sapo medicat.	15,0
Gummi arab.	3,0
Acid. benzoic.	2,4
Aq. dest.	ad 600,0

Die Seife wird unter Erwärmen in 150 T. Wasser gelöst und die heiße Lösung dem Kakaoöl zugesetzt, dann wird die Benzoesäure, der Rest des Wassers und zum Schluß der Gummi durch Schütteln untergemischt. (Dtsch. Apoth.-Ztg. 1942, 7/8.)

Ferrum lacticum.

		Tabletten zu 0,15 g	zu 0,5 g
I	Ferr. lactic. pulv.	150,0	500,0
I	Amyl. Solani	41,0	70,0
I	Agar pulv. subt.	1,5	5,0
II	Spirit. dilut.	43,0	60,0
		192,5	575,0
III	Talcum	7,5	25,0
	1000 Tabletten =	200,0	600,0
	Tablettengewicht	0,2	0,6
	Durchmesser	8 mm	12 mm

I wird mit II gekörnt (Sieb 4). Man trocknet zunächst bei Zimmertemperatur, dann im Exsikkator bis zur Gewichtskonstanz; darauf wird III hinzugesiebt. Nach der Pressung werden die Tabletten nochmals für einige Tage in den Exsikkator gebracht und dann in paraffinierten Büchsen aufbewahrt.

Zerfallzeit in Wasser: $^3/_4$—1 Minute. (Nach ALBERTUS.)

I	Ferr. lactic.	500,0
I	Amyl. Marantae	70,0
I	Agar pulv.	5,0
II	Talcum	25,0
		600,0

I wird mit verdünntem Alkohol gekörnt und mit II als Gleitmittel gepreßt.

1000 Tabletten mit je 0,5 g Ferrolaktat. (Dan.)

Ferrum oxydatum cum Saccharo und Ferrum carbonicum cum Saccharo.

Ferr. oxydat. c. Sacch. mit gleichen Teilen Milchzucker oder 30 vH Amyl. Solani mischen, sehr gut trocknen und mit Alkohol körnen, ebenso *Ferr. carbonic. c. Sacch.*

Ferrum reductum.

Für kleine Mengen:

Ferr. reduct.	200,0
Füllmasse Arends	300,0
	500,0

1000 Tabletten zu 0,5 g (Dosis 0,2), Durchmesser 13 mm, starker Druck. (Bei schwächerem Druck klebt die Masse etwas an den Stempeln.)

(Nach J. Arends.)

Für größere Mengen:

Ferr. reduct.	200,0
Amyl. Solani	30,0
Sacch. Lactis	200,0
Stearin, gelöst in einer Mischung von 35 g Äther und 55 g Alkohol 96 vH	4,0
	434,0

1000 Tabletten zu 0,44 g (Dosis 0,2), Durchmesser 9 mm, starker Druck.

Das fein gemischte Pulver wird mit der Stearinlösung verrieben, bei 25—35° getrocknet und durch Sieb 4 geschlagen.

(Nach Horkheimer.)

I	Vanillin	1,5
	Tragacantha pulv.	10,0
	Ferr. reduct.	250,0
	Sacchar. pulv. subt.	500,0
	Sem. Cacao tost. express.	250,0
II	Spirit. dilut.	100,0
	1000 Tabletten =	1010,5
	Tablettengewicht	1,01
	Durchmesser	14 mm

Zerfallzeit in Wasser: $2^1/_2$ Stunden.

Da die Tabletten zum Lutschen bestimmt sind, spielt die Zerfallbarkeit in Wasser eine untergeordnete Rolle. (Nach Albertus.)

I	Ferr. reduct.	500,0
	Sacchar. pulv.	80,0
	Amyl. Marantae	200,0
II	Agar pulv.	10,0
	Aqua dest.	140,0
	Spirit.	50,0
III	Talcum	10,0
		800,0

I mit II körnen und mit III als Gleitmittel vermischen.
1000 Tabletten mit je 0,5 Eisen. (Dan.)

Ferr. reduct.	25,0
Sacchar.	50,0
Semen Cacao tostum expressum	25,0
Vanillin	0,15
Tragacantha	1,0 mit q. s. Aqua.

Zu 100 Tabletten. (Suec.)

Ferrum reductum cum Acido arsenicoso.

Ferr. reduct.	60,0
Acid. arsenicos.	1,0
Füllmasse Arends	230,0
Talcum	9,0
	300,0

1000 Tabletten zu 0,3 g (Dosis 0,06 + 0,001), Durchmesser 9 mm, starker Druck. (Nach J. Arends.)

I	Acid. arsenicos.	1,0
	Ferr. reduct.	500,0
	Sacchar. Lactis	80,0
	Amyl. Marantae	199,0
II	Agar pulv. subt.	10,0
	Aqua dest.	140,0
III	Spirit. conc.	50,0
		790,0
IV	Talcum	10,0
	1000 Tabletten =	800,0
	Tablettengewicht	0,8
	Durchmesser	10 mm

Aus II wird Schleim bereitet, in den III hineingerührt wird. Mit dieser Mischung wird I gekörnt (Sieb 3). Man trocknet bei Zimmertemperatur oder schwacher Wärme und siebt IV hinzu. Man läßt dann die Masse vor dem Pressen einige Stunden bei Zimmertemperatur stehen.

Zerfallzeit in Wasser: $^1/_2$ Minute. (Nach ALBERTUS.)

I	Acid. arsenicos.	1,0
	Ferr. reduct.	60,0
	Amyl. Solani	20,0
	Sacchar. Lactis	200,0
II	Stearin	3,0
	Aether	30,0
	Spirit. 96 vH	50,0
		284,0

I wird mit II verrieben, bei 25—35° getrocknet und durch Sieb 4 geschlagen.

1000 Tabletten zu 0,29 g, Durchmesser 9 mm, starker Druck.

(Nach HORKHEIMER.)

Ferr. reduct.	60,0
Acid. arsenicos.	1,0
Rad. Liquirit. pulv.	59,0
Amyl. Marantae	30,0
Sacchar. alb.	150,0
	300,0

1000 Tabletten zu 0,3 g.

Das feinst gemischte Pulver wird mit einer Lösung von 3,0 Ol. Cacao in 27,0 Äther verrieben und etwa $^1/_2$ Stunde lang zum Trocknen flach ausgebreitet. Dann wird durch Sieb 4 geschlagen und gepreßt.

(Nach MEYER.)

Ferrum tartaricum.

Die Mischung von 250 g Ferrotartrat, 25 g Saccharum, 5 g Agar pulv. und 25 g Amyl. Marantae wird mit q. s. Spiritus dilut. granuliert. Nach dem Trocknen bei gewöhnlicher Temperatur und Hinzusieben von 25 g Talkpulver werden aus der Mischung 1000 Tabletten gepreßt.

(Disp. Dan.)

Fichtennadelbadetabletten siehe *Badetabletten*.

Flores Chamomillae.

500,0 Kamillenblüten werden zweimal mit heißem Wasser ausgezogen. Die abgepreßten Auszüge werden (wenn möglich im Vakuum!)

eingedampft und der erhaltene Sirup mit so viel Milchzucker versetzt, daß nach dem Austrocknen 1000,0 Trockenrückstand verbleiben. Aus diesem Pulver werden Tabletten bereitet, deren jede der Hälfte ihres Gewichtes an Kamillenblüten entspricht. (Nach SALZMANN.)

Flores Cinae.

(Vgl. *Arzneipflanzen in Tablettenform.*)

Gepulverte Zittwerblüten lassen sich ohne weiteres zu Tabletten verarbeiten.

Flores Koso.

Flores Koso pulv. subt.	500,0
Sacchar. album	90,0
Gummi arabicum	10,0
	600,0

Mit 25 g verdünntem Weingeist gut durcharbeiten, durch Sieb 4 treiben, $^1/_4$ Stunde bei Zimmertemperatur trocknen und Tabletten zu 0,6 g pressen. Man kann auch die ungemischten Kosoblüten mit verdünntem Weingeist behandeln und direkt pressen. (Nach GROSS.)

Fluor albus-Tabletten siehe *Tabletten gegen Weißfluß.*

Folia Digitalis.

Fol. Digitalis pulv.	100,0
Magnes. peroxydat.	20,0
Füllmasse Arends	180,0
	300,0

1000 Tabletten zu 0,3 g (Dosis 0,1), Durchmesser 9 mm, mittelstarker Druck. (Nach J. AREENDS und PEIPPELMANN.)

I	Fol. Digitalis pulv. subt.	50,0
	Sacchar. Lactis, besonders scharf getrocknet	240,0
	Talcum	10,0
II	Ol. Cacao + Aether (1 + 9)	15,0
	1000 Tabletten =	300,0

Mischung I wird mit II besprengt und dann zu Tabletten gepreßt. Man trocknet im Exsikkator nach und füllt in paraffinierte Gefäße.

Zerfallzeit in Wasser: 50 Sekunden. (Nach ALBERTUS.)

Fol. Digitalis pulv.	100,0
Sacchar. Lactis	140,0
Talcum	10,0
	250,0

1000 Tabletten mit je 0,1 Folia Digitalis.

Das Pulver wird unmittelbar vor der Herstellung der Tabletten gemischt. Der Milchzucker muß vorher sehr gut getrocknet werden. Während der Tablettenherstellung muß der noch nicht in Arbeit genommene Teil der Mischung in einem dicht geschlossenen Glas aufbewahrt werden. Die Tabletten sind über gebranntem Kalk aufzubewahren. (Dan.)

Fol. Digitalis	100,0
Sacchar. Lactis	100,0
Amyl. Solani	95,0
Talcum	5,0
	300,0

Die Digitalisblätter (zubereitet nach Vorschrift des Deutschen Arzneibuches, 6. Ausgabe) werden einige Tage über frischer konzentrierter Schwefelsäure im Exsikkator nachgetrocknet und dann im Porzellanmörser zu feinem Pulver zerrieben. Die übrigen Bestandteile, die vollständig wasserfrei sein müssen, werden zugemischt. Zum Schluß wird die Mischung gesiebt.

1000 Tabletten zu 0,3 g (Dosis 0,1), Durchmesser 9—10 mm, möglichst schwacher Druck.

Die Benutzung verchromter Stempel ist empfehlenswert.

Zerfallzeit in Wasser ein Jahr nach der Herstellung: 35 Sekunden. (Nach SCHROFF.)

Folia Menthae piperitae.

(Tabletten mit ätherischem Pfefferminzöl siehe unter „*Pfefferminztabletten*".)

Fol. Menthae pip.	1000,0

500 Tabletten zu 2 g. — Die grob gepulverten Blätter (Sieb 4) werden durch Absieben vom feinen Pulver befreit und ohne weitere Vorbereitung zu Tabletten gepreßt.

Ein Trocknen der Pfefferminzblätter muß vermieden werden, um einem Verlust an ätherischem Öl vorzubeugen. (H.Dv. 5.)

Compressi folii Menthae Helv.:

Fol. Menthae pip.	500,0
Saccharin	0,1
Sirup. simpl.	q. s.

1000 Tabletten zu 0,5 g. Eine Tablette gibt mit 150 ccm siedenden Wassers fertigen Pfefferminztee.

Fol. Menthae pip.	2000,0
Sirup. simpl.	280,0

1000 Tabletten zu 2,0 g Fol. Menth. pip.

Die fein geschnittenen, vom Pulver befreiten Blätter werden einige Stunden in der Tinkturenpresse gepreßt, um die eingeschlossene Luft zu entfernen. Dann werden sie in einem Porzellanmörser ohne besonderen Druck mit einem Gemisch aus 120,0 Wasser und 280,0 Zuckersirup innig durchfeuchtet, in dünner Schicht bei höchstens 25—30° (!) getrocknet, durch Sieb 4 geschlagen und zu Tabletten gepreßt.

(Nach G. Arends.)

Folia Sennae.

(Vgl. *Arzneipflanzen in Tablettenform.*)

Gepulverte Sennesblätter lassen sich ohne weiteres zu Tabletten pressen. Man kann aber auch 10 vH Zuckerpulver zusetzen und mit verdünntem Weingeist körnen.

Folia Uvae ursi.

Fol. Uvae ursi	1000,0

200 Tabletten zu 5 g. — Die grob gepulverte Droge (Sieb 4) wird durch Absieben vom feinen Pulver befreit und ohne weitere Vorbereitung zu Tabletten gepreßt. (H.Dv. 5.)

Formaldehyd siehe *Munddesinfektionstabletten.*

Furunkulosetabletten

siehe *Faex medicinalis* mit und ohne Phenolphthalein.

Gichttabletten, Rheumatismustabletten

(Vgl. auch *Acid. phenylchinolincarbonic.*)

Einen spezifischen Einfluß auf gichtische Erkrankungen übt die Herbstzeitlose bzw. ihr Alkaloid Kolchizin aus[1]. Hierauf aufgebaute erprobte Formeln für Tabletten gegen Gicht lauten:

Colchicin	0,0005
Acid. phenylchinolincarbonic.	0,5

Colchicin	0,0005
Hexamethylentetramin	0,1
Kal. jodat.	0,1
Natr. salicylic.	0,2
Lith. carbonic.	0,1

Colchicin	0,0004
Natr. bromat.	0,05
Natr. carbonic.	0,15
Chinin. hydrochloric.	0,02
Lith. carbonic.	0,1

je Tablette; 3—4mal täglich 1 Stück. Nierenerkrankung bildet eine Kontraindikation.

Glycerinophosphata composita.

Calc. glycerinophosphoric.	100,0
Ferr. glycerinophosphoric.	50,0
Natr. glycerinophosphoric.	50,0
Strychnin. glycerinophosphoric.	1,0
Chinin. glycerinophosphoric.	5,0
Füllmasse Arends	394,0
	600,0

1000 Tabletten zu 0,6 g, Durchmesser 13 mm, mittelstarker Druck.

(Nach J. Arends.)

Glycyrrhizin.

Glycyrrhizin	10,0
Sacchar. pulv.	990,0
Ol. Laurocerasi	gtt. X

1000 Tabletten zu 0,01 g Glycyrrhizin.

---

[1] Freude: Therap. d. Gegenw. 1933, 8; Schmiedebergs Archiv exp. Pathol. 1932, Bd. 165, 208; Pharma-Medico 1934, 46.

Grippeschutztabletten

siehe *Munddesinfektionstabletten.*

Guarana.

Pasta Guarana pulv.	500,0
Sacchar. Vanillini (1 vH)	50,0
(Aus grobkörnigem Zucker zu bereiten)	
Füllmasse Arends	50,0
	600,0

1000 Tabletten zu 0,6 g, Durchmesser 13 mm, mittelstarker bis starker Druck. (Nach J. Arends.)

Die Guarana-Paste kann auch durch Vorpressen oder durch Körnen mittels Stärkekleister zu Tabletten gepreßt werden. Die mit Traganth zubereitete Tablettenmasse liefert schwer zerfallende Tabletten. (Nach Weichherz-Schröder.)

Pasta Guarana pulv.	100,0
Sacchar. pulv.	5,0
Amyl. Oryzae	5,0

mischt man und verreibt mit

Mucil. Gummi arab.	q. s.

zur krümeligen Masse. — Tabletten zu 0,3 g (Dosis 0,25). (Nach Dieterich.)

Heroin.

Wie *Morph. hydrochloric.* (Vgl. auch allgemeine Anweisung S. 67.)

Hexamethylentetraminum — Urotropin.

Hexamethylentetramin	500,0
Pectin	10,0
	510,0

1000 Tabletten zu 0,51 g (Dosis 0,5), Durchmesser 13 mm, mittelstarker bis starker Druck. — Bei 25—30° kurze Zeit vortrocknen. Sofort in gut schließende Gefäße füllen, da die Tabletten an der Luft leicht gelb werden. Nur soviel anfertigen, wie innerhalb eines halben Jahres bestimmt verbraucht wird, da die Tabletten bei längerer Aufbewahrung einer gewissen Zersetzung anheimfallen.

Hexamethylentetramin läßt sich, besonders wenn es noch nicht zu lange gelagert hat, auch ohne jeden Zusatz vorzüglich pressen und wird deshalb gern zur Vorführung von Tablettenmaschinen benutzt. Die Wasserlöslichkeit von Tabletten, die kein Pektin oder ähnliche Quellmittel enthalten, läßt jedoch zu wünschen übrig. (Nach J. ARENDS.)

	Tabletten	zu 0,5 g	zu 1,0 g
I	Hexamethylentetramin	500,0	1000,0
	Amyl. Marantae	80,0	160,0
II	Amyl. solubile	5,0	10,0
	Aqua dest.	25,0	50,0
		585,0	1170,0
III	Talcum	15,0	30,0
	1000 Tabletten =	600,0	1200,0
	Tablettengewicht	0,6	1,2
	Durchmesser	12 mm	14 mm

I mit II körnen (Sieb 3). Bei Zimmertemperatur oder im Exsikkator trocknen; dann III hinzusieben.

Zerfallzeit in Wasser: $^1/_2$—$1^1/_4$ Stunde. (Nach ALBERTUS.)

Vorschrift der H.Dv. 5 (nebst Gehaltsbestimmung):

Hexamethylentetramin	500,0
Amyl. Marantae	50,0
	550,0

1000 Tabletten zu 0,55 g. Die Mischung wird ohne weitere Vorbereitung gepreßt.

Gehaltsbestimmung:

Eine gewogene Tablette wird in 50 ccm Normalschwefelsäure gelöst und die Lösung 1 Stunde am Rückflußkühler, dann ohne Kühler bis zum Verschwinden des Formaldehydgeruchs gekocht.

Nach der Abkühlung titriert man unter Zusatz von Methylorange als Indikator mit Normalnatronlauge zurück.

1 ccm Normalschwefelsäure = 0,035 g Hexamethylentetramin.

Hexamethylentetramin	500,0
Pectin	20,0
	520,0

Kristallisiertes Hexamethylentetramin, erhalten durch Absieben mittels Sieb 4, wird einige Tage im Kalktrockenschrank nachgetrocknet und dann mit dem Pektin gleichmäßig ohne Reiben gemischt.

1000 Tabletten zu 0,52 g, Durchmesser 13 mm, kräftiger, doch nicht zu harter Druck. Sollten die Tabletten nicht fest genug sein und abbröckeln, so bewahrt man sie einige Wochen in einer Blechdose auf und siebt erst dann den Pulverstaub ab. — Die Tabletten zerfallen nach einem Jahr in 45 Sekunden. (Nach SCHROFF.)

Urotropin	500,0
Pectin	25,0
Dextrin	25,0
Spirit. 70 vH	150 ccm
	550,0

1000 Tabletten zu 0,55 g (Dosis 0,5). Verarbeitung wie bei Acid. phenylchinolincarbonic. unter „Rapp". (Nach RAPP.)

Hexamethylentetraminum compositum.

Opium conc. 0,01, Camphora 0,05, Hexamethylentetramin 0,35, Acid. boric. 0,35, Kal. bromat. 0,35.

I	Opium. conc.	10,0
	Hexamethylentetramin pulv.	350,0
	Acid. boric. pulv.	350,0
	Kal. bromat. pulv.	300,0
	Amyl. Tritici	90,0
II	Mucilago Cydoniae	35,0
	Spirit.	35,0
		1100,0
III	Camphora	50,0
	Kal. bromat.	50,0
	Talcum	100,0
	1000 Tabletten =	1300,0
	Tablettengewicht	1,3
	Durchmesser	16 mm

I wird mit II gekörnt (Sieb 3). Man trocknet bei Zimmertemperatur. Die Bestandteile von III werden gemischt, gesiebt und mit dem Granulat aus I und II vermengt.

Zerfallzeit in Wasser: 30—80 Sekunden.

In gut verschlossenem Gefäß kühl aufzubewahren.

(Nach ALBERTUS.)

Hexamethylentetramin	910,0
Resina Kavae	90,0
	1000,0

Die Bestandteile werden gemischt und daraus Tabletten zu 0,55 g Gewicht und 12 mm Durchmesser hergestellt. (Syndikat.)

Hexamethylentetramin-Methylenblau.

Hexamethylentetramin	10 kg
Methylenblau	1 „
Talcum	0,25 „

Das Gemisch kann ohne Vorbereitung verpreßt werden. Der feine Staub des Gemisches färbt so stark, daß im selben Raum gleichzeitig keine andere Arbeit ausgeführt werden kann.

(Nach Weichherz-Schröder.)

Hexamethylentetramintriborat.

Acid. boric.	1,86 kg
Hexamethylentetramin	1,4 „

Die beiden Bestandteile werden in einer Knetmaschine so lange geknetet, bis die Masse von allein feucht wird und eine teigige Konsistenz annimmt. Die Masse wird nun in einer Reibmaschine gekörnt, getrocknet und nach dem Trocknen durch ein Sieb geschlagen. Der feine Staub wird mit einem feineren Siebe entfernt, vorgepreßt und nach dem trockenen Granulieren zur Hauptmasse des Granulats hinzugefügt. Im Bedarfsfall kann die ganze Masse öfters vorgepreßt werden.

(Nach Weichherz-Schröder.)

Homöopathische (biochemische) Tabletten.

Diese Tabletten bestehen nach dem Homöopathischen Arzneibuch in ihrer Grundmasse aus reinem Milchzucker. Die arzneilichen Zusätze sind mengenmäßig so gering, daß sie die Technik der Tablettenherstellung nicht beeinflussen.

Der pulverförmige, mit dem Arzneimittel versetzte Milchzucker wird mit etwas kochendem Wasser zu einer plastischen Masse angestoßen. Dann wird unter öfterem Umschaufeln scharf ausgetrocknet, doch so, daß die krümelige Form erhalten bleibt. Darauf wird im Exsikkator mindestens 12 Stunden getrocknet. Man schlägt durch Sieb 3, befreit vom feinen Pulver, das bei einer späteren Herstellung wieder verwendet werden kann, und bringt das gesiebte Gut nochmals in den Exsikkator, da bei der Zertrümmerung der Teilchen immer noch eingeschlossene Feuchtigkeit zum Vorschein kommt. Die gleichmäßig gekörnte Masse läßt sich ohne Störung verpressen, vorausgesetzt, daß in einem trockenen Raum gearbeitet wird und daß die Stempel sorgfältig abgerieben und mit trockenem Talk bestreut werden. Trocknung im Kalktrockenschrank an Stelle des Exsikkators genügt *nicht*.

(Nach MEYER-COLDITZ.)

Wo indifferente Zusätze gestattet sind, arbeitet man besser nach einer der folgenden Vorschriften:

a) *Mit Gelatine:*

Sacchar. Lactis pulv.	2500,0

vorwärmen und mit einer heißen Lösung von Gelatina alba 20,0 in Aqua dest. 200,0 sorgfältig durcharbeiten. Durch Sieb 3 schlagen, oberflächlich trocknen, nochmals durch Sieb 3 treiben und vollständig trocknen. Dann Talc. 50,0 zugeben und mit mittelstarkem Druck pressen.

b) *Mit Stärke:*

Sacchar. Lactis pulv.	1000,0

mit einem heißen, dünnen Kleister aus Amyl. Solani 4,0 und Aqua dest. 110,0 körnen. Die feuchte Masse zu etwa faustgroßen Bällen formen und so durch Sieb 3 reiben. Das Granulat gut trocknen und danach noch 12—24 Stunden in den Kalktrockenkasten legen. Stempel und Matrize gut mit Talk einpudern. Wenn die Masse zu stark am Stempel klebt, mischt man unter das fertige Granulat 2 vH getrockneten Talk.

(Nach J. ARENDS.)

Hustentabletten.

(Vgl. auch *Antikatarrhtabletten, Expectorans compositum, Mixtura solvens, Munddesinfektionstabletten* und *Stimmtabletten.*)

Acid. benzoic.	5,0
Rad. Ipecac. pulv.	5,0
Stib. sulfurat. aurantiac.	5,0
Sacchar. pulv.	280,0
Sacchar. Lactis	184,0
Ol. Anisi	0,5
Ol. Foeniculi	0,5
Talcum	20,0
	500,0

Die vorgetrockneten festen Bestandteile mischt man sorgfältig mit einer Anreibung der Öle mit einem Teil des Zuckers, körnt mit Spirit. dilut. q. s. und fügt vor dem Pressen den Talk hinzu.

Hydrargyrum bichloratum.

(Compressi, Pastilli, Tablettae Hydrargyri bichlorati.)

Hydrarg. bichlorat.	500,0
Natr. chlorat.	500,0

Die fein gepulverte Mischung wird mit wäßriger Eosinlösung lebhaft rot gefärbt, getrocknet und die so erhaltene krümelige Masse zu Zylindern von 1 oder 2 g Gewicht gepreßt, von denen jeder doppelt so lang als dick sein muß. Die Masse darf nur mit Gummihandschuhen berührt werden. (Nach G. Arends.)

Die folgenden Vorschriften aus verschiedenen Pharmakopöen zeigen, daß zwischen Pastillen und Tabletten im allgemeinen hier kein Unterschied gemacht wird. (Vgl. S. 1 und 2.)

Hydrarg. bichlorat.	500,0
Kal. chlorat.	500,0
Aqua dest.	0,6
Säureviolett	50,0

1000 Tabletten mit je 0,5 Sublimat. (Dan.)

Compressi Hydrargyri bichlorati Helv.:

Hydrarg. bichlorat.	660,0
Natr. chlorat.	333,0
Eriocyanin A	0,5
Methylen. coerul.	0,5
	1000,0

Tabletten zu 0,375, 0,75 und 1,5 g mit je 0,25, 0,5 und 1 g Sublimat. In gut verschlossenen Gläsern aufzubewahren.

Pastilli Hydrargyri bichlorati — Sublimatpastillen.

Toxitabellae Hydrargyri Bichloridi (magnae et parvae): Gefärbte, eckige oder unregelmäßige, nicht runde, Tabletten aus Quecksilberchlorid + gleiche Menge geeignetem Zusatz (ohne Angabe, ob NaCl oder KCl). Die Farbe ist nicht angegeben. *T. magnae* je 0,45—0,55 g $HgCl_2$, *T. parvae* je 0,1125—0,1375 g $HgCl_2$. (Amer.)

Comprimés de chlorure mercurique: $HgCl_2$ + NaCl, 1 + 1, blau gefärbt mit 0,5 vH Indigocarmin. Gehalt der einzelnen Tabletten nicht angegeben. (Belg.)

$HgCl_2$ + NaCl, 1 + 1, blau mit Indigocarmin, je 1 g Gewicht = 0,489 bis 0,509 g $HgCl_2$. (Brasil.)

$HgCl_2$ 500 g, KCl 500 g, Säureviolett 0,6 g, Aqua dest. 50 g, sechseckige Tabletten mit je 0,5 g $HgCl_2$. (Dan.)

$HgCl_2$ 500 g, NaCl 499 g, Eosin 1,0 g, Aqua dest. 50 g. Tabletten zu 1 oder 2 g mit 0,472—0,516 g oder 0,945—1,032 g $HgCl_2$. (Fenn.)

Wie *Helvet.*, Pastillen zu 0,75 g und 1,5 g mit 0,50 g und 1,0 g $HgCl_2$. (Jugoslav.)

Pastillae Chloreti hydrargyrici: $HgCl_2$ 1000 g, NaCl 400 g, 2 g blauer Anilinfarbstoff (geeignet ist Cyanolblau Nr. 25602 der früheren I. G. Farbenindustrie), gelöst in 98 g gesättigter Natriumchloridlösung. 1000 Pastillen zu je 2 g mit 0,95—1,05 g $HgCl_2$. (Nederl.)

Tablettae compressi Chloreti hydrargyrici: $HgCl_2$ 500 g, KCl 400 g, Acid. boric. 100 g, Eosin 1,5 g, gelöst in Alkohol 70 g, 1000 Pastillen. Bei 40° zu trocknen. (Portug.)

Tabulettae Hydrargyri bichlorati: $HgCl_2$ 50 T., NaCl 50 T. gefärbt mit 1 proz. Fuchsin- oder Rhodaninlösung, Pastillen mit je 1 g oder 0,5 g $HgCl_2$. (Ross.)

Hydrargyrum chloratum (Calomel).

(Vgl. allgemeine Anweisung S. 67 und bei Morph. hydrochloric.)

Vorschrift der H.Dv. 5 (nebst Gehaltsbestimmung):

Hydrarg. chlorat.	200,0
Sacchar. Lactis	250,0
Amyl. Marantae	165,0
Talcum	80,0
Cinnabaris	5,0
	700,0

1000 Tabletten zu 0,7 g. — Milchzucker und Stärke werden getrocknet und mit dem vorher mit Talk und Zinnober verriebenen Quecksilberchlorür gemischt, die Mischung wird durchgesiebt. Es ist leichter Druck anzuwenden.

Gehaltsbestimmung:

Eine gewogene Tablette wird in einem Erlenmeyerkolben mit eingeriebenem Glasstopfen von 100 ccm Inhalt mit 20 ccm n/10-Jodlösung und 1 g festem Kaliumjodid versetzt und sogleich solange anhaltend geschüttelt, bis sich aller Kalomel gelöst hat. Sollte die Tablette nicht rasch zerfallen, so ist sie mit einem Glasstab zu zerdrücken. Die Mischung enthält noch einen dunklen Niederschlag, der von der Stärke herrührt. Dann wird sofort mit n/10-Natriumthiosulfatlösung titriert (Mikrobürette). Gegen das Ende werden 15 Tropfen Stärkelösung zugesetzt. Nach dem Verschwinden der blauen Farbe der Lösung werden noch 0,5 ccm n/10-Thiosulfat zugegeben. Die Mischung wird hierauf rasch durch ein Filter von 8 cm Durchmesser filtriert, Kolben und Filter werden dreimal mit je 5 ccm Wasser nachgewaschen, die Waschwässer mit dem Filtrat vereinigt und diesem 1 ccm n/10-Jodlösung zugesetzt. Dann wird die Flüssigkeit sofort zu Ende titriert.

1 ccm n/10-Jodlösung = 0,0236 g Hydrarg. chlorat. 0,20 g Hydrarg. chlorat. verbrauchen 8,47 ccm n/10-Jodlösung.

Nach Bosee und Perlenfein führt man zur Bestimmung des Chlors des Kalomels dieses in Kochsalz über, indem man die Tabletten (= 0,5 g Kalomel) mit Natriumbikarbonat und Natriumkarbonat im Nickeltiegel verascht. Dann zieht man das Reaktionsgemisch mit Wasser aus und gibt 30 ccm n/10-Silbernitrat und 5 ccm Salpetersäure zu. Nach dem Abfiltrieren titriert man das Filtrat mit Ammoniumrhodanid. Aus dem gefundenen Wert für unverbrauchtes Silbernitrat läßt sich dann in bekannter Weise das Kalomel berechnen[1].

Untersuchung von Kalomel-Tabletten auf Sublimat. Die Untersuchungsvorschrift des DAB. 6. (Schütteln mit Wasser, Filtrat mit Silbernitrat prüfen) ergibt bei den geringen in Frage kommenden Sublimatmengen kaum einen qualitativ genügenden Hinweis. Dagegen egnet sich sowohl quantitativ als qualitativ zum Nachweis geringster Quecksilbermengen Diphenylcarbazon (Stocks Quecksilberreagenz), das nur mit Quecksilberoxydulverbindungen reagiert (Grenzkonzentration 1 : 500000). Bei geringsten Konzentrationen erhält man mit 1 proz. alkoholischer Lösung eine weinrote, bei größeren Konzentrationen eine rotviolette bis violette Färbung.

Zunächst konnte qualitativ festgestellt werden, daß in sämtlichen untersuchten Calomeltabletten (1930—1939) geringe Mengen Sublimat vorhanden waren, in steigender Menge mit dem Alter der Herstellung.

---

[1] J. Amer. pharm. Assoc., sci. Edit. **29**, 132, 1940; ref. Chem. Zentrbl. **1942** I, 230.

Die quantitative Bestimmung erfolgte in der Weise, daß je eine Calomeltablette verrieben und mit 10 ccm absolutem Alkohol ausgeschüttelt wurde. Das Filtrat wurde mit Alkohol auf 10 ccm gebracht und mit je 0,5 ccm 0,1 proz. alkoholischer Diphenylcarbazonlösung versetzt. Die violette bzw. weinrote Färbung wurde mit der Färbung einer entsprechend verdünnten alkohol. Lösung von $HgCl_2$ verglichen. Durch entsprechende Verdünnung der Stammlösung konnte die fragliche Sublimatkonzentration kolorimetrisch ermittelt werden.

(Aus dem Wehrkreissanitätspark IV in Leipzig, 1939.)

Hydrargyrum oxycyanatum.

(Compressi Hydrargyri oxycyanati Helv.)

Hydrarg. oxycyanat.	1000,0
Acid. boric.	250,0
Eriocyanin A	0,7

Zylinderförmige Tabletten zu 0,625 und 1,25 g (Dosis 0,5 und 1,0). Die Lösung der Tabletten darf nicht über freiem Feuer erfolgen. Vor Licht geschützt aufzubewahren. (Helv.)

Hydrogenium peroxydatum.

Ein Gemisch molekularer Mengen von Natriumperborat und Natriumbitartrat entwickelt beim Lösen in Wasser Wasserstoffsuperoxyd. Aus ihm lassen sich Tabletten pressen. Auch eine Wasserstoffsuperoxyd-Harnstoffverbindung entwickelt in wäßriger Lösung H_2O_2. Die entsprechenden Tabletten werden aus Urea pura mit 30 vH H_2O_2 erzeugt, indem man Urea in H_2O_2 löst.

Tabletten gegen Impotenz.

(Vgl. auch *Yohimbin* und *Nerventabletten.*)

Yohimbin. hydrochloric.	7,5
Calc. glycerino-phosphoric.	10,0
Sacchar. Vanillini 1 vH	5,0
Cacao pulv.	87,4
Sacchar. Lactis	110,0

mischen, in einer Schale auf dem Wasserbad vorwärmen und nacheinander verarbeiten mit

Gelatina alba	15,0	gelöst
Saccharin	0,1	
Aqua dest.	70,0	

und

Stearin. alb. Germanic.	10,0	gelöst
Ol. Cacao	5,0	
Methanol	30,0	

Durch Sieb 3 schlagen und scharf trocknen.

1000 Tabletten zu 0,25 g, Durchmesser 6—9 mm, starker Druck, da die Tabletten gekaut werden. (Nach J. Arends.)

Extr. Muirae Puamae sicc.	100,0	
Ovolecithin Merck	50,0	verrieben mit
Magnes. peroxyd.	150,0	
Chinin. glycerinophosphoric.	25,0	
Ferr. glycerinophosphoric.	25,0	
Cacao pulv.	50,0	
Füllmasse Arends	50,0	
Amyl. Solani	85,0	
Talcum	15,0	
	550,0	

1000 Tabletten zu 0,55 g. (Nach J. Arends.)

Als *Exzitanzien* kommen außer Yohimbin in Betracht: Bibergeil, Vanille und Muskatnuß, ferner Fol. Damianae, Radix Ginseng und Radix Kava-Kava, und als angeblich stärkstes Aphrodisiakum Lignum Muira Puama.

Als *Tonikum* setzt man gern Testes siccati pulv. zu.

Ipecacuanha.

(Tablettae, Compressi Ipecacuanhae, Compressi Vignier.)

Radix Ipecacuanhae pulv.	10,0
Tragacantha	6,0
Saccharum	984,0

mit Pomeranzenblütenwasser granulieren, 1000 Tabletten zu 1 g. (Belg.)

Ipecacuanha opiata.

Lösliche Dovertabletten.

Jede Tablette von etwa 0,25 g enthält: Extract. Ipecac. sicc. 0,002 g, Extract. Opii 0,001 g, Sacchar. Lactis 0,2 g, Amylum Maydis 0,05 g. (Helvet.)

Jod-Lecithin.

2,5 kg	Lecithin aus Ei,	7,5 kg	Milchzucker,
5 „	Jodkali,	0,3 „	Agarpulver,
5 „	Magnesiumoxyd,	0,6 „	Talkum.
10 „	Bolus alba.		

Das Lecithin wird mit dem Magnesiumoxyd verrieben; sollte hierbei keine trockene Masse entstehen, so wird noch etwas Bolus alba zugefügt. Das Jodkali wird getrennt mit 1 vH Paraffin behandelt, so wie dies bei den Kaliumjodid-Tabletten beschrieben worden ist. Sämtliche Bestandteile werden trocken vermischt vorgepreßt und gekörnt. Das Granulat vermengt man mit dem Talk und dem Agar und verpreßt es zu 0,3 g schweren Tabletten. (Nach WEICHHERZ-SCHRÖDER.)

Kaffeetabletten.

Gemahlener Kaffee kann ohne Zusatz in Tabletten und Würfel gepreßt werden.

Für Heeres- und Schiffsverpflegung sind Blöcke zu 100—125 g im Handel, die, mit Einkerbungen versehen, leicht in sechs Teile geteilt werden können. Für diese großen Preßlinge ist infolge der elastischen Beschaffenheit der Masse eine Maschine mit progressiv wirkendem Druck zu empfehlen. Vielfach sind auch rechteckige Preßlinge in der Größe von etwa 25×50 mm und mit einer Dicke von etwa 8—10 mm im Handel. (Nach DÜHRING.)

Zur Herstellung von Kaffeetabletten verwendet man 1 Teil gerösteten Kaffee bester Sorte, 2 Teile Zucker und so viel warmes Wasser als erforderlich ist. Alle löslichen Bestandteile des Kaffees werden in einem Verdrängungsapparat durch das heiße Wasser ausgezogen. Die klar filtrierte Flüssigkeit wird mit dem Zucker vermischt und dann vorsichtig, am besten im Vakuum, zur Trockne eingedampft. Zuletzt wird die trockene Masse gekörnt, mit einem Gleitmittel versehen und zu Tabletten gepreßt.

Kakaotabletten.

Entölter Kakao	80,0
Trockenmilchpulver	80,0
Zuckerpulver	60,0

Es ist darauf zu achten, daß stets nur frisches Vollmilchpulver verwendet wird, denn sonst erhält das Erzeugnis leicht einen ranzigen Geschmack, auch ist es unerläßlich, daß die fertigen Tabletten in Stanniol verpackt werden.

Kalium bromatum

läßt sich als grobes Pulver nach leichtem Trocknen ohne weiteres zu Tabletten verarbeiten, die (im Gegensatz zu der folgenden Vorschrift) mit Wasser eine klare Lösung ergeben.

	Tabletten zu	0,1 g	0,5 g	1,0 g
I	Kal. bromat. pulv.	100,0	500,0	1000,0
I	Amyl. Tritici	95,0	55,0	110,0
II	Spirit. dilut.	12,0	8,0	16,0
		195,0	555,0	1110,0
III	Talcum	5,0	5,0	10,0
	1000 Tabletten =	200,0	560,0	1120,0
	Tablettengewicht	0,2	0,56	1,12
	Durchmesser	8 mm	8 mm	12 mm

I wird mit II befeuchtet und durch Sieb 4 geschlagen. Nach dem Trocknen bei etwa 30° wird III hinzugesiebt.

Zerfallzeit in Wasser: Etwa 1 Minute. (Nach ALBERTUS.)

Kalium chloricum.

Wird mit der nötigen Vorsicht (!) mit einigen Tropfen Weingeist fein verrieben und nach dem Trocknen ohne weiteres zu Tabletten verarbeitet.

Kal. chloric.	100,0
Carmin. rubr.	0,5
Tragacantha pulv.	6,0
Sacchar. alb.	893,5

mit Pomeranzenblütenwasser granulieren und Tabletten zu 1 g pressen. (Belg.)

Kalium dichromicum.

(Zur Konservierung von Milchproben.)

I	Kal. dichromic. pulv.	500,0
I	Amyl. Solani	80,0
II	Amyl. solubile	5,0
II	Aqua dest.	50,0
		585,0
III	Talcum	15,0
IV	Stearinäther (1 + 9)	10,0
	1000 Tabletten =	600,0
	Tablettengewicht	0,6
	Durchmesser	10 mm

I wird mit dem Schleim II gekörnt. Man trocknet bei Zimmertemperatur und siebt III hinzu. Wenn nötig, mit IV besprengen.

Zerfallzeit in Wasser: 1 Minute. (Nach ALBERTUS.)

Kalium ferrocyanatum.

(Reagens auf Eiweiß im Harn.)

Kal. ferrocyanat.	15,0
Ammon. sulfuric.	30,0
	45,0

1000 Tabletten zu 0,045 g (0,015 Kaliumferrocyanid). — Die fein geriebenen und gemischten Bestandteile lassen sich leicht zu Tabletten verarbeiten. Vor der Einwirkung der Kohlensäure der Luft schützt man sie durch Aufbewahren über Natronkalk.

Kalium jodatum.

Kal. jodat.	300,0
Natr. bicarbonic.	60,0
	360,0

1000 Tabletten zu 0,36 (Dosis 0,3), Durchmesser 9 mm, mittelstarker Druck. — Da die Masse ziemlich hygroskopisch ist, bringt man sie etwas erwärmt in den Füller und legt die fertigen Tabletten vor dem Abfüllen einige Zeit in den Exsikkator oder Kalktrockenkasten. Korke paraffinieren. Stempel und Matrize nach Gebrauch peinlichst säubern und einfetten!

Durch den Zusatz von Natr. bicarb. erhält man die Tabletten weiß. Das im Verlauf der Zeit oder bei zu starkem Pressen frei werdende Jod würde die Tabletten anderenfalls färben.

Zerfallzeit in Wasser: Etwa 5 Minuten. (Nach J. ARENDS.)

Vorschrift der H.Dv. 5 (nebst Gehaltsbestimmung):

Kal. jodat.	1000,0
Natr. bicarbonic.	50,0

1000 Tabletten zu 1 g.

Das Jodkalium wird fein zerrieben und mit dem Natriumbikarbonat vermischt. Die Masse wird, wenn nötig, bei höchstens 40° getrocknet, durch Sieb 4 geschlagen und dann ohne weitere Vorbereitung gepreßt.

Für die Herstellung dieser Tabletten sind Stempel aus nichtrostendem Stahl zu empfehlen.

Die Stopfen der Tablettengläser werden mit Paraffin überzogen.

Gehaltsbestimmung:

Eine gewogene Tablette wird in wenig Wasser gelöst, die Lösung in einem 100 ccm-Meßkolben bis zur Marke aufgefüllt. 50 ccm dieser Lösung werden mit 35 ccm n/10-Silbernitratlösung versetzt und geschüttelt, bis sich der Niederschlag zusammengeballt hat.

Nach Zusatz von 2 ccm Salpetersäure (25 proz.) und 5 ccm einer kalt gesättigten Ferriammonsulfatlösung wird das ungebundene Silbernitrat mit n/10-Ammonrhodanidlösung zurücktitriert. Bis zum Eintritt der bleibenden Rotfärbung sollen nicht weniger als 4,7 und nicht mehr als 4,9 ccm n/10-Ammonrhodanidlösung verbraucht werden.

1 ccm n/10-Silbernitratlösung = 0,0166 g Kal. jodat.

---

1 kg Kaliumjodid wird im Vakuum getrocknet und in einer Kugelmühle feinst gepulvert. Das Pulver wird mit einer Lösung von 20 g Natriumkarbonat in 40 g Wasser angefeuchtet und dann noch Wasser hinzugefügt, bis eine teigige Masse entsteht. Nach dem Körnen durch ein Sieb wird das Granulat scharf getrocknet und mit mittlerem Druck zu Tabletten gepreßt. Die Stempel sollen aus nichtrostendem Stahl angefertigt sein. Das Tablettieren gelingt nur in einem ganz trockenen und geheizten Raum, da die Masse stark an der Matrize und am Stempel klebt. Es gelingt fast immer mit einer Handpresse, die aber natürlich keine genügende Leistungsfähigkeit besitzt. Viel leichter kommt man zum Ziel, wenn man das feingepulverte Jodkalium in erwärmtem Zustand mit 1—1,5 vH geschmolzenem Paraffin verreibt und nochmals durch ein Sieb schlägt. Jetzt körnt man mit der Natriumkarbonatlösung und preßt nach dem Trocknen.

(Nach Weichherz-Schröder.)

Kalium permanganicum.

Man läßt die Kristalle zwei Tage lang im Exsikkator austrocknen, zerreibt sie zu ganz grobem Pulver und erhält dann mit starkem Druck ohne jeden Zusatz vorzügliche Tabletten. (Nach J. Arends.)

Compressi (Tablettae) Kalii permanganici.

Kaliumpermanganattabletten.

Ein Gemisch von je 1 T. Kaliumpermanganat (pulv. V) und Natriumchlorid (V) wird ohne Zusätze zu Tabletten von je 1 g gepreßt.

(Helvet.)

Kalium sulfoguajacolicum.

Das sehr gut ausgetrocknete, durch Sieb 4 getriebene Salz kann ohne weiteres zu Tabletten verarbeitet werden.

	Tabletten zu	0,5 g	zu 1,0 g
I	Kal. sulfoguajacolic.	500,0	1000,0
I	Amyl. Tritici	75,0	150,0
II	Mucilago Cydoniae (s. S. 68)	100,0	200,0
		575,0	1150,0
III	Talcum	25,0	50,0
IV	Stearinäther (1 + 9)	15,0	25,0
	1000 Tabletten =	600,0	1200,0
	Tablettengewicht	0,6	1,2
	Durchmesser	12 mm	14 mm

I wird mit II gekörnt. Man trocknet bei Zimmertemperatur, siebt III hinzu und besprengt, wenn erforderlich, mit IV.

Zerfallzeit in Wasser: $1-1^1/_2$ Minute. (Nach ALBERTUS.)

Kamala.

(Auch mit gleichen Teilen Flores Koso pulv.)

Läßt sich nach Zusatz von je 10 vH Füllmasse Arends und Pektin ohne weiteres zu Tabletten pressen.

Kamala	250,0
Saccharum	300,0
Gummi arabic.	100,0
Cacao pulv.	100,0
	750,0

wird mit Aqua dest. 15,0 gekörnt und zu Tabletten verarbeitet.

(Nach DIETERICH.)

Karlsbader Tabletten.

Extract. Aloes siccat.	1,8 kg
Extract. Belladonnae siccat.	0,52 „
Extract. Cascarillae siccat.	0,5 „
Extract. Frangulae siccat.	0,3 „
Podophyllin	0,24 „
Rad. Liquirit. pulv.	0,2 „
Amyl. Solani	0,1 „
Talcum	0,04 „
	3,70 kg

Die Extrakte werden mit 2 vH Stearinsäure vermischt und mit den anderen Bestandteilen zusammen nach einmaligem Vorpressen zu Tabletten von 0,11 g und 6 mm Durchmesser gepreßt. Die fertigen Tabletten werden auf 0,25 g dragiert und mit Aluminium überzogen.

(Nach WEICHHERZ-SCHRÖDER.)

Kissinger Tabletten.

Extract. Rhei siccat.	2,0 kg
Extract. Cascarae Sagradae siccat.	2,0 „
Extract. Frangulae siccat.	1,0 „
Extract. Belladonnae siccat.	0,2 „
Phenolphthalein	3,0 „
Natr. chlorat.	0,8 „
Natr. sulfuric. siccat.	0,4 „
Magnes. sulfuric. siccat.	0,2 „
Lithium carbonic.	0,2 „
Talcum	0,2 „
	10,0 kg

Das Phenolphthalein wird mit 2 vH in Äther gelöster Stearinsäure gemischt und mit den anderen Stoffen zusammen nach vorherigem Vorpressen verpreßt. Die 0,25 g schweren Tabletten haben einen Durchmesser von 9 mm und werden auf 0,55 g dragiert.

(Nach WEICHHERZ-SCHRÖDER.)

Kolatabletten siehe *Cola.*

Kräutertabletten siehe *Arzneipflanzen in Tablettenform.*

Kropftabletten.

Kal. jodat.	30,0
Kal. bicarb.	1,0
Sacchar.	3000,0
Cacao deoleat.	50,0
Amyl. Oryzae	50,0
Talcum	50,0

körnt man mit

Sirup. simpl.	20,0
Aqua dest.	60,0

Nach dem Trocknen bestäuben mit einer Lösung

von Ol. Cacao	20,0
in Aether	120,0
	3213,0

Es werden Tabletten mit 3 bzw. 5 mg Jodkaligehalt gepreßt.

(Nach KLEINKNECHT.)

Lactophenin.

Nach leichtem Trocknen mit 20 vH Füllmasse Arends vermischen und zu Tabletten pressen.

Lecithin.

Saccharin	0,2
Vanillin	0,5
Bolus alba	30,0
Cacao pulv.	200,0

aufs sorgfältigste mischen und einer Anreibung von

Lecithin. pur.	50,0
mit Magnes. peroxydat.	150,0

nach und nach zusetzen. Das Ganze körnen mit einer Lösung von

Gelatina alba	20,0 in Aq. dest. 100,0,
	ca. 450,0

durch Sieb 3 treiben, trocknen und noch einmal durch Sieb 4 gehen lassen.

1000 Tabletten zu 0,45 g (Dosis 0,05), Durchmesser 13 mm, mittelstarker bis starker Druck.

Die Tabletten werden gekaut, brauchen also nicht in Wasser zu zerfallen. (Nach J. ARENDS.)

Statt des Lecithin. puriss., das pastenförmige Konsistenz hat, wird in letzter Zeit häufig ein *flüssiges* Rohlezithin angeboten, das sich in dieser Form nicht zur Tablettenherstellung eignet. Eine leider nicht ganz einfache Vorschrift zur Gewinnung von Reinlezithin ist die folgende:

Man extrahiert das Rohlezithin mehrfach kalt mit Alkohol und dampft den noch sehr dünnflüssigen Alkoholauszug im Vakuum ein. Der Rückstand wird mit Äther aufgenommen und das Lezithin mit Azeton ausgefällt.

Es kommen Rohlezithine vor, die anscheinend bei der Herstellung aus Rapssamen zu heiß behandelt worden sind und infolgedessen etwa 30 vH zersetztes Lezithin und noch eine beträchtliche Menge freies Rüböl enthalten. Derartige Präparate können allenfalls durch Kochen mit Ätzkali zu Kaliseife (Sapo kalinus) verarbeitet und so noch einer nützlichen Verwendung zugeführt werden.

0,5 kg Lecithin aus Ei.
1,4 „ Magnesiumoxyd,
0,5 „ Kolaextrakt, trocken,
3 „ Kakaopulver,
4 „ Zucker,
0,2 kg Bolus,
0,2 „ Agarpulver,
5 g Vanillin,
2 „ Saccharinnatrium (440fach).

Das Lezithin wird mit dem Magnesiumoxyd verrieben, mit den anderen Bestandteilen, außer Agar und Talk, vermischt, mit dem in Alkohol gelösten Vanillin angefeuchtet, vorgepreßt und nach dem Zumischen des Agars und des Talks tablettiert.

(Nach WEICHHERZ-SCHRÖDER.)

Lithium carbonicum.

Lith. carbonic.	125,0
Sacchar. pulv.	125,0
	250,0

Mit verdünntem Gummischleim bis zur krümeligen Masse anstoßen und daraus Tabletten zu 0,25 bzw. 0,125 g Lithiumkarbonat pressen.

(Nach DIETERICH.)

Lithium citricum.

Man körnt das zerriebene Salz mit 90proz. Weingeist und preßt Tabletten zu 0,25 g.

Lithium citricum effervescens.

Acid. citric.	311,0
Lith. carbonic.	68,7
Natr. bicarbonic.	197,0
Sacchar. pulv.	178,8
	755,5

Die Zitronensäure wird mit einem Teil des Zuckers mit ganz wenig verdünntem Gummischleim gekörnt, anderseits das Natriumkarbonat und das Lithiumkarbonat mit dem Rest des Zuckers. Aus den gut getrockneten, gemischten Granulaten preßt man 1000 Tabletten.

(Amerikanische Vorschrift.)

Luminal siehe *Acidum phenylaethylbarbituricum.*

Magen- und Verdauungstabletten.

(*Tabletten gegen Sodbrennen und Magenschmerzen.* Vgl. auch *Bismutum compositum.*)

Bismut. subnitric.	185,0
Magnes. peroxydat.	375,0
Natr. bicarbonic.	330,0
Sacchar. Vanillini 2 vH	7,5
Sacchar. *pulv.*	37,5

mit einer Lösung von

Gelatina alba	15,0
in Aqua dest.	250,0[1]

körnen, durch Sieb 3 gehen lassen, bei nicht über 40° trocknen und mit

Talcum	20,0
und Pectin	30,0 versetzen.
	1000,0

1000 Tabletten zu 1,0 g, Durchmesser 15 mm, mittelstarker Druck.

(Nach J. Arends.)

Extract. Belladonnae	30,0
Bismut. subnitric.	300,0
Codein. phosphoric.	30,0
Füllmasse Arends	240,0
	600,0

1000 Tabletten zu 0,6 g, Durchmesser 9 mm, mittelstarker Druck. — Verkorkte, paraffinierte Röhren verwenden! (Nach J. Arends.)

[1] Zur Erzielung einer tablettierbaren Masse müssen mitunter noch weitere 100 g Wasser zugefügt werden.

Extract. Belladonnae	10,0
Bismut. subnitric.	200,0
Magnes. peroxydat.	500,0
Füllmasse Arends	290,0
	1000,0

1000 Tabletten zu 1,0 g, Durchmesser 13 mm, mittelstarker Druck. — Verkorkte, paraffinierte Röhren verwenden!

(Nach J. Arends und Peippelmann.)

Rhizoma Rhei	400,0
Natr. sulfuric.	200,0
Natr. bicarbonic.	100,0
	700,0

Mit 90proz. Weingeist körnen und zu 0,6 g schweren Tabletten pressen. (Nach Leube.)

Atropin. sulfuric.	0,0001
Natr. bicarbonic.	1,0
Amyl. Solani	0,2

Tabletten zu etwa 1,2 g, Durchmesser 13 mm, mittelstarker Druck.

(Nach J. Arends.)

Magnesia usta.

Läßt sich nach dem Vermischen mit 50 vH Füllmasse Arends ohne weiteres zu Tabletten verarbeiten.

Magnesia usta	500,0
Sacchar. pulv. subt.	50,0
Amyl. Oryzae	50,0
Spirit. dilut.	25,0
	600,0

Man körnt mit dem verdünnten Weingeist und preßt 1000 Tabletten zu 0,6 g (Dosis 0,5) oder 2000 zu 0,3 g (Dosis 0,25).

(Nach Dieterich.)

Magnesium carbonicum.

(Wie Magnesia usta.)

Siehe auch *Wismut-Magnesia-Natrontabletten* S. 105.

Magnes. carbonic.	500,0
Amyl. Oryzae	100,0
Spirit. dilut.	25,0

Durch den Weingeistzusatz beim Körnen verringert sich das Volumen in wünschenswerter Weise. Man preßt 1000 Tabletten zu 0,6 g (Dosis 0,5) oder 2000 zu 0,3 g (Dosis 0,25). (Nach DIETERICH.)

Magnesium citricum effervescens.

Das nach dem Deutschen Arzneibuch frisch gekörnte Salz läßt sich nach Zusatz von 2 vH Talk ohne weitere Vorbereitung zu Tabletten pressen. Wenn das Granulat schon einige Zeit gelagert hat, muß es noch einmal leicht nachgetrocknet werden.

Magnesium peroxydatum.

Wird mit 20 vH Füllmasse Arends (Sieb 4) vermischt und dann ohne weiteres zu Tabletten verarbeitet.

Malariatabletten.

(Prophylaktikum und Therapeutikum.)

Chinin. sulfuric.	0,25
Ferrid-Ammon. citric.	0,05
Rhiz. Rhei pulv.	0,03
Acid. arsenicos.	0,0005

(Ital.)

Marienbader Tabletten.

Extract. Aloes siccat.	1,80 kg
Extract. Belladonnae siccat.	0,52 „
Extract. Cascarillae siccat.	0,50 „
Extract. Frangulae siccat.	0,30 „
Extract. Rhei siccat.	0,30 „
Podophyllin	0,24 „
Amyl. Solani	0,10 „
Rad. Liquirit. pulv.	0,20 „
Talcum	0,04 „
Acid. stearinic.	0,08 „
Aether	0,80 „
	4,88 kg

Die Extrakte werden mit der in Äther gelösten Stearinsäure vermischt und mit den anderen Bestandteilen zusammen nach einmaligem

Vorpressen zu Tabletten von 0,11 g und 6 mm Durchmesser gepreßt, dann auf 0,25 g dragiert und mit Aluminium überzogen.

(Nach WEICHHERZ-SCHRÖDER.)

Medinal.

(Siehe auch *Natrium diaethylbarbituricum*.)

Medinal	500,0
Pectin	25,0
Semmelmehl	45,0
Aqua destillata	150,0
	570,0

1000 Tabletten zu 0,57 g. — Verarbeitung wie bei Acid. phenylchinolincarbonic. unter „Rapp“. (Nach RAPP.)

Meerzwiebeltabletten.

Siehe *Scilla*.

Mentholdragees.

Borax	0,42 kg
Gummi arabicum	0,60 „
Menthol	0,21 „
Sacchar. pulv.	31,80 „
Hydriertes Pflanzenfett	0,24 „
Paraffin. solid.	0,24 „
Ol. Cacao	0,24 „
	33,75 kg

Das Zuckerpulver wird in einer heizbaren Knetmaschine mit dem Borax vermischt und mit dem in Wasser gelösten Gummi arabicum angeknetet, worauf das geschmolzene Gemisch des Pflanzenfetts, des Paraffins und der Kakaobutter zugegossen wird Man läßt die Maschine laufen, bis die Masse völlig gleichmäßig geworden ist. Das mittels Sieb 3 oder 4 hergestellte Granulat wird nach dem Trocknen durch Sieb 4 geschlagen und das durchgesiebte Granulat mit dem in einem Alkohol-Äthergemisch gelöstem Menthol durchfeuchtet und zu eiförmigen Tabletten von 0,6 g gepreßt, die auf 1,1 g dragiert werden.

(Nach WEICHHERZ-SCHRÖDER.)

Mentholum cum Anaesthesino.

(Bzw. mit Aminobenzoesäureäthylester.)

Borax	20,0
p-Aminobenzoesäureaethylester	10,0
Sacchar.	928,0
Ol. Cocos	25,0
Gummi arabic.	12,0
Aqua dest. q. s.	
Menthol	5,0
Aether	30 ccm
	1000,0

Borax, Ester und Staubzucker werden gemischt, gesiebt und in die Knetmaschine gebracht. Auf dem Wasserbad emulgiert man nun das Kokosfett mit dem Gummi und etwa 20 g heißem Wasser und gibt die warme Emulsion zu der Masse in die Knetmaschine. Nach gründlichem Verarbeiten setzt man noch in Teilmengen soviel Wasser zu, daß die Masse anfängt krümeligfeucht zu werden. Dann wird sie durch Sieb 3 in der Granuliermaschine gekörnt. Nach oberflächlichem Trocknen der auf einer Horde ausgebreiteten Masse wird nochmals durch ein Sieb von 1 mm Maschenweite geschlagen und im Heißlufttrockenschrank bei 40—50° gut ausgetrocknet. Das getrocknete und erkaltete Granulat bringt man in eine geräumige Weithalsflasche und befeuchtet es mit der Lösung des Menthols im Äther. Nach sorgfältigem Umschütteln läßt man 24 Stunden stehen. Dann nimmt man die Masse heraus, läßt den Äther verdunsten und preßt sofort Tabletten von 0,5 g. Durchmesser 12—13 mm, starker Druck. Man verwende möglichst verchromte Stempel.

Die Tabletten lösen sich im Mund schwer. (Nach Schroff.)

Zu der unter „Mentholdragees" beschriebenen Masse wird noch 55 g Anästhesin zugemischt. Die erhaltenen Kerne werden auf das doppelte Gewicht dragiert und rosa gefärbt. (Nach Weichherz-Schröder.)

Mentholum cum Novocaino.

Novocain	5,0
Menthol	10,0
Sacchar. Lactis	450,0
Amyl. Tritici	100,0
Sacchar.	435,0
	1000.0

Das gemischte Pulver wird mit etwa 50 ccm Spirit. dilut. gekörnt (Sieb 4). Daraus werden Tabletten von 1 g Gewicht und 15 mm Durchmesser gepreßt.

Gebrauchsanweisung: Öfters am Tage (etwa vier- bis sechsmal) eine Tablette langsam im Mund zergehen lassen. (Syndikat.)

Mentholum cum Oleo Eucalypti.

Sacchar. pulv. subt.	1000,0
Ol. Cocos	25,0
Gummi arabic.	12,0
Aqua dest. q. s.	
Ol. Eucalypt.	0,7
Menthol	2,0
Aether	30 ccm

Die Herstellung dieser Tabletten geschieht sinngemäß nach der bei Menthol mit Anästhesin beschriebenen Weise. (Nach SCHROFF.)

Mentholum et Cocainum cum Borace.

(Ebenso *Mentholum et Psicainum cum Borace.*)

Cocain. hydrochloric.	1,0
Menthol	5,0
Borax	100,0
Sacchar. alb.	900,0

Mit Traganthschleim (10proz.) q. s. (s. S. 68) werden 1000 Tabletten bereitet. (Hisp.)

Methylenum coeruleum.

(Vgl. das bei *Hexamethylen-Methylenblau* Gesagte.)

Gleiche Teile Methylenblau und Milchzucker werden mit 90proz. Weingeist gekörnt und zu Tabletten mit 0,15 g Methylenblau gepreßt.

Methylsulfonal (Trional).

(Ebenso kann *Sulfonal* — siehe dort — verarbeitet werden.)

Methylsulfonal crist.	500,0
Pectin	100,0
	600,0

Kristalle nicht zerreiben!

1000 Tabletten zu 0,6 g (Dosis 0,5), Durchmesser 13 mm, mittelstarker Druck.

Methylsulfonal	500,0
Amyl. Solani	50,0
	550,0

1000 Tabletten zu 0,55 g (Dosis 0,5), Durchmesser 13 mm, mittelstarker Druck.

I	Methylsulfonal pulv.	1000,0
I	Amyl. Marantae	100,0
II	Mucilago Cydoniae (s. S. 68)	330,0
		1100,0
III	Talcum	50,0
III	Tragacantha pulv.	10,0
III	Amyl. Marantae	40,0
IV	Stearinaether (1 + 9)	50,0
	1000 Tabletten =	1200,0
	Tablettengewicht	1,2
	Durchmesser	16 mm

I wird mit II gekörnt (Sieb 3). Man trocknet bei Zimmertemperatur und siebt III hinzu. Schließlich wird die Masse mit IV besprengt.

Zerfallzeit in Wasser: 45—90 Sekunden. (Nach ALBERTUS.)

Methylsulfonal	1000,0
Amyl. Maidis	390,0
Talcum	10,0
	1400,0

Kristallisiertes Methylsulfonal wird von den groben Kristallen durch Sieb 4 getrennt und mit den anderen Stoffen ohne Anwendung von Druck gemischt. Man preßt mit kräftigem Druck Tabletten von 0,7 g Gewicht (= 0,5 g Methylsulfonal). Für die Herstellung größerer Tabletten ist es empfehlenswert, die Masse vorzupressen, die Tabletten trocken zu granulieren und dann wieder, aber möglichst schwach, zu pressen. Durchmesser für halbgrammige Tabletten 13 mm, für eingrammige (= 1,4 g Gewicht) 16—17 mm. Die Anwendung von Bindemitteln ist nicht empfehlenswert, ebenso nicht das feuchte Körnen, da sonst die Tabletten mit der Zeit steinhart werden und nur sehr schwer in Wasser zerfallen. Andere Zerfallmittel, Agar, Gelatine und Pektin, haben vor der Stärke, die nach der Vorschrift reichlich zugesetzt wird, keine Vorzüge. Die nach obiger Vorschrift hergestellten Tabletten zerfallen in Wasser noch nach einem Jahr in 20 Sekunden.

(Nach SCHROFF.)

Methylsulfonal	500,0
Pectin	25,0
Dextrin	25,0
Spirit. dilut.	100 ccm

(Nach RAPP.)

Migränetabletten

(s. auch *Antineuralgicum compositum* und *Coffeinum compositum.*)

Phenyldimethylpyrazolon salicylic.	800,0
Coffein	200,0

fein zerreiben, mischen mit

Amyl. Oryzae	100,0
Talcum	30,0
	1130,0

1000 Tabletten zu 0,55 oder 500 zu 1,1 g.

Körnen mit Quittenschleim (s. S. 68; und wenn nötig unter Zusatz von Gummi arabic. 5,0), nach dem Trocknen mit Talk bestäuben.

(Nach KLEINKNECHT.)

Antipyreticum compositum. — Migränemittel.

Phenyldimethylpyrazolon	400,0
Coffein	40,0
Acid. citric.	2,0
Talcum	80,0
Amyl. Marantae	20,0
	542,0

1000 Tabletten zu 0,54 g. — Phenyldimethylpyrazolon, Koffein und Zitronensäure werden in einem Porzellangefäß geschmolzen und nach dem Erkalten gepulvert. Dem Pulver werden Talk und Stärke zugesetzt, dann wird granuliert wie oben. (Nach H.Dv. 5.)

Phenacetin	300,0
Coffein-Natr. salicylic.	5,0
Chinin. hydrochloric.	194,0
Saccharin	1,0
	500,0

1000 Tabletten zu 0,5 g. (Nach SCHLUTIUS.)

Migränin

s. *Phenyldimethylpyrazolon cum Coffeino citrico.*

Mineralwassertabletten

dienen zur Herstellung künstlicher Mineralwässer als Ersatz für Salzmischungen oder flüssige Salzlösungen. Ihr Durchmesser wird, damit sie in eine sog. Seltersflasche hineingehen, höchstens 10 mm sein dürfen. Das Gewicht wird so eingestellt, daß 1—2 Tabletten, in einem Glas Wasser gelöst, ein dem betreffenden Mineralwasser ähnliches Getränk liefern. (Siehe auch *Biliner*, *Emser*, *Sodener*, *Vichytabletten*.)

Mixtura nervina

siehe *Bromum compositum.*

Mixtura nervina cum Valeriana.

	Kal. bromat. *pulv.*	400,0
	Natr. bromat. *pulv.*	400,0
	Ammon. bromat. *pulv.*	200,0
mischen, bei 40° trocknen, hinzumischen		
	Ammon. valerianic.	5,0
verrieben mit	Ol. Menth. pip.	1,0
		1005,0

Ohne Körnung preßbar. Vorsicht! Riecht stark nach Baldrian! 100 Tabletten zu 1,0 g, Durchmesser 13 mm, mittelstarker Druck.

Mixtura solvens.

Ammon. chlorat.	200,0
Succ. Liquirit. pulv.	100,0
Acid. benzoic.	10,0
Sacchar. Lactis	100,0
Talcum	40,0
	450,0

1000 Tabletten zu 0,45 g, Durchmesser 9—13 mm, mittelstarker Druck. — Die Bestandteile werden zunächst für sich scharf über Kalk (oder bei 40° im Heißlufttrockenschrank) getrocknet, und dann — mit Ausnahme des gleichfalls ausgetrockneten Talks, der erst kurz vor dem Pressen zugefügt wird — miteinander vermischt. Zum Pressen wähle man einen besonders trockenen Tag oder arbeite in erwärmtem Raum. Die Masse wird warm und nur in kleinen Teilmengen in den Füller gebracht. — Aufbewahrung in paraffinierten oder mit Pflasterstreifen verschlossenen Gefäßen. (Nach J. Arends.)

Ammon. chlorat.	200,0
Succ. Liquirit.	200,0
Sacchar. Lactis	80,0
Talcum	80,0
Amyl. Tritici	50,0
	610,0

1000 Tabletten zu 0,6 g. — An Stelle von 10,0 Amylum kann man zur Erhöhung der lösenden Wirkung 10 g Benzoe pulv. anwenden. (Nach H.Dv. 5.)

Zur Herstellung auf großen Maschinen (Rundläufern):

Succ. Liquirit. crud. pulv.	20000,0
Ammon. chlorat. pulv.	20000,0
Sacch. Lactis pulv.	8000,0
Talcum	8000,0
Benzoe pulv.	1000,0
	57000,0

10 Tabletten wiegen 5,7 g.

Puderbüchsen (vgl. S. 55) mit einem Puder aus gleichen Teilen Succ. Liquirit. pulv. und Talcum beschicken.

Das Benzoepulver mit etwas Milchzucker mit der Hand durcharbeiten. Dann in die Mischtrommel bringen, Talk zusetzen und mischen lassen. Darauf den Rest von Milchzucker und den Salmiak beimischen. Zuletzt den gepulverten Süßholzsaft zugeben, alles gut mischen und durch Sieb 4 gehen lassen. Die Masse muß staubig sein und ergibt sehr schöne Tabletten, wenn sie möglichst schnell (auf zwei Maschinen!) gepreßt wird (Feuchtwerden der Masse!). — In gut verschlossenen Gefäßen aufbewahren.

Compressi Ammonii chlorati compositi Helv.

Ammon. chlorat.	100,0
Succ. Liquirit.	200,0
Sacchar. Lactis	100,0
Benzoe	10,0
Gummi arabic.	q. s.
Talcum	q. s.

Tabletten zu 0,5 g mit je 0,1 g Ammoniumchlorid. — Aufbewahrung über Kalk.

Ammon. chlorat.	200,0
Succ. Liquirit.	200,0
Sacchar. Lactis	80,0
Benzoe pulv. subt.	10,0
Talcum	10,0
	500,0

1000 Tabletten zu 0,5 g.

Mit Spirit. dilut. körnen, rasch trocknen und ganz trocken im warmen Raum pressen. — Sehr trocken aufbewahren!

(Nach KLEINKNECHT.)

Morphinum hydrochloricum.

Für kleine Mengen:

Morph. hydrochloric.	10,0— 30,0
Füllmasse Arends	ad 250,0—300,0

1000 Tabletten zu 0,01—0,03 g Morphin, Durchmesser 9 mm, mittelstarker Druck.

In derselben Weise können alle Tabletten *sofort* hergestellt werden, deren wirksamer Bestandteil nur einen geringen Bruchteil der fertigen Tablette darstellt, z. B. Tabletten mit *arseniger Säure, Kalomel, Kodein, Koffein, Kotarnin, Opium, Papaverin, Phenolphthalein, Santonin, Thyreoidin, Yohimbin* (vgl. S. 67).

Die Füllmasse wird mit dem Arzneistoff feinst verrieben — in diesem Fall braucht man auf Erhaltung der Körnung keinen Wert zu legen — und dann ohne Anwendung eines Motors (um Entmischung zu vermeiden) verpreßt. (Nach J. ARENDS und PEIPPELMANN.)

Für größere Mengen:

Durch Einarbeiten in „Füllmasse Arends Sieb 4“ (vgl. S. 66).

Man ersetzt in der Füllmasse (s. dort) die entsprechende Menge

Milchzucker durch das Morphin und hat nur darauf zu achten, daß die Temperatur beim Trocknen 100° nicht übersteigt.

Etwas leichter zerfallen Tabletten nach folgender Vorschrift:

Morph. hydrochloric.	20,0	
Amyl. Solani	120,0	
Sacchar. Lactis	130,0	
Gelatina alba	5,0	gelöst in Aqua dest. 50,0
Stearin	9,0	gelöst in Methanol 50,0
Talcum	6,0	
Pectin	10,0	
	300,0	

1000 Tabletten zu 0,3 g (Dosis 0,02 Morphin) oder 2000 Tabletten zu 0,15 g (Dosis 0,01), Durchmesser 6—9 mm, mittelstarker Druck.

Mittels Sieb 3 körnen und trocknen; dann Pektin und Talk beimischen. (Nach J. Arends.)

Grundmasse für ähnliche Tabletten nach Kleinknecht (für kleine Mengen):

Sacchar. alb. pulv. subt.	50,0
Sacchar. Lactis pulv. subt.	50,0

Die fraglichen Stoffe, z. B. *Morphium, Kodein, Kalomel* werden mit dem Pulver gemischt, mit Quittenschleim (s. S. 68) gekörnt und bei etwa 40° getrocknet.

	Tabletten zu	0,05	0,01	0,015	0,03
I	Morph. hydrochloric.	5,0	10,0	15,0	30,0
I	Sacchar. Lactis	470,0	465,0	460,0	445,0
II	Spirit. dilut.	80,0	80,0	80,0	80,0
		475,0	475,0	475,0	475,0
III	Ol. Cacao + Aether (1 + 9)	20,0	20,0	20,0	20,0
IV	Talcum	25,0	25,0	25,0	25,0
	1000 Tabletten =	500,0	500,0	500,0	500,0
	Tablettengewicht	0,5	0,5	0,5	0,5
	Durchmesser	12 mm	12 mm	12 mm	12 mm

I wird mit II gekörnt (Sieb 4). Man trocknet bei Zimmertemperatur, siebt III hinzu und besprengt mit IV. (Nach Albertus.)

Vorschrift der H.Dv. 5 (nebst Gehaltsbestimmung):

Morph. hydrochloric.	10,0
Sacchar. Lactis	465,0
Talcum	25,0
	500,0

1000 Tabletten zu 0,5 g. — Besonders sorgfältig mischen! Das Gemisch wird ohne weitere Vorbereitung zu Tabletten gepreßt.

Gehaltsbestimmung:

1. Man läßt zwei gewogene Tabletten in einem 150 ccm fassenden Erlenmeyerkolben mit Glasstopfen in etwa 5 ccm Wasser zerfallen, erwärmt kurz — nicht zerfallende Anteile sind mit dem Glasstab zu zerdrücken — fügt nach dem Abkühlen 100 g einer Mischung aus 1 Vol. Isopropylalkohol und 3 Vol. Chloroform 5 ccm etwa 2 n-Ammoniak sowie 0,5 g festes Ammoniumsulfat zu und schüttelt die Mischung gut durch. Nach Zugabe von 2 g Traganth wird die wäßrige Flüssigkeit durch Schütteln gebunden. Man wägt jetzt 90 g der Chloroform-Isopropylalkoholmischung (= $^9/_{10}$ der Ausgangsmenge) nach Filtration durch einen Wattebausch in ein Erlenmeyerkölbchen, destilliert nach Zugabe eines Siedesteinchens das Lösungsmittel völlig ab und nimmt den Rückstand unter Erwärmen in 2—3 ccm neutralem Weingeist auf; dann setzt man 2 ccm n/10-Salzsäure zu, bringt das Morphin durch Schwenken in Lösung und titriert nach Zusatz von 30 ccm Wasser sowie 5 Tropfen Methylrotlösung den Säureüberschuß mit n/10-Natronlauge zurück (Mikrobürette).

Verbrauchte Anzahl ccm n/10-Salzsäure = $^9/_{10}$ der Gesamtmenge.

1 ccm n/10-Salzsäure = 0,0376 g Morph. hydrochloric.

Oder

2. Man wägt 1 oder 2 Tabletten und läßt sie in 10 ccm Wasser in einem Erlenmeyerkolben — zweckmäßig mit eingeschliffenem Glasstopfen — zerfallen, erwärmt kurz, kühlt ab, gibt 3 Tropfen Phenolphthaleinlösung zu und titriert bis zum Farbumschlag mit n/10-Natronlauge. Nun werden 10 ccm Chloroform zugefügt, die wäßrige Lösung durch Schütteln entfärbt und weiter titriert, bis eine schwache Rotfärbung der wäßrigen Schicht nach dem Umschütteln bestehen bleibt.
1 ccm n/10-Natronlauge = 0,0376 g Morph. hydrochloric.

Oder

3. Man löst fünf genau gewogene Tabletten in 20 ccm Wasser und titriert unter Verwendung von 3 Tropfen Kaliumchromatlösung mit

n/10-Silbernitratlösung bis zum Farbumschlag in Bräunlichrot (Mikrobürette).

1 ccm n/10-Silbernitratlösung = 0,0376 g Morph. hydrochloric.

Das der Tablettenmasse zugesetzte Talkpulver stört die Bestimmung nicht.

Morph. hydrochloric.	2	kg
Sacchar. Lactis	4	,,
Amyl. Solani	4	,,
Gelatina alba	0,16	,,
Ol. Cacao	0,1	,,
Talcum	0,3	,,

Die Hälfte der Kartoffelstärke wird mit dem Morphin und dem Milchzucker vermischt, mit der Kakaobutter eingeölt und mit der wäßrigen Gelatinelösung gekörnt. Nun fügt man die andere Hälfte der Kartoffelstärke zum getrockneten Granulat und preßt die Tabletten, deren Gewicht 0,105 g ist, mit einem Durchmesser von 6 mm. Eine Tablette enthält 0,02 g Morphinhydrochlorid.

(Nach Weichherz-Schröder.)

Morph. hydrochloric.	10,0
Sacchar. Lactis	465,0
Talcum	25,0
Anilinwasserblau	0,6
	500,0

1000 Tabletten zu 0,5 g. — Morphium und Zucker sind gut zu mischen und mit dem in Alkohol gelösten Anilinwasserblau zu färben. Der getrockneten und gesiebten Masse wird der Talk zugesetzt.

(Nach Salzmann.)

Munddesinfektionstabletten.

Paraform	20,0
Menthol	1,0
Rad. Althaeae pulv.	100,0
Sacchar. pulv.	879,0

werden mit einer Lösung von

Stearin	10,0 in
Spiritus (90 Vol.-%)	45,0

durchfeuchtet, granuliert und getrocknet.

Paraform		
Sacchar. pulv.	āā	7,5
Ol. Aurant. Flor.		0,5
Ol. Menth. pip.		0,15
Menthol		0,2

werden gut gemischt, hierauf wird

Sacchar. pulv.	1000,0
Acid. citric. pulv.	10,0
Rad. Althaeae pulv.	75,0 bis 100,0
Talcum	25,0

zugesetzt, mit Alkohol granuliert, getrocknet und zu Tabletten gepreßt.

Halswehtabletten.

1. Ol. Aurant. Flor.	0,5
2. Ol. Menth. pip.	0,5
3. Acid. citric. pulv.	10,0
4. Sacchar. pulv. gross.	10,0
5. Tragacantha pulv.	20,0
6. Amyl. Solani	150,0
7. Sacchar. pulv. gross.	775,0
8. Paraform	5,0
9. Talcum	29,0
	1000,0

1 und 2 wird mit 3 und 4 gut verrieben. Dann wird 5, 6 und 7 zugemischt, mit Spirit. dilut. 75,0 gekörnt und möglichst schnell (um Verdunsten der ätherischen Öle zu vermeiden) bei 40—50° getrocknet. Durch Sieb 3 schlagen. Vor dem Pressen die Mischung von 8 und 9 ohne Druck, aber sehr sorgfältig beimischen.

Tabletten zu 0,6 oder 1,0 g, Durchmesser 13 bzw. 15 mm, starker Druck.

Wünscht man diese Tabletten, die ja zum Lutschen bestimmt sind, besonders hart zu erhalten, so läßt man sie $1^1/_2$ Tage lang in offener, mit feuchtem Tuch bedeckter Schale, unter vorsichtigem Durchrühren im Keller stehen und trocknet sie dann, nachdem sie durch die Luftfeuchtigkeit weicher und etwas glasig geworden sind, scharf im Kalkkasten.

In gut schließenden Gefäßen aufzubewahren. (Nach J. Arends.)

Sacchar. alb. pulv. subt.	1600,0
Ol. Cocos	60,0
Gummi arabic.	30,0
Aqua dest. q. s.	
Acid. citric.	20,0
Paraformaldehyd	30,0
Sacchar. Lactis	258,5
Ol. Aurant. Flor.	0,5
Ol. Menth. pip.	1,0
Aether	40 ccm
	2000,0

Der Staubzucker wird in der Misch- und Knetmaschine mit der auf dem Wasserbad hergestellten Emulsion von Kokosfett, Gummi und etwa 45 g heißem Wasser verarbeitet. Man gibt noch soviel heißes Wasser hinzu, daß gerade eine krümelige, feuchte Masse entsteht. Diese wird durch die dem Sieb 3 entsprechende Mahlscheibe der Granuliermaschine gerieben. Man trocknet das Granulat zunächst oberflächlich, siebt nochmals durch Sieb 4 und trocknet bei 40—50° im Heißlufttrockenschrank gut aus. Unter das getrocknete Granulat mischt man ohne Druck das vorher bereitete und gesiebte Gemisch aus Zitronensäure, Paraformaldehyd und Milchzucker und gibt alles in eine 5 l fassende, verschließbare Weithalsflasche. In dieser tränkt man das Gemenge mit der Lösung der ätherischen Öle im Äther, mischt durch sorgfältiges Umschütteln und läßt etwa 24 Stunden stehen. Hierauf breitet man die Masse auf Papier aus, läßt den Äther verdunsten und preßt mit starkem Druck Tabletten zu 1 g Gewicht und 15 mm Durchmesser. Stempel und Matrize müssen verchromt sein, um das Anhaften der Masse zu vermeiden. Die Tabletten sollen im Munde sehr langsam zergehen. (Nach SCHROFF.)

---

1. Sacchar. pulv. subt.	2000,0
2. Acid. tartar. pulv. subt.	20,0
3. Paraformaldehyd	8,0
4. Stearin	12,0
	2040,0

1, 2 und 3 wird mit Traganthschleim und der Lösung von 4 in 60,0 Spiritus gekörnt, sehr gut ausgetrocknet und mit einer Lösung von Ol. Cacao (1 + 9 Äther), der zugefügt wird

Ol. Aurant. Flor.	0,5	
Ol. Menth. pip.	1,0,	bestäubt.

Tabletten von 1,0 g. Stempel mit Kakaobutterlösung einreiben; nur in warmem, trockenem Raum pressen. Die Tabletten werden in einer Blechbüchse, die nasses Filtrierpapier enthält, einige Zeit stehen gelassen und dann im Kalktrockenschrank scharf ausgetrocknet.

(Nach KLEINKNECHT.)

Paraform	4,0
Acid. citric.	10,0
Saccharum	885,0
Amyl. Tritici	100,0
Ol. Neroli synthetic.	0,5
Ol. Menth. pip.	0,5
	1000,0

1000 Tabletten zu 1,0 g und 15 mm Durchmesser.

Gebrauchsanweisung: Stündlich eine bis zwei Tabletten langsam im Mund zergehen lassen.

(Syndikat.)

Menthol	0,03
Eucalyptol	gtt. V
Natr. benzoic.	0,5
Saccharum	5,0
f. tabl. No. X	

Menthol	0,12
Ol. Anisi	0,12
Acid. benzoic.	0,1
Eucalyptol	0,03
Saccharum	5,0
f. tabl. No. X	

Stib. sulfurat. aurantiac.	1,0
Natr. benzoic.	1,5
Bals. tolut. pulv. subt.	2,0
Ol. Foenic.	1,3
Saccharum	64,2
Talcum	5,0
f. tabl. Nr. C	

(Dtsch. Apoth.-Ztg. 1944, 27/28.)

Mundwassertabletten.

I.

Natr. bicarbonic.	500,0
Kali chloric.	495,0
Saccharum	5,0
	1000,0

Durch Sieb 4 mit wenig Wasser körnen. Nach dem Trocknen mittels Zerstäubers mit einer Lösung aus Ol. Menth. pip. 1,0, Ol. Anisi 25,0, Ol. Carvi 5,0, Ol. Caryophyllor. 5,0 in 125,0 Alkohol mischen, trocknen und Tabletten zu 1 g pressen.

II. Rot:

Natr. bicarbonic.	900,0
Saccharum	100,0

durch Sieb 4 mit einer filtrierten Lösung aus

Coccionella	15,0
Aqua	150,0

körnen und nach dem Trocknen dieselbe Lösung aufstäuben. Tabletten zu 1 g. (Nach ENGLER.)

Naphthalin

läßt sich sehr gut ohne jede Beimischung mittels entsprechend kräftiger Maschinen zu Tabletten, Würfeln oder Kugeln pressen.

β-Naphthol

läßt sich nach Vermischung mit 20 vH Füllmasse Arends ohne weiteres zu Tabletten pressen.

Natrium bicarbonicum.

(Vgl. auch *Natrium bicarbonicum-Tabletten für äußerlichen Gebrauch.*)

Natr. bicarbonic.	400,0
Füllmasse Arends (Sieb 4)	100,0
	500,0

1000 Tabletten zu 0,5 g (Dosis 0,4), Durchmesser 9 mm, mittelstarker Druck. — Das Natriumbikarbonat wird kurze Zeit bei etwa 30° getrocknet (bei stärkerem und auch bei längerem Erhitzen Sodabildung! Vgl. Vorschrift der H.Dv. 5) und mit der Füllmasse vermischt.

Wenn die Masse zu leicht ist und infolgedessen nicht genügend füllt, kann sie in dieser Vorschrift (und ebenso bei den folgenden Rezepten) mit Wasser bespritzt und dann mit einer 1proz. Gelatinelösung gekörnt werden.

Oder

Natr. bicarbonic.	500,0
Amyl. Marant.	50,0
	550,0

1000 Tabletten zu 0,55 g (Dosis 0,5). Natriumbikarbonat und Stärke werden für sich getrocknet (s. oben); die Stärke bei etwa 40°.

		Tabletten zu 0,5 g	zu 1,0 g
I	Natr. bicarbonic. pulv. subt.	500,0	1000,0
II	Gelatina alba	4,0	8,0
	Aqua dest.	120,0	240,0
		504,0	1008,0
III	Talcum	26,0	42,0
	1000 Tabletten =	530,0	1050,0
	Tablettengewicht	0,53	1,05
	Durchmesser	10 mm	13 mm

I wird mit II gekörnt (Sieb 3). Dann wird bei Zimmertemperatur getrocknet und III hinzugesiebt.

Zerfallzeit in Wasser: 70—80 Sekunden. (Nach ALBERTUS.)

Nach H.Dv. 5 (nebst Gehaltsbestimmung):

Natr. bicarbonic.	1000,0
Amyl. Marantae	100,0
	1100,0

1000 Tabletten zu 1,1 g. Starker Druck. — Die Mischung bedarf keiner weiteren Vorbereitung. Das Natriumbikarbonat darf nicht getrocknet werden.

Gehaltsbestimmung:

Eine gewogene Tablette wird in einem Erlenmeyerkolben von 150 ccm Inhalt in etwa 20 ccm Wasser gelöst. Die durch den Zusatz von Amyl. Marant. leicht getrübte Lösung wird unter Verwendung von Methylorange als Indikator mit Normalsalzsäure bis zum Farbumschlag in Gelblichrosa titriert.

1 ccm Normalsalzsäure = 0,084 g Natr. bicarbonic.

Da nach dem DAB. die Anwesenheit von 2 vH Natriumkarbonat zugelassen ist, so müssen für 1 Tablette mindestens 12 ccm Normalsalzsäure verbraucht werden.

Natr. bicarbonic. pulv. subt.	20 kg
Gelatina alba	0,2 „
Paraffin. solid.	0,2 „
Talcum	0,6 „
	21,0 kg

Das gesiebte Pulver wird mit einer 10proz. Lösung der Gelatine warm gekörnt und mit dem geschmolzenen Paraffin vermischt. Das mittels Sieb 3 hergestellte und getrocknete Granulat wird vorgepreßt, trocken granuliert und nach dem Vermischen mit dem Talk zu Tabletten von 0,5 g und 13 mm Durchmesser gepreßt. Sollte das Pressen Schwierigkeiten bereiten, so wird nochmals vorgepreßt.

(Nach WEICHHERZ-SCHRÖDER.)

Natr. bicarbonic.	500,0
Sacchar. pulv.	50,0
Spirit. 70 vH	25,0
	550,0

mischt man und preßt 0,22—0,33—0,55 g schwere Tabletten daraus.

(Nach DIETERICH.)

Natr. bicarbonic.	500,0
Sacchar. Lactis	50,0
	550,0

Die Mischung bedarf keiner besonderen Vorbereitung. Ein scharfes Austrocknen des Natriumbikarbonats ist zu vermeiden.

(Nach SALZMANN.)

Natrium bicarbonicum cum Extracto Belladonnae.

Extract. Belladonnae	3,0
Natr. bicarbonic.	997,0
Füllmasse Arends	100,0
	1100,0

1000 Tabletten zu 1,1 g, Durchmesser 13 mm, mittelstarker Druck. — Verkorkte, paraffinierte Röhren verwenden!

(Nach J. ARENDS und PEIPPELMANN.)

Pastilli (Tabellae) Natrii bicarbonici.

	Helvet.	Hisp.	Portug.
Natrium bicarbonicum (pulv. VI)	350 g	250	100
Natrium sulfuricum siccat. (VI)	15 g	—	—
Natrium chloratum (VI)	15 g	—	—
Gummi arabicum (VII)	100 g	—	—
Saccharum (VI)	520 g	750	900
Aqua destillata	95 g	—	—

Zu 1000 Pastillen (je 1 g). Hisp. und Portug. mit Traganthschleim (10 vH). Nach Helvet. werden die Pastillen mit Pfefferminzöl oder Zitronenöl aromatisiert; 1 Tropfen auf 20 Pastillen.

---

100 g Natriumbikarbonat und 850 g Zucker werden gemischt und mit 10proz. Gelatinelösung granuliert. Dann fügt man eine Lösung von 0,5 g Pfefferminzöl in 7,5 g geschmolzenem Kakaoöl zu, zuletzt 15 g Talkum und preßt Tabletten mit je 0,1 g Natriumbikarbonat.

(Norveg.)

Natrium bicarbonicum.

Für äußerlichen Gebrauch.

(Zu Augen- und Rachenspülungen, früher auch für Luftschutzzwecke.)

Die Tabletten dürfen nicht mit Füllmasse oder Talk hergestellt werden, da sie zu Augen- und Gurgelwässern dienen und infolgedessen mit Wasser klare Lösungen ergeben müssen. Man setzt in diesem Fall, um das Ankleben der Masse an den Stempeln zu verhindern, etwa 10 vH Borsäurepulver zu. Beim Auflösen der Tabletten in Wasser wird dann zwar ein kleiner Teil des Natrons neutralisiert und dadurch unwirksam, doch spielt dieser Umstand bei der Billigkeit des Natrons keine Rolle, da man ja die Tabletten beliebig groß machen kann.

(Nach J. Arends.)

Natrium bromatum.

Wie *Kalium bromatum.*

Natrium carbonicum.

Nach H.Dv. 5 (nebst Gehaltsbestimmung):

Natr. carbonic. siccat.	**500,0**

1000 Tabletten zu 0,5 g.

Es ist starker Druck anzuwenden. Jede Tablette entspricht etwa 1 g kristallisierten Natriumkarbonats.

Natriumkarbonattabletten werden in Glasgefäßen oder in mit Heftpflaster verklebten Blechkästen aufbewahrt.

Gehaltsbestimmung:

Eine gewogene Tablette wird in einem Erlenmeyerkolben von 150 ccm Wasser gelöst und unter Verwendung von Methylorange als Indikator mit Normalsalzsäure titriert bis zur Gelblichrosafärbung.

1 ccm Normalsalzsäure = 0,053 g Natrium carbonicum siccatum.

Natrium chloratum.

Das Salz ist ohne weitere Vorbereitung mit leichtem Druck zu pressen. Die Tabletten müssen in Wasser klar löslich sein. Tabletten zu 0,6 g eignen sich gut zur Herstellung der *physiologischen Kochsalzlösung.*

Natrium citricum.

Nach H.Dv. 5 (nebst Gehaltsbestimmung).

Es sind kleine Kristalle zu verwenden und ohne weitere Vorbereitung mit starkem Druck 1 g schwere Tabletten zu pressen.

Gehaltsbestimmung:

Eine gewogene Tablette wird verascht. Die Asche wird in 10 ccm Normalsalzsäure gelöst und unter Zusatz von einigen Tropfen Methylorange mit Normalnatronlauge zurücktitriert.

1 ccm Normalsalzsäure = 0,119 g Natr. citric.

Natrium diaethylbarbituricum

siehe auch *Acidum diaethylbarbituricum.*

I	Natr. diaethylbarbituric.	250,0
	Amyl. Marantae	25,0
	Sacchar. Lactis	20,0
II	Gelatina alba	3,0
	Aq. destillata	60,0
III	Agar pulv.	5,0
	Talcum	17,0

I mit II granulieren und nach Zumischen von III zu 1000 Tabletten pressen. (Disp. Dan.)

Natrium diaethylbarbituricum cum Phenacetino.

I	Natr. diaethylbarbituric.	250,0
	Phenacetinum	250,0
	Amyl. Marantae	40,0
II	Gelatina alba	5,0
	Aq. destillata	120,0
III	Agar pulv.	5,0
	Talcum	20,0

Zu 1000 Tabletten verarbeiten wie unter Natrium diaethylbarbituricum beschrieben. (Disp. Dan.)

Natrium jodatum.

Das Salz läßt sich, wenn man die Maschine erwärmt, in einem sehr trockenen Raum (!) ohne weiteres zu Tabletten verarbeiten.

Natr. jodat.	100,0
Agar pulv. subt.	5,0
Talcum	7,0
	112,0

werden gemischt und ohne weitere Vorbereitung zu Tabletten gepreßt (Nach THØNNESEN.)

Natrium nitrosum.

Natriumnitrit kommt gelegentlich als Bestandteil von *Mischungen* (etwa von Allylisobutylbarbitursäure, Aminophenazon, Stärke usw.) vor. Wegen seiner Hygroskopizität muß man die Berührung mit den übrigen Tablettenbestandteilen ausschalten. Das geschieht dadurch, daß man das Gemisch oder das Natriumnitrit vorsichtig, aber gleichmäßig mit eben geschmolzenem Hartparaffin — auch in Äther- oder Benzinlösung — übersprüht. Andererseits kann man durch Dragieren der fertigen Tabletten Luftabschluß erreichen und so eine Zersetzung der Tabletten verhindern. (Deutsche Apoth.-Ztg. 1937, 62.)

Natrium phenylaethylbarbituricum.

		Tabletten zu 0,015 g	0,05 g
I	Natr. phenylaethylbarbituric.	15,0	50,0
I	Amyl. Tritici	130,0	112,0
II	Spirit. dilut.	20,0	18,0
		145,0	162,0
III	Talcum	15,0	18,0
	1000 Tabletten =	160,0	180,0
	Tablettengewicht	0,16	0,18
	Durchmesser	8 mm	8 mm

I wird mit II gekörnt. Man trocknet bei Zimmertemperatur und siebt III hinzu.

Zerfallzeit in Wasser: 1—2 Minuten. (Nach ALBERTUS.)

Natrium phosphoricum.

I	Natr. phosphoric. pulv.	500,0
I	Amyl. Tritici	197,9
II	Gelatina alba	2,1
II	Aqua dest.	67,9
		700,0
III	Talcum	50,0
	1000 Tabletten =	750,0
	Tablettengewicht	0,75
	Durchmesser	12 mm

I wird mit II gekörnt (Sieb 3). Zunächst bei Zimmertemperatur, dann bei 30—35° trocknen und dann wiederum einige Stunden bei Zimmertemperatur ausbreiten. Zuletzt III hinzusieben.

Zerfallzeit in Wasser: Weniger als 1 Minute. (Nach ALBERTUS.)

Natrium salicylicum.

(Vgl. *Acid. salicylic.* nach SALZMANN.)

Natr. salicylic. *pulv.*	500,0

werden gut getrocknet und mit Lösungen von

	Gelatina alba	5,0	in Aqua dest. 50,0
und	Ol. Cacao	10,0	in Methanol 60,0
	Stearin. alb. Germanic.	10,0	

verarbeitet. Man zerkleinert die plastisch gewordene Masse, trocknet und zerreibt sie in rauher Porzellanschale oder mit der Drogenmühle und versetzt sie vor dem Pressen mit einer vorgetrockneten Mischung aus

Amyl. Solani	60,0
Talcum	15,0
	600,0

1000 Tabletten zu 0,6g (Dosis 0,5), Durchmesser 13mm, schwacher bis mittelstarker Druck.

Jede Berührung mit eisernen Gegenständen wegen Rotfärbung vermeiden! (Nach J. ARENDS und PEIPPELMANN.)

		Tabletten zu 0,5 g	zu 1,0 g
I	Natr. salicylic. pulv.	500,0	1000,0
I	Agar pulv. subt.	25,0	50,0
II	Spirit. dilut.	80,0	160,0
		525,0	1050,0
III	Talcum	75,0	150,0
	1000 Tabletten =	600,0	1200,0
	Tablettengewicht	0,6	1,2
	Durchmesser	12 mm	16 mm

I wird mit II gekörnt und getrocknet, anfangs bei Zimmertemperatur, dann bei etwa 30°. Schließlich wird III hinzugesiebt.

Zerfallzeit in Wasser: 1 Stunde.

Stärke- und Agarzusatz ergaben gleich „gute“ Resultate; auch bei Anwendung von konzentriertem und verdünntem Alkohol als Granulierungsflüssigkeit war keine Änderung zu bemerken. Auch eine kleinere

Agarmenge würde wohl genügen, doch da Agar — wie Talk — ein gutes Gleitmittel ist, mag es bei obiger Formel sein Bewenden haben.

(Nach ALBERTUS.)

Vorschrift der H.Dv. 5 nebst Gehaltbestimmung:

Natr. salicylic. pulv. subt.	500,0
Talcum	150,0
Amyl. Marantae	25,0
	675,0

1000 Tabletten zu 0,67.

Mehrmaliges Pressen ist erforderlich. Zusatz geringer Stearinmengen zur Masse ist zweckmäßig.

Gehaltsbestimmung:

Eine gewogene Tablette wird in einem 250 ccm-Meßkolben in Wasser gelöst. Nach Auffüllung zur Marke wird filtriert. 10 ccm des Filtrats werden in einen Jodkolben gebracht und mit 25 ccm n/10-Kaliumbromatlösung, 1 g Kaliumbromid und 8 ccm 2n-Salzsäure versetzt. Nach 10 Minuten werden 5 ccm Kaliumjodidlösung zugesetzt und nach weiteren 5 Minuten der Jodüberschuß mit n/10-Natriumthiosulfat zurücktitriert. Indikator: Stärkelösung.

1 ccm n/10-Kaliumbromatlösung = 0,00267 g Natrium salicylicum.

10	kg	Natr. salicylic.
0,1	„	Ol. Cacao
0,1	„	Acid. stearinic.
0,1	„	Paraffin. solid.
1	„	Amyl. Solani
0,3	„	Talcum
0,6	„	Gummi arabic.

Das gut getrocknete Natriumsalicylat wird in einer Kugelmühle fein gemahlen und in einer Knetmaschine in angewärmtem Zustand mit der wässerigen Lösung des Gummiarabikums zusammengeknetet, worauf noch das geschmolzene Gemisch der Kakaobutter, der Stearinsäure und des Paraffins hinzugefügt wird. Die gleichmäßige Masse wird durch ein grobes Roßhaarsieb gekörnt. Das getrocknete Granulat wird zweimal vorgepreßt. Nach dem zweiten Vorpressen mischt man die Masse mit der Stärke und dem Talk und tablettiert.

(Nach WEICHHERZ-SCHRÖDER.)

Natr. salicylic.	500,0
Pectin	25,0
Dextrin	25,0
Alcohol absolut.	100 ccm
	550,0

1000 Tabletten zu 0,55. — Verarbeitung wie bei Acid. phenylaethylbarbituric. unter „Rapp". (Nach RAPP.)

Nerventabletten.

(Siehe auch *Tabletten gegen Impotenz.*)

Strychnin. nitric. 1,0

feucht verreiben mit

Sacchar. pulv. gross. 18,5

Nach und nach zufügen

Sacchar. Vanillini 1 vH	90,0
Sacchar. Lactis	330,0
Talcum pulv.	30,0
Calc. glycerino-phosphoric.	480,0

Alles sorgfältig mischen, auf dem Wasserbad vorwärmen und nacheinander körnen mit

Gelatina alba	30,0	gelöst in Aq.	120,0
Saccharin	0,5		
und Stearin. alb. Germanic.	20,0	gelöst in Methanol	60,0
	1000,0		

Durch Sieb 3 schlagen und scharf trocknen.

2000 Tabletten zu 0,5 g, Durchmesser 13 mm, mittelstarker Druck. (Nach J. ARENDS.)

Nitroglyzerin.

Amyl. Solani	72,0
Sacchar. Lactis	65,0
Ol. Cacao raspat.	2,5

mischt und körnt man mit

Nitroglycerin. solut. (1 vH) 50,0

schlägt dann durch Sieb 4, trocknet und körnt nochmals mit

Amyl. Solani	7,5, das man mit
Aqua dest. fervid.	50,0 verkleistert.

Gut durcharbeiten, durch Sieb 4 treiben, oberflächlich trocknen, zumischen

Talcum	3,0
	150,0

und vollständig trocknen.

1000 Tabletten zu 0,15 (Dosis 0,0005), Durchmesser 6 mm, mittelstarker Druck. (Nach J. ARENDS.)

Sacchar. Lactis	90,0
Agar pulv.	5,0
Nitroglycerin. alcohole solut. (1 + 9)	5,6
Talcum	5,0
	100,0

Mit verdünntem Weingeist körnen und mit dem Talk als Gleitmittel 1000 Tabletten zu je 0,0005 Nitroglyzerin pressen. (Dan.)

Comprimata Nitroglycerini.

Aus einer Mischung aus 10 g Milchzucker, 10 g Kakaopulver und 5 g einer 1 proz. spirituösen Nitroglyzerinlösung werden 100 Tabletten hergestellt. (Hung.)

Novocain-Suprarenin.

Novocain	0,5
Suprarenin. hydrochl.	0,001
Natr. chlorat.	0,6

Novocain-Suprarenin-Tabletten zur Herstellung steriler Injektionslösungen sind an sich nicht völlig steril und müssen, vor Gebrauch in Wasser gelöst, durch 5 Minuten langes Erhitzen keimfrei gemacht werden. (Längere Erhitzung führt zur Zersetzung und damit zum Unwirksamwerden des Suprarenins.) Dabei wird nach BUDDE Suprarenin. hydrochloric. in trockenen Pulvermischungen, also auch in Tablettenmassen, zweckmäßig durch Suprarenin. bitartaric. ersetzt, das in Mischungen mit Novocain oder Tropacocain ein 5 Minuten langes Erhitzen gut verträgt.

Im übrigen ist nach BUDDE die Tablettenform für Alkaloide nicht besonders geeignet, da bei der Tablettenherstellung alkalische Bestandteile nicht mit Sicherheit fernzuhalten sind. Es wird empfohlen, die Einzelpackung der Tabletten in zugeschmolzener Glasröhre in den Verkehr zu bringen.

Opium.

(Vgl. allgemeine Anweisung S. 67 und bei *Morph. hydrochloric.*)

Vorschrift der H.Dv. 5 (nebst Gehaltsbestimmung):

Opium pulv.	30,0
Sacchar. Lactis	330,0
Talcum	110,0
Amyl. Marantae	30,0
	500,0

1000 Tabletten zu 0,5 g. — Die Mischung wird ohne weitere Vorbereitung zu Tabletten gepreßt.

Gehaltsbestimmung an Morphin:

15 Opiumtabletten = 7,5 g werden gewogen, fein gepulvert und in einem rauhen Mörser von etwa 10 cm oberem Durchmesser mit 0,3 g Kalziumhydroxyd und 5 ccm Wasser sorgfältig angerieben. Hierauf fügt man 16 ccm Wasser hinzu, rührt häufig um und filtriert nach $^1/_2$ Stunde durch ein trockenes Faltenpapier von etwa 7 cm Durchmesser.

20,0 des Filtrats (entsprechend 0,364 g Opium[1], die löslichen Bestandteile der Tablette sind zu berücksichtigen) werden in einem 100 ccm-Erlenmeyerkolben mit 26,0 Methanol, sodann mit 2,0 alkalischer Kaliumoxalatlösung, die in 100 g 18,4 g neutrales Kaliumoxalat ($C_2O_4K_2 + H_2O$) und 10 ccm Normalkalilauge enthält, vermischt. Man erwärmt $^1/_4$ Stunde im Wasserbad auf 50°, ergänzt evtl. verdampftes Methanol und läßt dann erkalten.

30,0 der durch Filtrieren durch ein bedecktes Faltenfilter von etwa 12 cm Durchmesser erhaltenen Flüssigkeit (= 0,23 g Opium[2]) werden mit einer Lösung von 0,3 g Dinitrochlorbenzol

$$(C_6H_3 \cdot Cl \cdot [NO_2]_2 = 1:2:4)$$

in 5 g Methanol, sodann mit 5,0 Wasser vermischt. Die anfangs klare Lösung wird über Nacht zum Auskristallisieren beiseite gestellt.

Man sammelt den Niederschlag in einem Trichter von 5 cm oberem Durchmesser, dessen Rohr mit einem kleinen Wattebausch verschlossen ist. Nachdem die Flüssigkeit abgelaufen ist — evtl. muß der Niederschlag mittels eines kleinen Gummiwischers in die Mitte des Trichters gebracht werden —, entfernt man die Mutterlauge durch sehr schwaches Saugen, am besten mit dem Mund mit Hilfe eines Schlauchs, der am Ansatz einer Saugflasche befestigt ist und wäscht unter schwachem Saugen durch allmähliches Zugeben von 3 ccm Methanol und darauf von etwa 5 ccm Wasser aus, bis das Filtrat gegen Lackmus neutral reagiert.

Den Niederschlag bringt man mit dem Wattebausch in einen 100 ccm-Erlenmeyerkolben mit weiter Öffnung, spült den Trichter mit Wasser nach, gibt 2 ccm n/10-Salzsäure hinzu und erwärmt kurze Zeit im Wasserbad bis zur Lösung des Niederschlags.

---

[1] 24,7 g Extrakt: 0,45 = 20 : x. x = 0,364 g Opium.

[2] 47,5 g Lösung: 0,364 = 30 : x. x = 0,23 g Opium.

Nach dem Erkalten fügt man 2,5 g Kochsalz, 2 Tropfen Methylrotlösung und soviel Wasser hinzu, daß die gesamte Flüssigkeitsmenge etwa 25 ccm beträgt.

Nun wird die überschüssige Salzsäure mit n/10-Natronlauge zurücktitriert (Mikrobürette). Die zur Sättigung des Morphinäthers verbrauchte Menge n/10-Salzsäure ist um 0,06 ccm zu erhöhen. (Korrektur für den in Lösung bleibenden Teil. Bei Zimmertemperatur lösen 100 ccm Methanol von 50 Gewichtsproz. 0,006 g Morphinäther.)

1 ccm n/10-Salzsäure = 0,02852 g Morphin.

Der Morphingehalt in vH errechnet sich nach folgender Gleichung:

$$x = \frac{\text{verbr. ccm} \times 0{,}02852 \times 100}{0{,}23}$$

Tinct. Opii simpl.	1	kg
Balsam. tolutan.	0,02	„
Sacchar. pulv.	10	„
Hydriertes Pflanzenfett	0,1	„
Paraffin. solid.	0,1	„
Ol. Cacao	0,1	„
Talcum	0,2	„
Gelatina alba	0,12	„

Der Tolubalsam wird in der Opiumtinktur gelöst und mit dem Zuckerpulver verrieben; das getrocknete Gemisch wird durch Sieb 3 geschlagen und in einer Knetmaschine mit der 10proz. Lösung der Gelatine sowie mit dem geschmolzenen Gemisch des Pflanzenfetts, des Paraffins und der Kakaobutter angeknetet. Das mittels Sieb 3 hergestellte und nach dem Trocknen durch Sieb 3 oder 4 geschlagene Granulat wird nach dem Vermischen mit dem Talk zu Tabletten von 1 g gepreßt. (Nach WEICHHERZ-SCHRÖDER.)

Opium pulv.	15,0
Sacchar. pulv.	80,0
Amylum	160,0
Talcum	10,0
Stärkekleister (5proz.)	q. s.

zum granulieren.

1000 Tabletten zu 0,015 g Opium. (Ross.)

Opium et Ipecacuanha.

(Vgl. auch *Pulvis Ipecacuanhae opiatus.*)

Opium. pulv.	25,0
Rad. Ipecacuanhae pulv.	25,0
Sacchar. pulv.	65,0
Amylum	130,0
Talcum	10,0
Stärkekleister (5proz.)	q. s.

zum Granulieren.

1000 Tabletten zu je 0,025 g Opium und Rad. Ipecacuanhae.

(Ross.)

Orthooxychinolinsulfat — Chinosol.

1. *Klar löslich in Wasser.*

Chinosol	250,0
Acid. boric. pulv.	30,0
	280,0

durchfeuchtet man mit 50 g Methanol (90 vH.) und schlägt dann die Masse, je nach der gewünschten Korngröße, durch Sieb 3 oder 4. Bei gelinder Wärme trocknen (sonst Verfärbung!) und mit starkem Druck zu Tabletten pressen.

2. *Nicht klar löslich in Wasser.*

Chinosol	400,0
Magnes. peroxyd.	400,0
Amyl. Tritici	200,0
	1000,0

1000 Tabletten zu 1,0 g (Dosis 0,4), Durchmesser 16 mm, mittelstarker bis starker Druck.

Der Zusatz von Magnesiumsuperoxyd erhöht nicht nur die Zerfallbarkeit, sondern unterstützt auch durch naszierenden Sauerstoff die keimtötende Wirkung. (Nach Dtsch. Apoth.-Ztg. 1937, 70.)

Papaverinum hydrochloricum.

(Vgl. allgemeine Anweisung S. 67 und bei *Morph. hydrochloric.*)

Papaverin. hydrochloric.	40,0
Sacchar. Lactis	85,0

mit Stärkekleister aus

Amyl. Solani	5,0
und Aqua dest.	25,0

heiß körnen, durch Sieb 4 schlagen und im Heißlufttrockenschrank bei 40° trocknen. Dann

Pectin	5,0
Talcum	5,0
	150,0

beimischen.

1000 Tabletten zu 0,15 g (Dosis 0,04), Durchmesser 6 mm, mittelstarker Druck. (Nach J. Arends.)

Paraform

siehe *Munddesinfektionstabletten.*

Pasta Guarana

siehe *Guarana.*

Pastilli Ammonii chlorati — Salmiaktabletten.

Süßholzsaft	900 Teile
Ammoniumchlorid	100 ,,
Wasser	nach Bedarf

Der Süßholzsaft wird in Wasser gelöst. Der durchgeseihten Lösung wird das Ammoniumchlorid hinzugefügt und das Ganze zu einer festen Teigmasse eingedampft. Diese wird zu dünnen Tafeln ausgerollt, nach dem Trocknen in rautenförmige Täfelchen zerschnitten und nochmals getrocknet. (Erg.-B. 6.)

Pastilli Ipecacuanhae — Brechwurzelpastillen.

Fein zerschnittene Brechwurzel	5,0
Wasser	50,0
Zucker	1000,0

Die Brechwurzel wird mit dem Wasser 2 Stunden lang im Wasserbad unter Ergänzung des verdampfenden Wassers erhitzt. Aus der durchgeseihten Flüssigkeit und dem Zucker werden 1000 Pastillen angefertigt. (Erg.-B. 6.)

Pastilli Menthae piperitae — Pfefferminzpastillen.

Pfefferminzöl	5,0
Mittelfein gepulverter Zucker	1000,0
Traganthschleim	nach Bedarf

werden zu einer Teigmasse angestoßen, aus der 1000 Pastillen angefertigt werden. (Erg.-B. 6.)

Pastilli pectorales — Hustenpastillen.

(Vgl. Antikatarrhtabletten, Expectorans compositum, Hustentabletten, Mixtura solvens, Senega- und zusammengesetzte Senegatabletten.)

1. Vanillin	2,0	
2. Menthol	5,0	
3. Stibium sulfurat. aurant.	10,0	
4. Acid. benzoic.	15,0	
5. Rad. Primulae conc.		} fiat infusum
6. Rad. Saponariae conc.	āā 50,0	} ad 440,0
7. Tracacantha pulv.	30,0	
8. Sacchar. pulv. subt.	3000,0	

zu 3000 Pastillen.

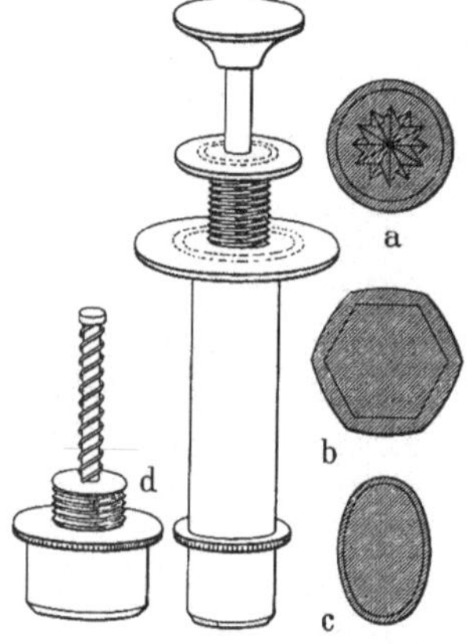

Abb. 72. Pastillenstecher.
a, b u. c Pastillen verschiedener Form,
d Stempel mit Feder.

Die feinst verriebenen Wirkstoffe 1 bis 4 werden kunstgerecht mit 7 und 8 vermischt. Dann wird das Ganze mit dem Infusum aus 5 und 6 zu einer plastischen Masse verarbeitet (notfalls unter Zuhilfenahme von Kartoffel- oder Weizenstärke) und mit dem Nudelholz zu Pastillendicke ausgerollt. Mit dem Pastillenstecher (Abb. 72) werden schließlich Pastillen ausgestochen, die man bei gelinder Wärme trocknet.

(Nach J. Arends.)

Fein zerschnittene Brechwurzel	1,5
Wasser	100,0
Äthylmorphinhydrochlorid	1,5
Mittelfein gepulverter Zucker	1000,0

Die Brechwurzel wird mit dem Wasser 2 Stunden lang im Wasserbad unter Ergänzung des verdampfenden Wassers erhitzt. Aus der durchgeseihten und etwa auf die Hälfte ihres Volumens eingedampften Flüssigkeit, dem Äthylmorphinhydrochlorid und dem Zucker werden 1000 Pastillen angefertigt.

(Erg.-B. 6.)

Pepsinum.

Wenn das Pepsin mit Milchzucker eingestellt ist, wird mit einer möglichst geringen Menge 50proz. Weingeist gekörnt, dann im Exsikkator getrocknet und zu Tabletten gepreßt. War das Pepsin mit Rohrzucker bereitet, wird mit 50 vH Milchzucker gemischt, mit Wasser gekörnt, im Exsikkator getrocknet und dann gepreßt.

Peptonum.

Peptonum sicc. sine sale	500,0
Amyl. Oryzae	100,0
	600,0

1000 Tabletten zu 0,6 g (Dosis 0,5). (Nach DIETERICH.)

Pfefferminztabletten.

(Siehe auch *Folia Menthae piperitae.*)

Ol. Menthae pip.	4,5
Aether acetic.	4,0
Essent. Vanillini (1 vH mit Spirit. dilut.)	4,0
Amyl. Solani	17,0
Tragacantha	17,0

verreibt man mit

Sacchar. Lactis	60,0

und fügt dann

Sacchar. alb. pulv. subt.	856,0
und Talcum	50,0 hinzu.
	1000,0

Hieraus werden Tabletten von beliebiger Größe gepreßt.

(Nach J. ARENDS.)

Ol. Menthae pip.	3,0
Sacchar. pulv.	1000,0
Mucilago Tragacanthae	q. s.

Tabletten zu 1 g. (Portug.)

Sacchar. alb. pulv. gross.	1000,0
Ol. Cocos	20,0
Ol. Menth. pip.	2,5—10,0
Aether	10,0—30,0

Der gesiebte, vorher im Heißlufttrockenschrank gut ausgetrocknete Grießzucker wird in einer 3 l fassenden, gut verschließbaren, weithalsigen Glasflasche mit der Lösung des Kokosöls und des Pfefferminzöls in Äther befeuchtet. Man verteilt durch kräftiges Schütteln die Lösung gleichmäßig im Zucker, läßt 24 Stunden stehen und breitet dann die Masse auf Papier aus, um den Äther verdunsten zu lassen. Hierauf preßt man mit starkem Druck Tabletten von der gewünschten Größe. Einwandfreie Tabletten erhält man nur bei Verwendung eines feinen, geruchlosen Grießzuckers. Die Qualität des Pfefferminzöls spielt eine große Rolle. Am geeignetsten ist eine entbitterte Sorte, z. B. „Dulcimentha" von der Firma Variochem „Aetherea", früher Schimmel & Co., die einen frischen Geruch aufweist. Für die Herstellung der Pfefferminztabletten benötigt man weniger ätherisches Öl als für die bekannten Pfefferminzplätzchen (Rotulae).

Sollten die Tabletten trotz starken Drucks nicht genügend fest werden, so arbeitet man besser mit einer zuvor gekörnten Masse aus

Sacchar. alb. pulv. subt.	1000,0
Ol. Cocos	20,0
Gummi arabic.	10,0
Aqua dest. qu. sat.	

Man körnt, wie unter *Menthol. c. Anaesthesin.* angegeben, und fügt dann die Lösung des Pfefferminzöls in Äther dem trockenen Granulat hinzu. (Nach SCHROFF.)

---

10 kg Zuckerpulver wird fein gesiebt und in einer Knetmaschine in erwärmtem Zustand mit dem geschmolzenen Gemisch von

80 g hydriertem Pflanzenfett,
80 g festem Paraffin,
80 g Stearinsäure,
600 g 10proz. Gelatinelösung

gleichmäßig angeknetet. Die Masse wird mit Hilfe eines passenden Siebes gekörnt. Das feine Pulver wird abgesiebt, nochmals gekörnt, getrocknet und zur Hauptmasse des Granulats hinzugefügt. Auf das Granulat wird nun ein Schüttelgemisch von

50 g Pfefferminzöl,
100 g Alkohol und
50 g Wasser

gegossen und mit der Hand gründlich vermischt. Das feuchte Granulat wird ohne Trocknen gepreßt, wodurch sehr harte Tabletten erhalten werden. Es wird nämlich von den Pfefferminztabletten eine sehr große Härte gefordert, die man durch trockenes Pressen ohne Überanstrengung der Tablettenmaschine nicht erreichen könnte. Die feucht gepreßten Tabletten werden sogar dann in einigen Tagen steinhart, wenn nur ein mittlerer Druck angewendet wurde. Der Fülltrichter muß während des Ganges der Maschine verschlossen gehalten werden, um Austrocknen der Masse zu vermeiden. (Nach WEICHHERZ-SCHRÖDER)

Phenacetin.

Für kleine Mengen:

Phenacetin	500,0
Füllmasse Arends	250,0
Pectin	50,0
	800,0

1000 Tabletten zu 0,8 g (Dosis 0,5), Durchmesser 13 mm, mittelstarker Druck. (Nach J. ARENDS und PEIPPELMANN.)

Für größere Mengen:

I	Phenacetin (kleinkrist.)	500,0	
	Amyl. Solani	55,0	
II	Gelatina alba	8,0	gelöst in 50,0 Wasser
	Stearin	12,0	gelöst in 50,0 Methanol

I mit II sorgfältig verarbeiten, durch Sieb 3 schlagen, oberflächlich trocknen, und zumischen.

III	Pectin	12,0
	Talcum	13,0
		600,0

Nochmals durch Sieb 3 treiben und vollständig trocknen. — Auf blanke Stempel achten!

1000 Tabletten zu 0,6 g, Durchmesser 13 mm, schwacher Druck.

(Nach J. ARENDS und PEIPPELMANN.)

	Tabletten zu	0,5 g	1,0 g
I	Phenacetin pulv.	500,0	1000,0
	Amyl. Marantae	126,5	253,0
II	Gelatina alba	3,5	7,0
	Aqua dest.	170,0	330,0
		630,0	1260,0
III	Talcum	20,0	40,0
	1000 Tabletten =	650,0	1300,0
	Tablettengewicht	0,65	1,30
	Durchmesser	12 mm	16 mm

I wird mit II gekörnt. Bei Zimmertemperatur trocknen und III hinzusieben.

Zerfallzeit in Wasser: 20 Sekunden. (Nach ALBERTUS.)

Phenacetin pulv.	1000,0
Gelatina alba	12,0
Aqua dest.	108,0
Talcum	20,0
Pectin	34,0
Amyl. Maidis	34,0
	1100,0

Das feingepulverte Phenacetin wird mit der heißen Lösung der Gelatine in Wasser in der Misch- und Knetmaschine gleichmäßig verarbeitet. Die feuchte Masse reibt man durch die dem Sieb 3 entsprechende Scheibe der Granuliermaschine und trocknet zunächst oberflächlich im Heißlufttrockenschrank. Die krustig werdende Masse wird nochmals durch Sieb 4 geschlagen und nun gut bei etwa 50° auf Horden ausgebreitet getrocknet. Unter das vollständig ausgetrocknete Granulat mischt man ohne Druck Talk, Pektin und Maisstärke und preßt mit ziemlich hartem Druck Tabletten zu 0,55 g, Durchmesser 13 mm. — Die Tabletten zerfallen noch nach Jahren in 15 Sekunden.

(Nach SCHROFF.)

FRETHEIM untersuchte die Rolle des Wassergehalts in der Phenacetintablettenmasse mit folgendem Ergebnis: Wassergehalt 1,05 bis 1,77 vH: schlechte Tabletten, teils, weil sie am Unterstempel festsitzen, teils, weil sie zerbrechen. Mit schwächerem Druck ging die Tablettierung besser, aber trotzdem zerbrachen 40—65 vH der Tabletten. — Wassergehalt 2,23—2,54 vH: Gute Tabletten. — Wassergehalt 3,67—3,78 vH: Das Granulat hing am Stempel fest, aber die Tabletten waren sehr fest.

Phenacetin	10 kg
Amyl. Solani	1,5 „

Das drei- bis viermal vorgepreßte Phenacetin wird mit der Stärke vermischt und gepreßt. (Nach WEICHHERZ-SCHRÖDER.)

Phenacetin	500,0
Pectin	20,0
Semmelmehl	50,0
Aqua dest.	100,0
	570,0

1000 Tabletten zu 0,57 g (Dosis 0,5). — Verarbeitung wie bei Acid. phenylchinolincarbonic. unter „Rapp“. (Nach RAPP.)

Phenacetin pulv.	500,0
Amyl. Oryzae	100,0
Spirit. 70 vH	15,0
	600,0

Man preßt daraus 0,3 (Dosis 0,25) oder 0,6 (Dosis 0,5) g schwere Tabletten. (Nach DIETERICH.)

Phenacetin	500,0
Sacchar. Lactis	100,0

werden gemischt, mit absolutem Alkohol befeuchtet, getrocknet und durchgesiebt. Alsdann werden

Amyl. Tritici	50,0
Talcum	50,0
	700,0

zugemischt und daraus Tabletten zu 0,7 g (Dosis 0,5) gefertigt. (Nach SALZMANN.)

Phenacetinum compositum.

Phenyldimethylpyrazolon	400,0
Phenacetin	200,0
Coffein. citric.	40,0
Füllmasse Arends	560,0
	1200,0

1000 Tabletten zu 1,2 g, Durchmesser 15 mm, mittelstarker Druck. (Nach J. ARENDS.)

Phenacetin	250,0
Coffein	50,0
Füllmasse Arends	100,0—200,0
	400,0—500,0

1000 Tabletten zu 0,4—0,5 g, Durchmesser 10—13 mm, mittelstarker Druck. (Nach J. ARENDS.)

Coffeinum-Natrium benzoicum	100,0
Dimethylaminophenyldimethylpyrazolon	300,0
Phenacetin	300,0
Phenyldimethylpyrazolon	300,0
	1000,0

Für die Herstellung in größerem Maßstab empfiehlt HORKHEIMER die Anfertigung von Granulaten der einzelnen Bestandteile mit Ausnahme von Phenyldimethylpyrazolon, das seiner angenehmen kristallischen Beschaffenheit wegen ohne weiteres verwendet werden kann. Für die einzelnen Granulate gibt er folgende Vorschriften:

a) Zur Herstellung von *Coffein.-Natr. benzoic. granulat.* (2 + 1) stellt man eine Mischung aus 300,0 Coffein.-Natr. benzoic. mit 50,0 Amyl. Solani und 100,0 Sacchar. Lactis her, die man mit etwa 195 ccm 96proz. Spiritus befeuchtet, worauf man mit Sieb 3 vorgranuliert. Das Granulat wird dann sofort durch ein Sieb von 1 mm Maschenweite gedrückt und bei 40—50° getrocknet. Das feine Pulver wird abgesiebt und das Granulat in gut verschlossenen Gläsern aufbewahrt.

b) Zur Körnung von *Dimethylaminophenyldimethylpyrazolon* wird folgendermaßen verfahren:

Die kristallisierte Substanz wird auf ein Sieb von 0,75 mm Maschenweite gebracht und von den gröberen Kristallen befreit. 100 Teile der gesiebten feineren Kristalle werden mit 10 Teilen getrockneter Marantastärke leicht vermengt und die Mischung mit einer Lösung von 0,8 Teilen Stearinsäure in 23 Teilen Äther-Weingeist stark angefeuchtet; Zerreiben der Kristalle muß vermieden werden. Sobald die Masse nach kurzem Stehen etwas trockener geworden ist, wird sie durch ein Sieb von 2 mm Maschenweite getrieben. Vor dem völligen Austrocknen siebt man nochmals durch ein Sieb von 1 mm Maschenweite und trocknet bei einer Temperatur von 20—25°. Aus diesem Granulat können ohne weiteres auch einfache Dimethylaminophenyldimethylpyrazolon-Tabletten gepreßt werden.

c) Man bereitet *Phenacetinum granulatum* wie folgt: 500,0 Phenazetin (warm) werden mit einer heißen 10proz. Gelatinelösung angestoßen. Das Gemenge wird durch ein Sieb von 2 mm Maschenweite getrieben; nach oberflächlichem Trocknen wird die Masse leicht durch ein Sieb von 1 mm Maschenweite gedrückt und bei 40—50° getrocknet.

Die so hergestellten Granulate werden nunmehr zu einer Mischung in der Art verwendet, daß jede der 0,96 g wiegenden Tabletten nachgenannte Bestandteile in folgenden Gewichtsmengen enthält, wie es der eingangs angeführten Vorschrift entspricht:

Coffein.-Natr. benzoic. granulat. (2 + 1)	0,15
Dimethylaminophenyldimethylpyraz. granulat.	0,11
Phenacetin. granulat.	0,3
Phenyldimethylpyrazolon. crist.	0,3
Talcum	0,03
Pectin	0,035
Amyl. Marantae	0,035
	0,96

Die nach der beschriebenen Vorschrift hergestellten Tabletten zerfallen nach 6 Monaten noch in 10 Sekunden. Zu bemerken ist, daß vom Handel bezogene Coffein.-Natr. benz.-Phenacetin -Tabletten erst nach 15—20 Minuten zerfielen.

Phenacetin	500,0
Coffein	100,0
Amyl. Oryzae	75,0
	675,0

gibt mit Quittenschleim (s. S. 68) gekörnt Tabletten zu 0,675 g (Dosis 0,5).
(Nach KLEINKNECHT.)

Phenacetinum compositum cum Chinino.

Phenacetin	200,0
Coffein	60,0
Chinin. hydrochloric.	40,0
Füllmasse Arends	150,0
	450,0

1000 Tabletten zu 0,45 g, Durchmesser 13 mm, mittelstarker Druck.
(Nach J. ARENDS und PEIPPELMANN.)

Phenolphthaleinum.

Für kleinere Mengen:

(Vgl. allgemeine Anweisung S. 67 und bei *Morph. hydrochloric.*)

Phenolphthalein	100,0
Füllmasse Arends	200,0
Sacchar. Vanillini (1 vH)	200,0
	500,0

1000 Tabletten zu 0,5 g (Dosis 0,1), Durchmesser 13 mm, starker Druck, da zum Kauen. (Nach J. ARENDS und PEIPPELMANN.

Für größere Mengen:

Phenolphthalein	120,0
Vanillinzucker 2 vH	5,0
Sacchar. Lactis	80,0
Sacchar. pulv. subt.	265,0
Talcum	15,0
Ol. Cacao	10,0
Stearin. alb. Germanic.	5,0
	500,0

1000 Tabletten zu 0,5 g (Dosis 0,12), Durchmesser 13 mm, mittelstarker Druck.

Die Masse wird mit einer Lösung von Kakaobutter und Stearin in 30 g Methanol gekörnt, durch Sieb 4 geschlagen, getrocknet und nochmals gesiebt.

Die Tabletten brauchen nicht in Wasser zu zerfallen, da sie gekaut werden sollen. (Nach J. ARENDS.)

	Tabletten	zu 0,1 g	zu 0,3 g
I	Phenolphthalein	100,0	300,0
I	Amyl. Tritici	84,4	163,0
II	Gelatina alba	0,6	2,0
II	Aqua dest.	30,0	100,0
II	Spirit. dilut.	30,0	100,0
		185,0	465,0
III	Talcum	15,0	35,0
IV	Stearinaether (1 + 9)	8,0	20,0
		200,0	500,0
	Tablettengewicht	0,2	0,5
	Durchmesser	8 mm	12 mm

I wird mit II gekörnt (Sieb 4). Man trocknet bei Zimmertemperatur, siebt III hinzu und besprengt, wenn nötig, mit IV.

Zerfallzeit in Wasser: $^1/_2$ Stunde. (Nach ALBERTUS.)

Zur Herstellung von Phenolphthaleintabletten wird im allgemeinen Zucker als Streckmittel verwendet. Da aber der Zucker und das Phenolphthalein zusammen nur sehr schwer tablettierbar sind, weisen die so hergestellten Tabletten immer eine schlechte Zerfallgeschwindigkeit auf. Die Tabletten sind so schwer löslich, daß sie manchmal nicht einmal im Magen zerfallen. Da ein sehr großer Teil der pharmazeutischen Betriebe die Phenolphthaleintabletten trotzdem noch mit Zucker herstellt, gebe ich hier auch eine solche Vorschrift, um den Vergleich mit der weiterhin gegebenen einwandfreien Anweisung zu ermöglichen.

Phenolphthalein	20 kg
Sacchar. pulv.	26,25 „

werden in einer Knetmaschine gemischt und in erwärmtem Zustand mit einer aus

Sacchar. pulv.	3,75 kg
Aqua dest.	2,25 „

hergestellten Lösung sowie mit dem geschmolzenen Gemisch von

Acid. stearinic.	0,5 kg
Paraffin. solid.	0,33 „
Ol. Cacao	0,5 „

und des weiteren mit einer Lösung von

Gelatina alba	0,2 kg
in Aqua dest.	1,8 „

in der geschlossenen Knetmaschine zu einer gleichmäßigen Masse an geknetet. Die Masse wird nun mit einer Lösung von

Flavanillin	25 g
in Aqua dest.	350 „

gefärbt, worauf man die Maschine in geöffnetem Zustand und bei abgestellter Heizung noch zehn Minuten laufen läßt. Es wird nun mittels Sieb 4 gekörnt. Das bei 50° zwei Tage lang getrocknete Granulat wird mit einer alkoholischen Lösung von 6—8 g Vanillin besprengt und 12 Stunden lang in geschlossenem Gefäß an warmem Orte aufbewahrt. Nach dem Zumischen von 3 vH Talk wird das Granulat zu 0,27 g-Tabletten gepreßt. Eine Tablette enthält 0,1 g Phenolphthalein.

(Nach Weichherz-Schröder.)

Phenolphthalein	250,0
Cacao pulv. sine Oleo	100,0
Saccharum	575,0
Tragacantha	25,0
Amyl. Marantae	25,0
Sacchar. Vanillini (2 vH)	25,0
	1000,0

Das gemischte Pulver wird mit verdünntem Weingeist gekörnt (Sieb 4). Tabletten zu 0,4 g und 1 cm Durchmesser.

Gebrauchsanweisung: Eine bis zwei Tabletten des Abends zu nehmen, Kindern gebe man eine halbe bis eine Tablette. (Syndikat.)

Phenolphthalein	500,0
Sacchar. alb.	190,0
Sacchar. Lactis	250,0
Amyl. Marantae	10,0
Sacchar. Vanillini (2 vH)	50,0
	1000,0

Das gemischte Pulver wird mit verdünntem Weingeist gekörnt (Sieb 4). Tabletten zu 0,5 g und 1,2 cm Durchmesser.

Nach ärztlicher Verordnung zu nehmen. (Syndikat.)

Comprimata Phenolphthaleini.

25 g Phenolphthalein, je 10 g Zuckerpulver und Kakaopulver zu 100 Tabletten. Zum Granulieren ist eine 5proz. Gelatinelösung zu benutzen. (Hung.)

Bestimmung von Phenolphthalein in Tabletten.

Die Masse wird im Soxhlet-Apparat mit Azeton extrahiert und der Verdampfungsrückstand des Extraktes mit einer abgemessenen Menge (z. B. 50 ccm) n/10-NaOH behandelt. Hierdurch wird das Phenolphthalein herausgelöst, während Fremdstoffe zurückbleiben. Nach teilweiser Filtration säuert man die Hälfte der ursprünglich verwendeten Flüssigkeitsmenge leicht an und extrahiert dreimal mit Äther. Die Ätherausschüttelungen werden dreimal mit Wasser gewaschen, filtriert und der Verdampfungsrückstand gewogen.

(Nach G. Thomas: Journ. de Pharm. de Belg. **21**, 361—364. Nr. 20 vom 14. Mai 1939.)

Phenyldimethylpyrazolon — Antipyrin.

Für kleine Mengen:

Phenyldimethylpyrazolon	500,0
Füllmasse Arends	250,0
	750,0

1000 Tabletten zu 0,75 g (Dosis 0,5), Durchmesser 13 mm, mittelstarker Druck.

Für größere Mengen:

Phenyldimethylpyrazolon	500,0
Füllmasse Arends (Sieb 4)	80,0
Talcum	20,0
	600,0

1000 Tabletten zu 0,6 g (Dosis 0,5), Durchmesser 13 mm, mittelstarker bis starker Druck.

Große Kristalle absieben und zerreiben; die Kristallgröße muß etwa der Korngröße der Füllmasse entsprechen.

(Nach J. Arends und Peippelmann.)

		Tabletten zu 0,5 g	zu 0,1 g
I	Phenyldimethylpyrazolon	500,0	1000,0
I	Sacchar. Lactis	70,0	140,0
I	Tragacantha	5,0	10,0
II	Mucilago Cydoniae	10,0	20,0
II	Spiritus	5,0	10,0
III	Talcum	575,0	1150,0
		25,0	50,0
	1000 Tabletten =	600,0	1200,0
	Tablettengewicht	0,6	1,2
	Durchmesser	12 mm	14 mm

I wird mit II gekörnt (Sieb 3). Man trocknet bei Zimmertemperatur und siebt III hinzu. Wenn bei höherer Temperatur getrocknet werden soll, muß die Masse vor der Verarbeitung einige Stunden abkühlen, da man sonst zersetzte Tabletten erhält. (Nach Albertus.)

Vorschrift der H.Dv. 5 (nebst Gehaltsbestimmung):

Phenyldimethylpyrazolon cristallisat.	1000,0
Sacchar. Lactis	400,0
Amyl. Marantae	75,0
	1475,0

2000 Tabletten zu 0,74 g.

Die Bestandteile werden scharf getrocknet und gemischt. Der Druck darf nicht zu stark sein.

Gehaltsbestimmung:

Zwei gewogene Tabletten werden zerdrückt und durch einen Glastrichter mit Wasser in einen Meßkolben von 10 ccm gespült. Der Kolben wird bis zur Marke aufgefüllt und geschüttelt.

Nachdem sich fast alles gelöst hat, wird filtriert. 10 ccm des Filtrats werden in einem Jodkolben mit 2,0 g Natriumazetat und 20 ccm n/10-Jodlösung versetzt und 20 Minuten stehen gelassen. Darauf werden etwa 25 ccm Spiritus zugesetzt. Es wird geschüttelt, bis vollkommene

Lösung eingetreten ist und dann der Überschuß an n/10-Jodlösung mit n/10-Natriumthiosulfat bestimmt. (Indikator: Stärkelösung.)

1 ccm n/10-Jodlösung = 0,0094 g Phenyldimethylpyrazolon.

Nach WEICHHERZ-SCHRÖDER kann das grobpulverige Antipyrin ohne Vorbereitung gepreßt werden. Unter Umständen kann ein Zusatz von Talk (bis zu 20 vH) erforderlich sein.

Antipyrin	500,0
Pectin	
Dextrin āā	25,0
Aqua dest.	50,0
	550,0

Weiteres wie bei Acid. phenylchinolincarbonic. unter „Rapp".

(Nach RAPP.)

Antipyrin	500,0
Sacch. Lactis	200,0
	700,0

Man preßt 1000 Tabletten im Gewicht von 0,7 g (Dosis 0,5). Die Masse wird so wie bei Azetanilid angegeben behandelt.

(Nach SALZMANN.)

Tablettae Phenazoni.

500 g Phenazon werden mit 21,5 g Milchzucker und 30 g Marantastärke gemischt. Dann wird mit 12,5proz. Gelatinelösung granuliert, noch 30 g Stärke und 15 g Talcum zugemischt und zu 1000 Tabletten mit je 0,5 g Phenazon gepreßt. (Norveg.)

Phenyldimethylpyrazolon cum Coffeino Citrico — Migränin.

(*Antipyreticum compositum.* Siehe auch *Antineuralgicum compositum* und *Migränetabletten.*)

Phenyldimethylpyrazolon c. Coffein. citric. „Grießform"		500,0
Pectin	bei nicht über 40° trocknen	20,0
Talcum		10,0
		530,0

Nach leichtem Trocknen (nicht über 40°) ohne Vorbereitung preßbar. 1000 Tabletten zu 0,53 g (Dosis 0,5), Durchmesser 13 mm, schwacher Druck. (Bei zu starkem Druck blättern die Tabletten ab.)

(Nach J. Arends und Peippelmann.)

Weichherz-Schröder gibt an, daß man das nach dem Schweizer Arzneibuch hergestellte Migränin ohne Vorbereitung tablettieren könne.

Migraenin	500,0
Pectin	25,0
Dextrin	25,0
Spirit. dilut.	100 ccm
	550,0

1000 Tabletten zu 0,55 g. — Verarbeitung wie bei Acid. phenylchinolincarbonic. unter „Rapp". (Nach Rapp.)

Tablettae Phenazoni cum Coffeino.

500 g Phenazon werden mit 100 g Coffein, 86,25 g Marantastärke und 10 g Talcum gemischt. Dann wird mit 12,5proz. Gelatinelösung granuliert und zu 1000 Tabletten mit je 0,6 g Gehalt gepreßt. (Norveg.)

Phenyldimethylpyrazolonum salicylicum — Salipyrin.

(Vgl. *Phenyldimethylpyrazolon.*)

Phenyldim. pyraz. salicylic.	500,0
Amyl. Solani	100,0
	600,0

1000 Tabletten zu 0,6 g (Dosis 0,5), Durchmesser 13 mm, mittelstarker Druck. (Nach J. Arends.)

Phenyldim. pyraz. salicylic.	500,0
Pectin	25,0
Füllmasse Arends (Sieb 4)	25,0
	550,0

1000 Tabletten zu 0,55 g (Dosis 0,5), Durchmesser 13 mm, mittelstarker bis starker Druck. (Nach J. Arends und Peippelmann.)

		Tabletten zu 0,5 g	zu 0,1 g
I	Salipyrin pulv.	500,0	1000,0
	Amyl. Solani	125,0	250,0
II	Gelatina alba	5,0	10,0
	Aqua dest.	90,0	180,0
		630,0	1260,0
III	Talcum	20,0	40,0
	100 Tabletten =	650,0	1300,0
	Tablettengewicht	0,65	1,30
	Durchmesser	12 mm	16 mm

I wird mit II gekörnt (Sieb 3). Die Mischung ist bei Zimmertemperatur zu trocknen, darauf wird III hinzugesiebt.

Zerfallzeit in Wasser: 20—25 Sekunden. (Nach ALBERTUS.)

Phenyldimethylpyrazolon salicyl. (= P)	1000,0
Amyl. Tritici	25,0
Aqua dest.	75,0
Amyl. Maidis	165,0
Talcum	10,0
	1200,0

25 g Weizenstärke werden mit 25 ccm kaltem Wasser angerieben, dann gibt man auf einmal 50 ccm heißes Wasser hinzu, mischt gut und erhitzt auf dem Wasserbad bis zur Kleisterbildung. Mit diesem noch warmen Kleister reibt man am besten in der Misch- und Knetmaschine das vorher durch Sieb 4 geschlagene P gleichmäßig an. Dann körnt man durch Sieb 3 der Granuliermaschine und trocknet die Masse im Heißlufttrockenschrank bei 40—50° gut aus. Das trockene Granulat wird mit Stärke und Talk gemischt und mit mittelstarkem Druck gepreßt.

2000 Tabletten zu 0,6 oder 1000 zu 1,2 g (Dosis 0,5 bzw. 1,0), Durchmesser 13 bzw. 16—17 mm.

Die Zerfallzeit der Tabletten beträgt nach einem Jahr 10 Sekunden. (Nach SCHROFF.)

Salipyrin	500,0
Pectin	25,0
Semmelmehl	55,0
Spirit. 50 vH	170 ccm
	570,0

Verarbeitung wie bei Acid. phenylchinolincarbonic. unter „Rapp“. (Nach RAPP.)

Phenylum salicylicum — Salol.

Phenyl. salicylic.	500,0
Pectin	25,0
Amyl. Solani	25,0
	550,0

1000 Tabletten zu 0,55 g, Durchmesser 13 mm, schwacher bis mittelstarker Druck. — Die Tabletten neigen dazu, hart zu werden, daher ist mit möglichst geringem Druck zu arbeiten. (Nach J. Arends.)

Phenyl. salicylic.	500,0
Pectin	50,0
	550,0

Sonst wie oben. (Nach J. Arends und Peippelmann.)

		Tabletten zu 0,5 g	zu 1,0 g
I	Phenyl. salicylic. pulv.	500,0	1000,0
I	Amyl. Solani (bei 30° getrocknet)	110,0	170,0
II	Amyl. solubile	25,0	50,0
II	Aqua dest.	150,0	300,0
		635,0	1220,0
III	Talcum	15,0	30,0
	1000 Tabletten =	650,0	1250,0
	Tablettengewicht	0,65	1,25
	Durchmesser	12 mm	14 mm

I wird mit dem Schleim II gekörnt (Sieb 3). Anfangs breitet man bei Zimmertemperatur aus, trocknet darauf bei 25—30° bis zum angegebenen Gewicht und läßt dann die Masse einige Stunden bei Zimmertemperatur liegen. Darauf wird III hinzugesiebt.

Eine Probe so bereiteter Tabletten fiel in Wasser nach 3 Wochen in einer Minute auseinander, nach 8 Monaten in $1^1/_2$ Minuten. Saloltabletten, die nach anderen Formeln bereitet wurden, zerfielen wohl anfangs schneller, verloren aber dieses Vermögen sehr bald. Es empfiehlt sich daher, obenstehende Vorschriften für das Trocknen der Stärke und des Granulats zu beachten. (Nach Albertus.)

Nach H.Dv. 5 (nebst Gehaltsbestimmung):

Phenyl. salicylic.	500,0
Amyl. Marantae	50,0
Talcum	25,0
	575,0

1000 Tabletten zu 0,57 g.

Die Mischung wird durch Sieb 4 geschlagen und ohne weitere Vorbereitung gepreßt.

Gehaltsbestimmung:

Eine gewogene Tablette wird mit 10 ccm n/2-Kalilauge und 20 ccm Alkohol 90 Minuten am Rückflußkühler im siedenden Wasserbad verseift. Dann wird der Alkaliüberschuß mit n/2-Salzsäure zurücktitriert. Indikator: Phenolphthalein.

1 ccm n/2-Kalilauge = 0,107 g Phenyl. salicyl.

Phenyl. salicylic.	1000,0
Pectin	50,0
Amyl. Maidis	100,0
Sacchar. Lactis	50,0
	1200,0

Das Phenylsalizylat wird im Kalktrockenschrank nachgetrocknet und von den groben Kristallen durch Sieb 4 befreit. Man mischt dann die anderen vorher sorgfältig getrockneten Stoffe hinzu und preßt mit mittelstarkem Druck Tabletten von 0,6 g Gewicht und 12—13 mm Durchmesser. Die Zerfallzeit der Tabletten in Wasser ist anfangs recht gut, läßt aber rasch nach und ist nach einem Jahr $1^1/_2$ Minuten. Man hüte sich vor zu starkem Druck. — Die Tabletten werden gut verschlossen und kühl aufbewahrt. (Nach Schroff.)

Nach Weichherz-Schröder kann kristallisiertes, gesiebtes Salol ohne Vorbereitung zu Tabletten gepreßt werden.

Phenyl. salicylic.	500,0
Pectin	60,0
Dextrin	25,0
Semmelmehl	65,0
Spirit. 50 vH. 150 ccm	
	650,0

1000 Tabletten zu 0,65 g. — Verarbeitung wie bei Acid. phenylchinolincarbonic. unter „Rapp“. (Nach Rapp.)

Salol, fein zerrieben	100,0
Amyl. Oryzae	20,0
Ol. Menthae pip.	2 Tropfen

Man preßt daraus 0,3 g (Dosis 0,25) oder 0,6 g (Dosis 0,5) schwere Tabletten. (Nach DIETERICH.)

Pilocarpinum hydrochloricum.

(Vgl. allgemeine Anweisung S. 67 und bei *Morph. hydrochloric.*)

I	Pilocarpin. hydrochloric.	10,0
I	Sacchar. Lactis	175,0
II	Spirit. dilut.	20,0
		185,0
III	Talcum	15,0
	1000 Tabletten =	200,0
	Tablettengewicht	0,2
	Durchmesser	8 mm

I wird mit II gekörnt (Sieb 4). Man trocknet bei 20—30° und siebt dann III hinzu.

Zerfallzeit in Wasser: 1—$1^1/_2$ Minute. (Nach ALBERTUS.)

Pix liquida — Teertabletten.

Aus

Solutio Picis alkalina (Hisp.)	100,0
Saccharum	990,0
Tragacantha	10,0
Aqua dest. q. s.	

sind 1000 Tabletten zu bereiten. (Hisp.)

Podophyllinum compositum.

(Vgl. auch *Typhus-Tabletten* S. 245.)

	Stärke 1	Stärke 2
Podophyllin	10,0	6,0
Hydrarg. chlorat.	5,0	2,5
Sacchar. Lactis	32,0	38,5
Rad. Liquiritiae	40,0	40,0
Amyl. Tritici	10,0	10,0
Talcum	3,0	3,0
	100,0	100,0

Podophyllin, Kalomel, Milchzucker und das fein gepulverte Süßholz werden gut gemischt. Man körnt mit etwa 8 g Wasser und reibt die feuchte Masse durch Sieb 4. Dann wird das Granulat bei etwa 40° im Heißlufttrockenschrank gut ausgetrocknet, worauf man unter das trockene Granulat die Stärke und den Talk mischt. Man preßt mit mäßigem Druck Tabletten von 0,1 g Gewicht und 6 mm Durchmesser.

Stärke 3:

Podophyllin	3,0
Hydrarg. chlorat.	2,5
Sacchar. Lactis	38,5
Rad. Liquiritiae	40,0
Amyl. Tritici	10,0
Camphor.	5,0
Ol. Carvi	1,0
Aether	10 ccm
	100,0

Die Lösung des Kampfers und des Kümmelöls in Äther wird in Teilmengen in einer Flasche dem aus Podophyllin, Kalomel, Milchzucker und Süßholz nach der oben angeführten Vorschrift hergestellten, getrockneten Granulat zugegeben. Man läßt die Masse gut verschlossen 24 Stunden stehen und breitet sie dann auf Papier aus, damit der Äther verdunsten kann. Dann mischt man die Stärke zu und preßt Tabletten von 0,1 g Gewicht. — Die Podophyllintabletten zerfallen in Wasser ein Jahr nach der Herstellung in 20 Sekunden. (Nach SCHROFF.)

		Nr. 1	Nr. 2	Nr. 3
I	Hydrarg. chlorat.	5,4	2,3	2,5
I	Podophyllin	6,0	6,0	3,0
I	Camphora pulv.	—	—	5,0
I	Rad. Liquirit. pulv. subt.	140,0	140,0	140,0
I	Amyl. Marantae	48,6	51,7	49,5
II	Spirit. dilut.	40,0	40,0	40,0
	1000 Tabletten =	200,0	200,0	200,0
	Tablettengewicht	0,2	0,2	0,2
	Durchmesser	8 mm	8 mm	8 mm

I wird mit II gekörnt (Sieb 4). Man trocknet bei Zimmertemperatur. Die Bearbeitung der Masse zu Stärke 3 soll so schnell wie möglich geschehen, damit der Kampfer nicht sublimiert.

Zerfallzeit in Wasser: Weniger als 30 Minuten. (Nach ALBERTUS.)

Prontosil

gibt mit Stärkekleister q. s. und Talk unter Verwendung von Sieb 3 ein schönes Granulat, das in trockener Luft bei Zimmertemperatur zu trocknen ist. (Nach J. Arends.)

Pulvis Ipecacuanhae opiatus — Doversches Pulver.

Pulv. Ipecac. opiat.	90,0
Sacchar. Lactis	60,0
Amyl. Marantae	20,0
Talcum	10,0
	180,0

300 Tabletten zu 0,6 g. — Die gut ausgetrocknete Mischung bedarf keiner weiteren Vorbereitung. (Nach H.Dv. 5.)

Pulv. Ipecac. opiat.	2 kg
Gelatina alba	20 g
Ol. Cacao	20 g

Das Doverpulver wird mit der Gelatinelösung (1 + 5 Wasser) gekörnt und nach dem Verarbeiten mit der Kakaobutter (1 + 5 Methanol) nach dem Trocknen zu Tabletten gepreßt. Soll aus dem Doverpulver ein größeres Tablettenformat hergestellt werden, so kann man als Streckmittel vorteilhaft Süßholzpulver an Stelle von Zucker verwenden. Gleitmittel sind in diesem Fall kaum erforderlich, und das Körnen ist ebenfalls überflüssig, da man durch Vorpressen schönere Tabletten erhalten kann. Zur Beschleunigung der Zerfallgeschwindigkeit kann man der Tablettenmasse 5 vH Agarpulver zusetzen.

(Nach Weichherz-Schröder.)

Pulv. Ipecac. opiat.	100,0
Pectin	135,0
Semmelmehl	265,0
Spiritus 50 vH	100 ccm
	500,0

Verarbeitung wie bei Acid. phenylchinolincarbonic. unter „Rapp“. (Nach Rapp.)

Pulv. Ipecac. opiat.	450,0
Sacchar. Lactis	350,0
Amyl. Oryzae	100,0
Cacao	50,0
	950,0

wird mit verdünntem Sirup. simpl. (20 vH) gekörnt und zu Tabletten zu 0,622 g (Dosis 0,3) gepreßt. (Nach KLEINKNECHT.)

Man preßt Doversches Pulver ohne jede Beimischung zu 0,2—0,6 g schweren Tabletten. (Nach DIETERICH.)

Pulvis Liquiritae compositus.

(Tablettae pectorales. — Brustpulvertabletten.)

Pulv. Liquirit. comp.	900,0
Amyl. Marantae	100,0
	1000,0

Mit Aqua dest. q. s. körnen, gut trocknen, wenn nötig mit ätherischer Kakaobutterlösung (1 + 9) besprengen und mit nicht zu starkem Druck pressen.

Pulv. Liquirit. comp. verarbeitet man mit Mucilago Gummi arab. zu einer schwach krümeligen Masse und preßt daraus nach dem Trocknen Tabletten zu 0,52 g.

Nimmt man zu viel Gummischleim, so fallen die Tabletten in der Farbe zu dunkel aus. (Nach DIETERICH.)

Pulvis stomachicus

siehe *Magen- und Verdauungstabletten.*

Pyramidon

siehe *Dimethylamino-phenyldimethylpyrazolon.*

Radix Ipecacuanhae.

Radix Ipecacuanhae (mittelfeines Pulver)	5,0
Sacchar. Lactis	195,0
	200,0

Mit 90proz. Weingeist körnen und 1000 Tabletten mit je 0,005 g Brechwurzel herstellen.

Statt Sacchar. Lactis kann man auch gleiche Teile Milchzucker und Reisstärke verwenden.

Vorsicht bei der Arbeit mit Brechwurzel, deren Staub die Schleimhaute stark reizt!

Raucher-Entwöhnungstabletten.

Die im Handel befindlichen Erzeugnisse beruhen auf zweierlei Grundsätzen. Einmal verursachen sie durch einen Gehalt an anästhesierenden Stoffen zusammen mit ätherischen Ölen eine Abstumpfung der Geschmacks- und Geruchsnerven und lassen dadurch die Lust am Rauchen verlieren oder vermindern sie zum mindesten, weil der erwartete Genuß des Rauchens ausbleibt. Andere Mittel, wie Kaubonbons, Kaugummi usw. rufen erhöhte Speichelbildung und -absonderung hervor und erzeugen ebenfalls einen typischen Eigengeschmack, der keinen Genuß am Rauchen mehr aufkommen läßt.

Als Grundstoff nimmt man Süßholzpulver, Eibischwurzel oder auch Milchzucker mit etwas Traganth oder Gummi. Die wirksamen Stoffe sind Anästhesin, Rosenöl, Pfefferminzöl, Menthol, Salol, geringe Mengen von Saccharin oder Dulzin und ähnlich wirkende Stoffe. Des weiteren weisen manche Tabletten einen Gehalt an Magnesiumsuperoxyd, Silbernitrat (0,05 vH) und Tannin auf.

Rhizoma Rhei

(Rhabaıbertabletten.)

	Rhiz. Rhei pulv. subt.	500,0
mischen mit	Sacchar. Lactis	40,0
und	Talcum	10,0

Dann mit einem Kleister aus

	Amyl. Solani	60,0
und	Aqua dest. ferv.	250,0
		610,0

körnen, durch Sieb 3 schlagen, trocknen und mit der Drogenmühle zu grobem Pulver oder einem feinkörnigen Granulat zerschroten.

1000 Tabletten zu 0,61 g (Dosis 0,5), Durchmesser 13 mm, mittelstarker Druck. (Nach J. ARENDS und PEIPPELMANN.)

Nach ALBERTUS kommen im Schrifttum Formeln mit absolutem Alkohol als Körnungsflüssigkeit vor. Dabei soll das Rhabarberpulver —

entweder allein oder mit Kakaobutteräther — in geschlossenem Gefäß mit dem Alkohol durchfeuchtet werden. Bei verschiedenen Versuchen, auf diese Weise Tabletten herzustellen, schwankte die Behandlung mit Alkohol zwischen 24 Stunden und $1^1/_2$ Monat. Die Zerfallzeit der so gewonnenen Tabletten betrug 2—3, mitunter sogar 5—10 Minuten, doch mußte der Druck so schwach gewählt werden, daß die Festigkeit der Erzeugnisse litt und die Tabletten an den Kanten abbröckelten. Bei stärkerem Druck erhielt man Tabletten, die erst nach Verlauf einiger Stunden zerfielen.

Nach folgender Zusammenstellung erhält man schöne Tabletten, die auch in einer annehmbaren Zeit zerfallen:

I	Rhiz. Rhei pulv. subt.	500,0
	Amyl. Solani	50,0
II	Spirit. 70 vH	120,0
		550,0
III	Talcum	50,0
	1000 Tabletten =	600,0
	Tablettengewicht	0,6 (Dosis 0,5)
	Durchmesser	12 mm

I wird mit II angefeuchtet; die Mischung bleibt in einem geschlossenen Gefäß 24 Stunden stehen, wird gekörnt (Sieb 3) und bei Zimmertemperatur getrocknet. Darauf wird III hinzugesiebt.

Zerfallzeit in Wasser: $^1/_2$ Stunde.

Rhiz. Rhei pulv.	500,0
Sacchar. Lactis	20,0
Talcum	30,0
	550,0

1000 Tabletten zu 0,55 g. — Die gut ausgetrocknete Masse bedarf keiner weiteren Vorbereitung. Es ist starker Druck anzuwenden.

(Nach H.Dv. 5.)

Rhiz. Rhei pulv.	10 kg
Amyl. Solani	0,4 ,,

Rhabarber darf nicht mit Wasser gekörnt werden, da sonst die gepreßten Tabletten fleckig werden. Die vorgepreßte Masse wird nach dem Trocknen gekörnt und zu 0,26 g schweren Tabletten (Dosis 0,25) gepreßt. (Nach WEICHHERZ-SCHRÖDER.)

Nach Kleinknecht wird Rhiz. Rhei grießförmig gemahlen und soll dann, vom feinen Pulver befreit, ohne weiteres Tabletten ergeben.

Rhiz. Rhei pulv.	400,0
Pectin	60,0
Semmelmehl	65,0
Dextrin	25,0
Spirit. 70 vH	100 ccm
	550,0

Verarbeitung wie bei Acid. phenylchinolincarbonic. unter „Rapp“.
(Nach Rapp.)

Rhiz. Rhei pulv.	500,0
Spirit. 70 vH	5,0

mischt man sehr sorgfältig und preßt dann 0,1—0,25—0,5 g schwere Tabletten daraus. — Keinen zu starken Druck anwenden, weil sonst die Tabletten schwer löslich werden. (Nach Dieterich.)

Saccharin.

Zur Herstellung von 110fachen Tabletten aus 550fachem Saccharin streckt man 1 kg Saccharin mit 4 kg Natr. bicarbonic. Das Saccharin wird mit 100 g einer 10proz. Gelatinelösung, das Natriumbikarbonat mit 400 g einer ebenso starken Gelatinelösung gekörnt. Die Granulate werden nach dem vollständigen Trocknen und Absieben des feinen Pulvers vermischt und zu 0,07 g schweren Tabletten mit einem Durchmesser von 6 mm gepreßt. (Nach Weichherz-Schröder.)

Da Natriumbikarbonat den Saccharingeschmack etwas beeinträchtigt, ersetzt man es oft durch Mannit, z. B.

Nach Dieterich:

Saccharin	30,0
Natr. bicarbonic.	20,0
Mannit pulv.	500,0
	550,0

Mit verdünntem Weingeist zur schwach feuchten Masse anstoßen, körnen (Sieb 4) und zu Tabletten mit je 0,03 g Saccharin pressen.

Wenn kein besonderer Wert auf schnelle und klare Löslichkeit in Wasser gelegt wird, kann man das Saccharin auch mit Milchzucker mischen und diese Mischung mit 90proz. Weingeist körnen.

Saccharum Lactis.

Milchzuckertabletten.

(Vgl. auch *Homöopathische Tabletten.*)

Aus gut getrocknetem Sacchar. Lactis recrist. pulv. gross. „Grießform" (Gehe) lassen sich ohne Zusätze Tabletten pressen.

Sacchar. Lactis pulv. gross.	242,0

wird getrocknet, mit einer Lösung von

Gelatina alba	3,0
in Aqua dest.	20,0

gekörnt und durch Sieb 3 getrieben. Nach oberflächlichem Trocknen schlägt man nochmals durch ein Sieb (3 oder 4), trocknet vollständig und fügt zu

Talcum	5,0
	250,0

1000 Tabletten zu 0,25 g, Durchmesser 7—9 mm, mittelstarker Druck. (Nach J. Arends und Peippelmann.)

Sal anaestheticum Schleich.

Die folgenden Schleichschen *Mischungen* lassen sich ohne weiteres zu Tabletten verarbeiten:

I	Cocain. muriat.	0,2
	Morph. muriat.	0,025
	Natr. chlorat.	0,2
II	Cocain. muriat.	0,1
	Morph. muriat.	0,025
	Natr. chlorat.	0,2
III	Cocain. muriat.	0,01
	Morph. muriat.	0,005
	Natr. chlorat.	0,2

Sal Carolinum factitium.

Karlsbader Salztabletten.

Wird mit 10 vH Milchzucker gemischt, mit verdünntem Weingeist durch Sieb 4 gekörnt, bei höchstens 20° getrocknet und verpreßt.

Salipyrin

siehe *Phenyldimethylpyrazolonum salicylicum.*

Salol

siehe *Phenylum salicylicum.*

Santonin.

(Vgl. Allgemeine Anweisung S. 67 und bei Morph. hydrochloric.)

	Saccharin	0,25
feinst verreiben mit		
	Santonin	50,0
Nach und nach zufügen		
	Sacchar. Vanillini (1 vH)	100,0
	Sacchar. Lactis	285,0
	Talcum	25,0
Die vorgewärmte Mischung versetzen mit		
	1. Gelatina alba	30,0 in 150,0 Aqua dest. gelöst
	2. Stearin. alb. Germanic.	10,0 in 75,0 Methanol gelöst.
		500,25

Noch feucht durch Sieb 3 schlagen, möglichst schnell trocknen (Vanillin ist flüchtig!) und nochmals durch Sieb 3 treiben.

1000 Tabletten zu 0,5 g (Dosis 0,05), Durchmesser 13 mm, starker Druck. (Die Tabletten werden gekaut, können daher fest sein.)

(Nach J. Arends.)

I	Santonin	25,0
	Carmin	0,25
	Tragacantha pulv.	3,25
	Sacchar. pulv. siccat.	471,5
II	Aqua dest.	54,0
		500,0
III	Talcum	30,0
	1000 Tabletten =	530,0

Mischung I wird mit II gekörnt (Sieb 3). Die Masse wird bei Zimmertemperatur ausgebreitet und nach einigen Stunden bei schwacher Wärme (30°) oder im Exsikkator weitergetrocknet. Wenn die Masse danach die Zimmertemperatur wiedergewonnen hat, wird III hinzugesiebt.

(Nach Albertus.)

Vorschrift der H.Dv. 5 (nebst Gehaltsbestimmung):

Santonin	50,0
Sacchar. Lactis	200,0
	250,0

1000 Tabletten zu 0,25 g. — Die Mischung wird ohne weitere Vorbereitung zu Tabletten gepreßt.

Gehaltsbestimmung:

5 gewogene Tabletten werden zerrieben, in einen Erlenmeyerkolben gebracht, mit 50 ccm Chloroform versetzt, unter öfterem Umschütteln $^1/_2$ Stunde stehen gelassen und dann filtriert. 40 ccm des Filtrats werden in ein gewogenes Kölbchen gebracht. Nach dem Verjagen des Chloroforms wird der Rückstand getrocknet und gewogen. Schmelzpunkt 170°.

Nach Eckert und Mirimanoff: 4 Tabletten (entsprechend 0,1 g Santonin) werden mit Seesand fein zerrieben, in einen Erlenmeyerkolben von 100 ccm Inhalt gebracht und mit 50 ccm absolutem Alkohol 5 Minuten lang am Rückflußkühler gekocht. Nach dem Erkalten werden 45 ccm der Alkohollösung durch ein trockenes Faltenfilter in einen Erlenmeyerkolben von 100 ccm Inhalt filtriert. Der Alkohol wird bis auf etwa 10 ccm abdestilliert, 10 ccm Barytwasser zugefügt und während 15 Minuten auf dem siedenden Wasserbad erwärmt. Hierauf ergänzt man mit Wasser auf 50 ccm und schüttelt gut um. Nach dem Erkalten filtriert man durch ein Faltenfilter. Zu 40 ccm des Filtrats fügt man 2 Tropfen Phenolphthaleinlösung hinzu und neutralisiert tropfenweise mit n/0,1-Salzsäure bis zur Entfärbung. Alsdann wird aus einer Mikrobürette n/0,1-Natronlauge zugefügt bis zur leichten Rotfärbung. Man versetzt darauf mit 10 ccm n/0,1-Salzsäure, erwärmt auf dem siedenden Wasserbad während 10 Minuten und titriert nach dem Erkalten die überschüssige Säure mit n/0,1-Natronlauge, bis die Rotfärbung 1 Minute lang bestehen bleibt. Die zum Ringschluß verbrauchten Salzsäuren, multipliziert mit 0,0854, ergeben den Gehalt an Santonin in einer Tablette.

Sofern die Tabletten rot gefärbt sind, zieht man das Santonin mit Chloroform aus und entfernt den Farbstoff mit der kleinsten notwendigen Menge Carbo medicinalis. Das Chloroform muß quantitativ abdestilliert werden, bevor mit Barytwasser gekocht wird.

(Pharm. Acta Helv., 1944, Nr. 3, S. 102.)

Santonin	25,0
Sacchar. alb. pulv. subt.	575,0
Schokoladepulver	200,0
Tafelschokolade	200,0
Aqua dest.	100,0
	1000,0

Das Santonin wird fein gepulvert und mit dem vorher getrockneten Zucker und dem Schokoladepulver gut gemischt. Die Mischung wird nochmals gesiebt und dann in die Misch- und Knetmaschine gebracht. Hierauf reibt man die geraspelte Tafelschokolade mit dem heißen Wasser gleichmäßig an und erwärmt die Mischung auf dem Wasserbad, bis gleichmäßige Verteilung eingetreten ist. Die heiße Anreibung kommt zu der Pulvermischung in die Misch- und Knetmaschine und wird dort sorgfältig zu einer gleichmäßig feuchten Masse verarbeitet. Diese körnt man durch Sieb 3 und trocknet sie zunächst oberflächlich. Dann siebt man noch durch ein Sieb von 1 mm Maschenweite und trocknet die gleichmäßig braun erscheinende Masse, auf Horden ausgebreitet, scharf im Trockenschrank bei 40—50°.

1000 Tabletten zu 1 g (Dosis 0,025), Durchmesser 15 mm, mittelstarker Druck. Stempel und Matrize müssen verchromt sein, damit die Masse nicht hängen bleibt.

Die Tabletten schmecken viel besser als die aus Kakaopulver hergestellten. (Nach SCHROFF.)

Santonin	0,25 kg
Sacchar. pulv.	5 ,,
Cacao pulv.	5 ,,
Tragacantha pulv.	0,1 ,,
	10,35 kg

Das Pulvergemisch wird mit dem in Wasser angequollenem Traganth angeknetet und mittels Sieb 3 gekörnt. Das durch Sieb 3 oder 4 getriebene und getrocknete Granulat wird zu 1 g schweren Tabletten gepreßt. (Nach WEICHHERZ-SCHRÖDER.)

I	Cacao deoleat.	150,0
	Sacchar. alb.	300,0
	Sacchar. Lactis	450,0
	Pulv. aromat.	50,0
	Talcum	50,0
II	Santonin	50,0 (bzw. 25,0)

III	Istizin	50,0 (bzw. 25,0)
IV	Phenolphthalein	50,0 (bzw. 25,0)
V	Vanillin	1,0

Zum Gemisch I fügt man II und, wenn die Tabletten gleichzeitig abführen sollen, III oder IV hinzu. V wird in dem zur Körnung notwendigen Spirit. dilut. (150,0) gelöst.

Tabletten mit 0,05 bzw. 0,025 g Santonin.

(Die Grundsubstanz eignet sich auch für andere Tabletten!)

(Nach KLEINKNECHT.)

Schlaftabletten.

(Tablettae somniferae.)

Für kleine Mengen:

Codein. phosphoric.	10,0
Acid. diaethylbarbituric.	250,0
Phenacetin	250,0
Füllmasse Arends	240,0
	750,0

1000 Tabletten zu 0,75 g, Durchmesser 13 mm, mittelstarker Druck.

(Nach J. ARENDS und PEIPPELMANN.)

Für größere Mengen:

Acid. phenylallylbarbituric. (oder Bromural)	100,0
Aminophenazon	100,0
Phenacetin	100,0
Amyl. Solani	85,0
Sacchar. Lactis	87,5

körnt man mit einem Kleister aus

Amyl. Solani	2,0
Aqua dest. ferv.	35,0

und danach mit einer Lösung von

Stearin. alb. Germanic.	7,5
in Methanol	30,0

Man schlägt durch Sieb 3, trocknet oberflächlich, mischt

Pectin	9,0
und Talcum	9,0
	500,0

hinzu und trocknet bei 35—40° vollständig.

1000 Tabletten zu 0,5 g, Durchmesser 13 mm, mittelstarker Druck.

(Nach J. ARENDS.)

Codein. phosphoric.	50,0
Natrium diaethylbarbituric.	600,0
Lanettewachs rein	4,0
Aether	15 ccm
Pectin	36,0
Aqua dest.	110,0
Phenacetin	500,0
Amyl. Maidis	85,0
Talcum	25,0
	1300,0

Kodeinphosphat und diäthylbarbitursaures Natrium werden in einer Misch- und Knetmaschine mit der Lösung des Lanettewachses in Äther versetzt. Man arbeitet bei bedecktem Kessel gut durch, nimmt dann den Deckel ab und läßt den Äther verdunsten. Dann wird das Pektin zugesetzt und wieder gut gemischt. In die Mischung trägt man in Teilmengen das Wasser ein und läßt die Maschine arbeiten, bis sich eine lockere, feuchte Masse bildet. Diese reibt man durch die dem Sieb 3 entsprechende Mahlscheibe der Granuliermaschine. Die gekörnte Substanz wird nun auf Horden ausgebreitet im Heißlufttrockenschrank oberflächlich getrocknet, bis die Masse zusammenbackt. Man siebt dann durch Sieb 4 und trocknet bei 40—50° vollständig aus, wobei man die Masse einigemal auf den Horden umwendet. Das getrocknete Granulat mischt man dann ohne Druck mit dem kleinkristallischen Phenazetin, dem Talk und der Stärke. Man preßt mit mittelstarkem Druck Tabletten von 0,65 g Gewicht und 13 mm Durchmesser. Am besten benutzt man polierte, verchromte Stempel. Sollten die Tabletten nicht genügend fest werden, so zerreibt man sie auf der Mahlscheibe der Granuliermaschine und preßt wieder.

Die Tabletten zerfallen in Wasser ein Jahr nach der Herstellung in 30 Sekunden. (Nach Schroff.)

Tabletten zum Schwarzfärben der Haare.

Die im Ausland, besonders in Frankreich, im Handel befindlichen Haarfärbetabletten sind meist auf der Grundlage organischer Oxydationsfarben zusammengesetzt. Die eine Tablette enthält den Oxydationsfarbstoff, wie z. B. p-Toluylendiamin, meist zusammen mit einem Netzmittel, die andere Natriumperborat zusammen mit Natriumpyrophosphat als Stabilisator oder auch festes Wasserstoffsuperoxyd. Ausprobierte Zusammenstellungen verschiedener Farbstoffe ermöglichen das Abstufen der Färbungen. Bei anderen Haarfärbemitteln besteht die eine Tablette aus einer Mischung von Silbernitrat mit Ammoniak abspaltendem Salz, die andere Tablette aus Pyrogallol und Netzmittel. Mit diesen Tabletten färbt man meist nur Schwarz. Die Herstellung derartiger Haarfärbetabletten erfordert sehr viel praktische Erfahrung. Es ist bekannt, daß man in der Rauchwarenfärberei — zuerst stellte man derartige Tabletten in Frankreich her, um kleinen Färbern das Färben zu erleichtern — keine guten Erfahrungen gemacht hat, da ein sicheres Abstufen der Färbung praktisch unmöglich war.

Auf Grund ihrer Zusammensetzung greifen die Gemische stählerne Preßstempel an.

Man vermischt 40 Teile Aminodiphenylaminomonosulfosäure mit 20 Teilen Natriumkarbonat und preßt zu Tabletten von etwa 6 g. Zum Gebrauch löst man diese Tablette in 100 ccm Wasser und gibt 50 ccm einer aus einer zweiten Perborat- oder Persulfattablette hergestellten, sauerstoffabspaltenden Lösung zu und erhält nach etwa 90 Minuten eine schöne Schwarzfärbung.

Monomethylparaamidophenolsulfat (Adilol) 10 Teile, salzsaures Amidophenol 5 Teile, Amidodiphenylamin 6 Teile und Natriumsulfit 5 Teile. Man löst in 500 Teilen Alkohol und versetzt ebenfalls mit einer Sauerstoff abgebenden Lösung oder mit Wasserstoffsuperoxydlösung.

(Deutsche Apoth.-Ztg. 1937, 2 u. 4.)

Scilla.

(Meerzwiebeltabletten zur Rattenvergiftung.)

Saccharin	0,05
Ol. Foeniculi	1,0
Bulb. Scillae pulv. gross.	500,0
Magnesia usta	40,0
Talcum	160,0
Füllmasse Arends	500,0
	ca. 1200,0

1000 Tabletten zu 1,2 g, Durchmesser 16 mm, mittelstarker Druck.

In dieser Reihenfolge mischen. Die Füllmasse soll nicht zerrieben, sondern nur lose beigemengt werden.

Sofort in Glasstöpselgefäß oder in paraffinierte Tablettenröhrchen füllen! (Bulbus Scillae pulv. ist sehr hygroskopisch.)

(Nach J. Arends.)

Selterstabletten

an Stelle der üblichen Salzlösungen (Brausepulver) für die Herstellung kleiner Mengen von Selterswasser zum Hausgebrauch erhält man nach folgender Vorschrift:

Natr. bicarbonic.	130,0
Acid. tartaric.	120,0
Saccharum	250,0
	500,0

Zunächst wird die Säure unter Verwendung von 96proz. Weingeist oder Methanol mit einem Teil des vorgeschriebenen Zuckers für sich gekörnt, dann das Natriumbikarbonat mit dem Rest des Zuckers. (Ebenfalls mit 96proz. Weingeist.)

Die sorgfältig getrocknete und gemischte Masse wird mit ätherischer Paraffinlösung besprengt und noch warm der gut temperierten Maschine zugeführt. Gewicht der Tabletten 1—2 g. — Man nimmt auf 1 Glas Wasser 2 Tabletten.

Senegatabletten.

Extract. Senegae spiss.	1,25 kg
Amyl. Tritici	2,50 „
Sacchar. pulv.	21,25 „
Paraffin. solid.	0,20 „
Ol. Cacao	0,20 „
Hydriertes Pflanzenfett	0,20 „
Tragacantha pulv.	0,10 „
Ol. Anisi	12,50 „
	38,20 kg

Das Senegaextrakt wird mit der Weizenstärke verrieben, getrocknet und durch Sieb 3 gesiebt. Das Pulver wird mit dem Zuckerpulver zusammen mit Hilfe des in Wasser angequollenen Traganths angeknetet und durch Sieb 3 oder 4 gekörnt. Das getrocknete Granulat besprengt man mit Anisöl und preßt zu Tabletten von 1 g.

(Nach Weichherz-Schröder.)

Senegatabletten, zusammengesetzte.

Extract. Senegae sicc.	100,0
Acid. benzoic.	15,0
Codein. phosphoric.	10,0
Sacchar. pulv.	250,0
Cacao pulv.	250,0
Ol. Cacao (Aeth. solut.)	150,0
	775,0

Zu 1000 Tabletten. (Nach Dieterich.)

Tabletten gegen Sodbrennen

siehe *Magen- und Verdauungstabletten.*

Künstliche **Sodener Tabletten (Pastillen)** mit und ohne Menthol.

Sal de Soden artefic.[1]	1000,0
(Menthol	10,0)
Sacchar. Lactis	120,0
Sacchar. Vanillini (1 vH)	50,0
Talcum	30,0
	1200,0
	(1210,0)

1000 Tabletten zu 1,2 g, Durchmesser 13—15 mm, starker Druck. — Die Tabletten brauchen nicht in Wasser zu zerfallen, da sie zum Lutschen bestimmt sind. (Nach J. Arends und Peippelmann.)

Mitunter werden sogenannte künstliche *Sodener* (und Emser) Pastillen nur aus einer Mischung von Zucker, Kochsalz und doppeltkohlensaurem Natron hergestellt.

Als *Mineralwassertabletten* (s. dort) stellt man Sodener Tabletten folgendermaßen her:

Künstliches Sodener Salz	250,0
Präparierter Zucker (s. S. 67)	750,0
	1000,0

Stimmtabletten.

(Vgl. auch *Munddesinfektionstabletten.*)

Anaesthesin	1,0
Borax	5,0
Kal. chloric.	15,0

Hieraus werden 100 Tabletten hergestellt.

---

[1] *Künstliches Sodener Salz:*

Natr. chlorat.	342,0
Kal. chlorat.	12,0
Lith. chlorat.	1,0
Kal. sulfuric. siccat.	4,0
Natr. bicarbonic.	20,0
Natr. bromat.	0,1
	379,1

Anaesthesin	5,0
Menthol	10,0
Sacchar. Lactis	450,0
Talcum	25,0
Amyl. Marantae	25,0
Sacchar.	485,0
	1000,0

Man granuliert das gemischte Pulver mit verdünntem Spiritus und formt dann Tabletten zu je 1 g.

Anaesthesin	5,0
Menthol	2,5
Borax	25,0
Ol. Menth. pip.	2,5
Phenyldimethylpyrazol.	50,0
Saccharum	865,0
Amyl. Marantae	25,0
Talcum	25,0
	1000,0

Man granuliert das gemischte Pulver mit verdünntem Spiritus und formt Tabletten zu je 1 g. (Deutsche Apoth.-Ztg. 1942, 13/16.)

Sublimat siehe *Hydrargyrum bichloratum.*

Sulfonal.

Sulfonal crist.	500,0
Pectin	100,0
	600,0

1000 Tabletten zu 0,6 g (Dosis 0,5), Durchmesser 13 mm, mittelstarker Druck. (Kristalle nicht zerreiben.)

(Nach J. Arends und Peippelmann.)

I	Sulfonal pulv.	1000,0
	Amyl. Tritici	146,8
II	Gelatina alba	3,2
	Aqua dest.	156,8
	Spirit. dilut.	160,0
		1150,0
III	Talcum	50,0
	1000 Tabletten =	1200,0
	Tablettengewicht	1,2
	Durchmesser	16 mm

I wird mit II gekörnt (Sieb 3), Durchmesser 13 mm. Man trocknet bei Zimmertemperatur und siebt III hinzu.

Zerfallzeit in Wasser: Weniger als 1 Minute. (Nach ALBERTUS.)

Sulfonal	1000,0
Amyl. Maidis	290,0
Talcum	10,0
	1300,0

1000 Tabletten zu 1,3 g (Dosis 1,0) oder 2000 zu 0,65 g (Dosis 0,5), Durchmesser 13 bzw. 15 mm, mittelstarker Druck.

Am besten eignet sich das kleinkristallisierte Sulfonal „Bayer“, das ohne weiteres verwendet werden kann. Die im Handel befindlichen groben, unregelmäßigen Kristalle müssen vorher auf der Reibscheibe der Granuliermaschine zu mittelfeinem Pulver zerrieben werden. Man siebt dieses durch Sieb 4 und mischt die anderen Bestandteile ohne Druck gleichmäßig hinzu.

Zerfallzeit der Tabletten in Wasser nach einem Jahr: 10 Sekunden. (Nach SCHROFF.)

Sulfonal	500,0
Sacchar. pulv.	500,0
	1000,0

1000 Tabletten zu 1,0 g (Dosis 0,5) oder 2000 zu 0,5 g (Dosis 0,25), Durchmesser 13 bzw. 16 mm, mittelstarker Druck.

(Nach DIETERICH.)

Sulfonamidtabletten.

Über eine Zersetzung von Sulfanilamid in Tabletten berichtet ROTONDARO:

Während bei der Untersuchung einer großen Anzahl von Sulfanilamidtabletten verschiedener Herkunft Zersetzungsprodukte kaum festgestellt werden konnten, zeigten einige Präparate, die Nebenwirkungen auslösten, Braunfärbung, die auf die Gegenwart von Stearinsäure zurückzuführen war. Bei starker Ultraviolettbestrahlung trat bei reinem Sulfanilamid kaum Verfärbung, bei Gegenwart von Stearinsäure dagegen Braunfärbung auf. Es wird daher empfohlen, als Gleitmittel Stearinsäure *nicht* zu verwenden.

(J. Amer. pharm. Assoc., sci. Edit. **30**, 161, 1941; ref. Chem. Zentralblatt **1942 I**, 382.)

Bestimmung von Sulfanilamid in Tabletten nach HÖNSINGER und SCHWETZOW: Man versetzt 0,4 g der gepulverten Tabletten mit 10 ccm einer eiskalten gesättigten Sulfanilamidlösung und schüttelt gut durch. Nach dem Absaugen wäscht man mit möglichst wenig Eiswasser aus. Den Rückstand zieht man mit 100 ccm heißem Alkohol aus und bringt die Lösung zur Trockne. Die Identifizierung erfolgt durch Bestimmung des Schmelzpunktes nach dem Wägen. Die Vorbehandlung mit Sulfanilamidlösung ist erforderlich, da man sonst zu tiefschmelzende Produkte erhält. (J. Amer. pharm. Assoc., sci. Edit. **29**, 133, 1940; ref. Chem. Zentrbl. **1942 I**, 230.)

Sulfur.

(Tablettae Sulfuris.)

Sulfur depurat.	100,0
Tragacantha	8,0
Saccharum	892,0

1000 Tabletten zu je 1 g. (Belg.)

Sulfur jodatum D 3.

Sulfur jodat. D 1	5,0
Amyl. Maidis	250,0
Sacchar. Lactis	225,0
Talcum	20,0
	500,0

In einer geschlossenen Reibschale wird die 1. Potenz mit einer vorher bereiteten und im Trockenschrank bei 45—50° gut getrockneten und gesiebten Mischung der anderen Stoffe nach den Grundsätzen der Homöopathie zu D 3 verarbeitet. Man preßt bei trockenem Wetter zu Tabletten von 0,1 g Gewicht (entsprechend 0,1 g Sulfur jodat. D 3) und 6 mm Durchmesser mit ziemlich starkem Druck. Der Füllschuh der Tablettenmaschine muß beim Arbeiten verschlossen gehalten werden. Die Verwendung verchromter Stempel ist unerläßlich. Da der Jodschwefel eine sehr labile Verbindung ist und fortwährend Jod verdampft, wurde versucht, durch Zugabe von Stärke das Jod zu binden. Dies gelingt nur teilweise. Die Tabletten sind schwach gelb und riechen deutlich nach Jod. Befeuchtet man eine Tablette mit einem Tropfen Wasser, so färbt sich die Oberfläche blau. Tritt diese Reaktion nicht auf, so sind die Tabletten unwirksam. Zerfallzeit in Wasser ein Jahr nach der Herstellung: 30 Sekunden. — Die Tabletten sind nach der Herstellung sofort in gut verschließbare, dunkle Gläser zu füllen.

Tablettae anticonceptionales.

(Empfängnisverhütende Tabletten.)

Thymol	2,0
Hexamethylentetramin	10,0
Magnes. peroxyd.	12,0
Acid. boric.	40,0
Alumen (aut Alumin. sulfuric.)	42,0
Stearin. alb. Germanic.	44,0
Amyl. Solani	220,0
Acid. tartaric.	270,0
Natr. bicarbonic.	360,0
	1000,0

Tabletten zu 1—1,5 g; Durchmesser 13 mm. (Das Präparat dient zur Einführung in die Scheide und wirkt zugleich als Antiseptikum gegen Geschlechtskrankheiten.) (Nach J. Arends.)

Tablettae antineuralgicae.

siehe *Antineuralgicum compositum.*

Tablettae antiscleroticae.

(Entkalkungstabletten.)

Natr. carbonic. siccat.	16,0
Magnes. phosphoric.	16,0
Calc. glycerinophosphoric.	40,0
Natr. sulfuric. siccat.	40,0
Natr. phosphoric. siccat.	120,0
Natr. chlorat.	400,0
Amyl. Tritici	q. s.
Talcum	10,0
1000 Tabletten =	700,0
Tablettengewicht	0,7
Durchmesser	12 mm

Die Salze werden gemischt und bei 50° getrocknet. Dann wird Talk hinzugemischt und so viel Stärke, daß das Gesamtgewicht 700,0 beträgt. Körnung ist nicht notwendig.

Zerfallzeit in Wasser: 3 Minuten. (Nach Albertus.)

Calc. glycerophosphoric.	50,0
Magnes. phosphoric.	20,0
Natr. carbonic.	20,0
Natr. phosphoric.	20,0
Natr. sulfuric. siccat.	50,0
Natr. chlorat.	340,0

Die gleichmäßig zerriebenen Salze werden gemischt, im Kalktrockenschrank gut getrocknet, mit

Amyl. Solani	50,0
	550,0

vermischt und zu Tabletten von 0,5 g gepreßt. (Nach GROSS.)

Tablettae Carbromali.

Tabletten im Gewicht von 0,6—0,7 g mit je 0,5 Carbromal. (Dan.)

Tablettae Diallynali.

Tabletten im Gewicht von 0,2—0,25 g mit je 0,1 g Diallynal. (Dan.)

Tablettae Diallypyrini.

I	Diallynalum	30 g
	Amidopyrinum	200 „
	Acidum stearinicum	1 „
	Spiritus	50 „
II	Amylum Marantae	20 „
	Gummi arabicum	2,5 „
	Agar pulv.	2 „
	Spiritus	7 „
	Aqua	55 „

I und II granulieren, mit 4,5 g Talcum als Gleitmasse zu 1000 Tabletten pressen. Jede Tablette enthält 0,03 g Diallynal und 0,02 g Amidopyrin. (Dan.)

Tablettae laxantes

siehe *Abführtabletten.*

Tablettae somniferae

siehe *Schlaftabletten.*

Tablettae Turbani.

I	Acidum acetylosalicylicum	100 g
II	Acidum arsenicosum	0,1 ,,
	Saccharum Lactis	15 ,,
	Amylum Marantae	30 ,,
III	Gelatina alba	0,5 ,,
	Aqua destillata	15 ,,
IV	Talcum	4,4 ,,

II mit III granulieren, dann I und IV zumischen und 1000 Tabletten pressen. (Disp. Dan.)

Tanninum albuminatum — Tannalbin.

Man mischt mit 20 vH Füllmasse Arends (Sieb 4) und preßt dann ohne weiteres zu Tabletten. (Nach J. Arends.)

Tannin. albuminat.	500,0
Amyl. Solani	40,0
Pectin	5,0
Talcum	5,0
	550,0

Mit 500,0 heißem Wasser gut durchkneten, durch Sieb 3 treiben, trocknen und dann durch Sieb 4 schlagen.

1000 Tabletten zu 0,55 g (Dosis 0,5), Durchmesser 13 mm, mittelstarker Druck. (Nach J. Arends und Peippelmann.)

Tannalbin	500,0
Amyl. Marantae	50,0
	550,0

1000 Tabletten zu 0,55 g. Die Mischung wird ohne weitere Vorbereitung gepreßt.

Wertbestimmung nach dem DAB. (Nach H.Dv. 5.)

Tannin. albuminat.	10 kg
Amyl. Solani	1 ,,
	11 kg

Das feingesiebte Pulvergemisch wird nach einmaligem Vorpressen zu Tabletten von 0,55 g (Dosis 0,5) gepreßt. Zur Herstellung dieser Tabletten soll niemals Zucker als Streckmittel verwendet werden, da sonst ein steinhartes Granulat entsteht. (Nach Weichherz-Schröder.)

Tannalbin	500,0
Pectin	20,0
Semmelmehl	50,0
Spirit. 50 vH	150 ccm
	570,0

1000 Tabletten zu 0,57 g. Verarbeitung wie bei Acid. phenylchinolincarbonic. unter „Rapp". (Nach RAPP.)

Teetabletten bereitet man wie *Kaffeetabletten* (s. S. 161).

Teegemische. Siehe *Arzneipflanzen in Tablettenform.*

Theobrominum.

I	Theobromin	500,0
I	Amyl. Solani	114,0
II	Gelatina alba	6,0
II	Aqua dest.	180,0
		620,0
III	Talcum	30,0
	1000 Tabletten =	650,0
	Tablettengewicht	0,65
	Durchmesser	12 mm

I wird mit II gekörnt (Sieb 3). Man trocknet bei Zimmertemperatur und siebt III hinzu.

Zerfallzeit in Wasser: $^1/_2$ Minute. (Nach ALBERTUS.)

Eine bewährte Vorschrift, die harte Tabletten mit spiegelglatter Oberfläche und augenblicklicher Zerfallbarkeit auch nach längerer Lagerung liefert, soll folgende sein: Theobromin. pur. 300,0, Acid. phenylaethylbarbit. 30,0, Amyl. Solani 70,0, werden sorgfältig gemischt und unter die Pulvermasse eine Lösung von Gelatina alba 4,0 in 100,0 Aq. destillata gleichmäßig eingearbeitet. Nach dem Trocknen der ausgebreiteten Masse bei 30—40° C wird durch Sieb 4 geschlagen, der Rückstand gepulvert und ebenfalls verlustfrei durch Sieb 4 gegeben. Sodann wird Talcum ad 450,0 hinzugefügt. Die Masse ergibt 1000 Tabletten zu 0,45 g mit einem wirksamen Gehalt von 0,33 g je Tablette. Durchmesser 1 Tablette 12—13 mm. — Die Tablettenmasse hat den

Vorteil, beim Pressen nicht an den Stempeln zu kleben, auch wenn sie nicht verchromt sind. Bestehen Bedenken wegen einer Umsetzung beim gemeinsamen Durchfeuchten der Theobromin-Acid. phenylaethylbarbitur-Mischung, so werden das Theobromin und die Phenylaethylbarbitursäure jeweils mit einem Teil der Stärke gemischt, für sich gekörnt, und die getrockneten Granulate erst vor dem Verpressen gemischt.

Tablettae Theobromini barbiturici.

I	Theobrominum	500 g
	Acidum phenylaethylbarbituric.	15 ,,
	Amylum Marantae	99 ,,
II	Gelatina alba	6 ,,
	Aqua destillata	200 ,,
III	Talcum	30 ,,

I mit II granulieren, dann III zumischen und 1000 Tabletten pressen. (Disp. Dan.)

Tablettae Theobromini-Calcii Acetatis.

Theobromin-Calciumacetat-Tabletten.

I. Theobrominum-Calcium aceticum 625 g, Amylum Marantae 48 g, Agar pulv. 14 g werden gemischt. II. 6 g Agar pulv. werden mit 20 g Spiritus (90 Vol. %) angeschüttelt, mit 194 g kochendem Wasser versetzt und der Schleim nach kräftigem Schütteln mit 130 g Spiritus gemischt. III. Talcum 10 g, 2 g Acidum stearinicum, in 10 g Äther gelöst, werden gemischt und bis zum Verdampfen des Äthers stehen gelassen. Die Mischung I wird mit dem Schleim II granuliert und mit III als Gleitmittel zu 1000 Tabletten gepreßt. (Je 0,25 Theobromin und 0,375 Kalziumazetat.) (Dan.)

Theobromino-calcium salicylicum.

(Vgl. *Theobromino-natrium salicylicum.*)

Man durchfeuchtet mit so viel einer Mischung gleicher Teile von Spirit. dilut. und Äther, daß die Masse körnt, schlägt sie durch ein Sieb von 1—2 mm Maschenweite, trocknet bei Zimmertemperatur und fügt das Gleitmittel hinzu.

Zerfallzeit in Wasser: etwa $^1/_2$ Minute. (Nach PETERSEN.)

Tablettae Jodtheobromini.

I	Theobrominum	500 g
	Amylum Marantae	113 ,,
II	Gelatina alba	6 ,,
	Aqua destillata	200 ,,
III	Kalium jodatum	50 ,,
	Paraffinum solidum	1 ,,
	Aether	19 ,,
IV	Talcum	30 ,,

Die Mischung I wird mit II granuliert. Nach guter Trocknung, zuletzt über Chlorcalcium, fügt man das gepulverte Kaliumjodid hinzu, dann die Ätherlösung des Paraffins, läßt schnell trocknen, fügt den Talk zu und preßt zu 1000 Tabletten. (Disp. Dan.)

Tablettae Jodtheobromini barbituricae.

I	Theobrominum	500 g
	Acidum phenylaethylbarbituric.	15 ,,
	Amylum Marantae	98 ,,
II	Gelatina alba	6 ,,
	Aqua destillata	200 ,,
III	Kalium jodatum	50 ,,
	Paraffinum solidum	1 ,,
	Aether	19 ,,
IV	Talcum	30 ,,

Wie die vorherstehenden Tabletten zu bereiten. (Disp. Dan.)

Comprimata Theobromini jodati.

Eine Mischung aus 10 g Jodkalium, 10 g Natriumbikarbonat, 5 g Milchzucker und 25 g Thebromin wird mit einer Mischung aus 1 Teil Zuckersirup, 4 Teilen Wasser und 5 Teilen verdünntem Weingeist granuliert und zu 1000 Tabletten verarbeitet. (Hung.)

Theobromino-natrium salicylicum — Diuretin.

Wie Natrium salicylicum.

Nach Albertus sind die Tabletten nur schwer so herzustellen, daß sie die Forderung guter Zerfallbarkeit erfüllen. Wenn man Alkohol als Körnungsflüssigkeit verwendet, erzielt man immer noch die besten Ergebnisse, doch sinkt die Zerfallzeit nicht unter 3—6 Minuten. Die Tabletten müssen, um die Zerfallfähigkeit nicht einzubüßen, völlig luftdicht verwahrt werden; schon ein Offenstehenlassen von 12 Stunden in einem Zimmer mit gewöhnlicher Lufttrockenheit bewirkt, daß sie erst in einer halben Stunde in Wasser zerfallen. Folgende Vorschrift wird empfohlen:

	Tabletten zu	0,5 g	zu 1,0 g
I	Diuretin	500,0	1000,0
	Amyl. Solani	30,0	60,0
	Agar pulv. subt.	12,5	25,0
II	Amyl. solubile	7,5	15,0
	Spiritus	12,5	25,0
	Aqua dest.	100,0	200,0
III	Spiritus	37,5	75,0
		550,0	1100,0
IV	Talcum	100,0	200,0
V	Stearinaether (1 + 9)	15,0	30,0
	1000 Tabletten =	650,0	1300,0
	Tablettengewicht	0,65	1,30
	Durchmesser	12 mm	16 mm

I wird mit den Flüssigkeiten II und III gekörnt (Sieb 4); darauf wird die Masse — möglichst im Vakuum — bis zum angegebenen Gewicht getrocknet. Dann wird IV hinzugesiebt und mit V besprengt.

Zerfallzeit in Wasser: 30 Minuten. (9 Minuten in Wasser von 37°.)

Nach PETERSEN begegnet man keinen Schwierigkeiten, wenn man das Salz mit einer Mischung aus gleichen Teilen Äther und Alkohol absolutus körnt. Man rührt so viel Flüssigkeit hinzu, daß die Masse körnt und schlägt sie dann durch ein Sieb von 1—2 mm Maschenweite. Das Granulat wird bei Zimmerwärme getrocknet und dann das Gleitmittel hinzugefügt.

Die Tabletten zerfallen, falls kein unnötig hoher Druck angewendet wurde, mit Wasser in der vom Dänischen Arzneibuch vorgeschriebenen Zeit von 10 Minuten.

PETERSEN macht darauf aufmerksam, daß Theobromino-natrium salicylicum (und Theobromino-calcium salicylicum) bei Verwendung einer zu geringen Flüssigkeitsmenge (Spirit. dilut. und Alcohol absolut.) zu einer harten Masse zusammensintert. Andererseits wird mit zuviel Flüssigkeit die Masse kleisterartig und läßt sich schwer körnen. Ein derart mißglücktes Erzeugnis kann wieder aufgearbeitet werden, doch zerfallen die daraus hergestellten Tabletten in der Regel nicht mehr leicht.

Vorschrift der H.Dv. 5 (nebst Gehaltsbestimmung):

Theobromino-natr. salicylic.	300,0
Sacchar. Lactis	60,0
Talcum	60,0
Amyl. Marantae	80,0
	500,0

1000 Tabletten zu 0,5 g (Dosis 0,3) — Der Milchzucker wird durch Sieb 5 geschlagen, mit Hilfe von Stärkekleister gekörnt, getrocknet und dann mit den übrigen Bestandteilen, die vorher ebenfalls durch Sieb 5 gegangen sind, gemischt.

Die Tabletten werden in braunen Glasröhren verpackt, die Korke sind mit Paraffin zu überziehen.

Gehaltsbestimmung:

Eine genau gewogene Tablette wird in 50 ccm Wasser durch Erwärmen gelöst und nach dem Erkalten mit n/10-Salzsäure titriert. Indikator: Methylrot.

1 ccm n/10-Salzsäure = 0,01801 g Theobromin.

Da die alkalimetrische Methode nur bei Abwesenheit anderer Alkalien richtige Resultate gibt, kontrolliert man das Ergebnis noch jodometrisch: Die Lösung der alkalimetrischen Analyse wird quantitativ in einen 200 ccm-Meßkolben übergespült, mit 2 ccm Eisessig, 50 ccm n/10-Jodlösung, 20 ccm gesättigter Kochsalzlösung und 5 ccm verdünnter Salzsäure versetzt und leicht umgeschüttelt. Nach $^1/_2$ stündigem Stehen wird mit Wasser bis zur Marke aufgefüllt, durchgeschüttelt und filtriert. Die ersten 50 ccm des Filtrats werden verworfen. 100 ccm des Filtrats titriert man mit n/10-Natriumthiosulfat. (Indikator: Stärkelösung.)

1 ccm n/10-Jodlösung = 0,0045 g Theobromin.

Das Ergebnis muß mit 2 multipliziert werden, um auf den Theobromingehalt einer Tablette zu kommen.

Nimmt man an, daß das zur Herstellung der Tabletten verwendete Theobrominnatriumsalizylat 43 vH Theobromin enthält, so errechnet sich der Theobrominnatriumsalizylatgehalt aus dem ermittelten Theobromingehalt nach folgender Gleichung: 43 : 100 = gefundener Theobromingehalt: x.

Theobromino-natr. salicylic.	10 kg
Acid. stearinic.	0,15 „
Alcohol	1 „
Gummi arabic.	0,03 „
Amyl. Solani	0,3 „
Talcum	0,05 „
	11,53 kg

Das fein pulverisierte Gummiarabikum wird mit dem Theobromin-Natriumsalizylat sehr gut vermischt und mit der in Alkohol gelösten Stearinsäure angeknetet, worauf mittels Sieb 4 gekörnt wird. Das getrocknete Granulat wird mit der Stärke und dem Talk vermischt und zu Tabletten gepreßt. (Nach WEICHHERZ-SCHRÖDER.)

Theobromino-natr. salicylic.	500,0
Pectin	20,0
Semmelmehl	50,0
Aqua dest.	100,0
	570,0

1000 Tabletten zu 0,57 g. — Verarbeitung wie bei Acid. phenylchinolincarbonic. unter „Rapp“. (Nach RAPP.)

Thymus-Hypophysis-Tabletten.

Als Beispiel eines schwierig zu verarbeitenden Organpräparats folgt hier die Vorschrift eines Hypophysis-Thymuspräparats. Die Vorschrift muß genau innegehalten werden, um keine fleckigen Tabletten zu erhalten.

Hypophysis cerebri pars anterior	200,0
Thymus	600,0
Theobromino-natrium salicylicum	5000,0
Calc. lactic. (oder Calciumchloracetat)	16000,0
Acid. stearinic.	460,0
Atropin sulfuric.	5,0
	22265,0

Das Kalziumchlorazetat und das Theobrominnatriumsalizylat wird getrennt mit einer alkoholischen Lösung des Stearins gekörnt. Die Organpräparate werden in einer Kugelmühle fein gemahlen und durch ein Sieb getrieben. Das Gemisch sämtlicher Bestandteile wird bei 60° getrocknet. Vor dem Pressen wird der Maschinenraum auf 35° angeheizt und die Maschinenteile vorgewärmt. Die warme Tablettenmasse wird nun in den Füllschuh gebracht und bei geschlossenem Füllschuh verpreßt. 1 Tablette = 0,5 g. (Nach WEICHHERZ-SCHRÖDER.)

Tropacocain.

Tropacocain. hydrochloric. 0,05. Suprarenin. hydrochloric. (oder bitartaric.) (vgl. das bei Novocain-Suprarenin-Tabletten Gesagte) 0,0001.
(Nach BUDDE.)

Typhustabletten.

(Vgl. auch *Podophyllinum compositum* S. 217.)

Sie werden in folgenden drei Stärken angewendet:

Nr. 1. Für das Anfangsstadium der Krankheit:

Podophyllin	13,1
Hydrarg. chlorat.	7,7
Guajacol. carbonic.	7,7
Menthol	7,7
Eucalyptol	3,3

Zu 100 Tabletten.

Nr. 2. Für den dritten bis vierten Tag:

Podophyllin	13,1
Hydrarg. chlorat.	7,7
Menthol	7,7
Thymol	7,7
Guajacol. carbonic.	1,6
Eucalyptol	3,3

Zu 100 Tabletten.

Nr. 3:

Guajacol. carbonic.	20,0
Thymol	6,6
Menthol	3,3
Eucalyptol	16,5

Zu 100 Tabletten.

Thyreoidin.

Schilddrüsentabletten.

(Vgl. Allgemeine Anweisung S. 67 und Morph. hydrochloric.)
(0,5 Thyreoidin = 0,3 frischer Schilddrüse.)

Glandul. Thyreoid. pulv.	200,0
Sacchar. Vanillini (1 vH)	50,0
Füllmasse Arends	250,0
	500,0

1000 Tabletten zu 0,5 g (Dosis 0,2), Durchmesser 13 mm, mittelstarker Druck. (Nach J. ARENDS.)

Thyreoidin. sicc. Merck	50,0
Sacchar. alb.	180,0
Amyl. Marantae	25,0
Cacao deoleat.	45,0
	300,0

1000 Tabletten zu 0,3 g, Durchmesser 9 mm, mittelstarker Druck.

Gland. Thyreoid. DAB. 6	100,0
Sacchar. alb.	396,0
Sacchar. Lactis	100,0
Amyl. Oryzae	14,0
Talcum	6,0
	610,0

Mit Spirit. dilut. körnen, bei etwa 30° trocknen und mit Talk bestäuben. Die getrocknete Masse wägen und zu entsprechend schweren Tabletten pressen. (Nach KLEINKNECHT.)

Gleiche Teile

Thyreoidin,
Cacao pulv.,
Sacchar. pulv.

werden gemischt und daraus Tabletten von 0,3 g Gewicht und 9 mm Durchmesser gefertigt. (Münch. Apoth.-Verein 1906.)

Tinctura Strophanthi.

Strophanthustabletten.

(*So auch Tabletten aus anderen Tinkturen.*)

Amyl. Solani 146,0

körnen mit

Tinct. Strophanthi 50,0

Durch Sieb 4 schlagen, oberflächlich trocknen, mit

Talcum 4,0

150,0

mischen und bei 30—40° vollständig trocknen.

1000 Tabletten zu 0,15 g (Dosis 0,05), Durchmesser 6 mm, mittelstarker Druck.

Tinktur im Vakuum auf 1/10 einengen, dann mit soviel Füllmasse Arends (Sieb 4), vgl. S. 66, verreiben, wie man zu Tabletten von der gewünschten Größe braucht, und nach leichtem Trocknen zu Tabletten pressen. (Nach J. Arends.)

Tintentabletten.

Da die für diese Tabletten verwendeten Anilinfarben meist hygroskopisch sind, muß versucht werden, vor dem Pressen ein möglichst grobkörniges, staubfreies, trockenes Granulat zu erhalten. Pulverige Massen oder sehr kleinkörnige Granulate dringen in den Zwischenraum ein, der Stempel und Matrize trennt, verschmieren ihn infolge jener Hygroskopizität und bringen so die Maschine zum Stehen.

Man granuliert daher die mit 10 vH Talk oder Borsäurepulver (wasserlöslich!) vermischte Farbmasse mit 10—15proz. Gummiarabicum-Lösung oder 10proz. Stärkekleister, trocknet bei 50° und arbeitet dann, falls die Masse an den Stempeln klebt oder schlecht füllt, nochmals mit einer 3proz. Stearin- oder Paraffinlösung in Äther, Benzin oder Methanol durch.

Tintentabletten haben oft den Nachteil, daß sie nicht völlig klar löslich sind und ihre Lösungen mit der Zeit etwas absetzen, wodurch die Tinte „satzig" wird. Man müßte die fertigen Tinten nach dem Auflösen einige Wochen bis Tage sich klären lassen, damit die Tabletten eine fast satzfreie Tinte geben. Obwohl im allgemeinen die Tabletten nur für kleinere Mengen berechnet sind, muß ihre Menge immerhin so groß sein, daß 10 ccm Tinte entstehen. Als eisenschwärzendes Mittel benutzt man *oxydiertes Tannin*, das erhalten wird, indem man 100 g Tannin in 150 ccm Wasser in einem Kolben löst, zu der Lösung 30 g Kaliumbisulfat und 10 g rohe Salzsäure (1,16 spez. Gew.) setzt, die Lösung 10 Stunden lang bei 80—90° erwärmt und dann im Wasserbade zur Trockne eindampft. Die Ausbeute beträgt 130 g. Man preßt Tabletten zu 0,14 g. Man löst 1—2 Tabletten in 10 ccm weichem Wasser und benutzt diese Lösung als Tinte.

I. *Gallus-Kanzleitinte.* 500 g oxydiertes Tannin, 400 g trockenes Ferrisulfat (Ferrum sulfuric. oxydatum), 30 g Phenolblau 3 F, 200 g Zucker, 10 g Salizylsäure werden gemischt, nach dem Mischen mit Alkohol gekörnt und komprimiert, so daß die Tablette 0,13 trocken wiegt, die Masse also etwa 10000 Tabletten gibt. Die Tabletten verabfolgt man in Röhrchen zu 10 Tabletten. Für *violette* Galluskanzleitinte nimmt man als Farbstoff 15 g Phenolblau 3 F, Ponceau 20 g, für

Rot 50 g Ponceau RR, für *Grün* 50 g Anilingrün D, für *Blaugrün* 15 g Phenolblau 3 F, 25 g Anilingrün D und für *Schwarz* 80 g Phenolschwarz B.

II. *Gallus-Kopiertinten.* 750 g oxydiertes Tannin, 400 g trockenes Eisenvitriol (Ferrum sulfuricum siccat.), 400 g Zucker und 10 g Salizylsäure. Die Farbstoffe kann man in gleicher Menge und Art verwenden wie bei der Kanzleitinte.

III. *Blauholz-Kopiertinten.* Hier ist die Herstellung der Tinte einfacher, weil eine Oxydation des Extraktes nicht nötig ist. Man kann sich durch die Eigenfarbe des Blauholzextraktes nur auf Rot und Blau beschränken. *Rot:* 100 g Campecheholzextrakt, 400 g Aluminiumsulfat, 400 g neutrales Kaliumoxalat, 200 g Kaliumbisulfit, 30 g Kaliumdichromat, 15 g Salizylsäure. *Violett:* 100 g Campecheholzextrakt, 400 g schwefelsaure Tonerde, 600 g neutrales Kaliumoxalat, 100 g Kaliumbisulfat, 50 g Kaliumdichromat und 15 g Salizylsäure.

IV. *Mischungen zu Anilintinten.* Am einfachsten sind die Mischungen, die lediglich aus den entsprechenden Teerfarbstoffen mit Zucker und einem Beizstoff gemischt sind. Für *Schwarz:* 200 g Phenolschwarz B, 200 g Zucker und 10 g Kaliumbisulfat. *Blau:* 50 g Resorzinblau M, 200 g Zucker und 10 g Oxalsäure. *Violett:* 100 g Methylviolett 3 B, 100 g Zucker und 20 g Oxalsäure. *Rot:* 150 g Eosin A gelblich oder besser 150 g Baumwollrot und 300 g Zucker. *Blau:* 100 g Resorzinblau M, 100 g Zucker, 20 g Oxalsäure. (Pharm. Ztg. 1927, 87.)

Trinkwassertabletten

siehe *Wasserentkeimungstabletten.*

Trional

siehe *Methylsulfonal.*

Urotropin

siehe *Hexamethylentetramin.*

Veronal

siehe *Acidum diaethylbarbituricum.*

Vichytabletten

lassen sich *als Mineralwassertabletten* (siehe dort) nach folgender Vorschrift herstellen:

Künstliches Vichysalz	250,0
Präparierter Zucker (s. S. 67)	750,0
	1000,0

Vielfach enthalten sog. Vichytabletten auch nur folgende Bestandteile:

Natr. bicarbonic.	900,0
Kal. bicarbonic.	200,0
Natr. phosphoric.	50,0
Natr. chlorat.	50,0
Präparierter Zucker (s. S. 67)	8800,0
	10000,0

Vitamintabletten.

(Die Bestimmung der Askorbinsäure in Tabletten.)

Als Bindemittel für Tabletten mit Askorbinsäure und anderen Vitaminen finden Anwendung: Talk, Milchzucker und Stärke. Diese Zusätze binden Jod und machen deshalb eine jodometrische Bestimmung unmöglich. Man kommt aber zu einem guten Resultat, wenn man die Tabletten in 2proz. Essigsäure löst, das dreifache Volum 3proz. Trichloressigsäure hinzufügt und mit 2,6-Dichlorphenolindophenollösung titriert, bis eine fünf Sekunden dauernde Rötung auftritt.

(Nach HOLLMAN-HEERLEN.)

Wäscheblautabletten.

(Vgl. *Tintentabletten* S. 247 und *Farbentabletten* S. 142.)

Man mischt Stärkemehl mit einer Lösung von Ultramarin oder löslichem Berliner Blau, körnt, trocknet und preßt auf entsprechend kräftigen Maschinen zu Tafeln, Würfeln oder Kugeln in gewünschter Größe.

Auch Mischungen von 25 vH Ultramarin bzw. Berliner Blau mit Gips oder Schwerspat dienen dem gleichen Zweck. Die Masse wird mit Dextrinlösung durchfeuchtet, durch Sieb 1 geschlagen und getrocknet. Vor dem Pressen wird die Masse mittels eines Zerstäubers angefeuchtet und bei schwachem Druck komprimiert. Die fertigen Preßlinge müssen dann 24 Stunden an der Luft oder im warmen Ofen liegen bleiben; man erhält dann gute, feste Würfel oder Kugeln.

Wasserentkeimungstabletten.

(Trinkwassertabletten.)

(Vgl. auch *Chloramin.*)

Clorina (Chloramin-Heyden)		50,0
Natr. bicarb.	leicht vor-	450,0
Acid. boric. pulv. sbt.	trocknen	50,0
		550,0

1000 Tabletten zu 0,55 g (= 0,05 g Clorina), Durchmesser 13 mm, mittelstarker Druck.

Von der Verwendung von Füllmasse oder Talk muß hier abgesehen werden, weil klare Löslichkeit in Wasser erwünscht ist.

Einem Liter bakterienhaltigen Wassers setzt man gewöhnlich eine Tablette und möglichst noch 0,2 g Essigsäure zu, da die zur Entkeimung notwendige Einwirkungsdauer durch Säurezusatz herabgesetzt wird. Bei stark verseuchtem Wasser können bis zu 10 Tabletten (= 0,5 g Clorina) und 0,5 g Essigsäure auf ein Liter verwendet werden, wodurch in jedem Fall innerhalb einer halben Stunde Keimfreiheit erzielt wird.

Nach der Desinfektion kann das Chlor, um den Geschmack des Wassers zu verbessern, durch Natriumthiosulfat in doppelter Menge des verwendeten Clorina neutralisiert werden.

Nach Köhler verwendet man zur Wasserentkeimung *Bromsalztabletten*, die man durch Eindampfem einer Lösung von Brom mit Ätznatronlösung, Natriumbisulfat und bikarbonathaltigem Thiosulfat herstellt. Nach der Behandlung des verunreinigten Wassers mit diesen Bromsalztabletten bleiben Bromnatrium, Natriumsulfat und etwas freie Kohlensäure in Lösung. Das Brom wirkt in statu nascendi viel kräftiger als bei Anwendung einer 20proz. Bromkaliumlösung, wie sie Schumburg empfohlen hat.

Nach einem anderen Verfahren benutzt man Tabletten aus Natriumpersulfat und Natriumhypochlorit im Verhältnis 1 : 10 unter Zusatz von Kalziumkarbonat. Es entsteht Sauerstoff, der die Bakterien abtötet, daneben Kochsalz, Natriumsulfat und wenig Schwefelsäure, die durch die Karbonate des natürlichen Wassers gebunden wird.

Die *Trinkwassertabletten* des Heeres bestanden früher aus zwei Mischungen. I. 0,03 g Kaliumpermanganatpulver und 0,06 g Alaunpulver. II. 0,03 g Natriumthiosulfatpulver und 0,06 g Natriumkarbonatpulver. Man gibt auf 1 Liter eine Tablette I (bei stark verunreinigtem Wasser so viel, daß eben Rosafärbung bestehen bleibt) und fügt nach

5 Minuten eine Tablette II hinzu. Nach einigen Minuten wird durch ein dichtes Tuch das Wasser vom Niederschlag abfiltriert. Das so entkeimte, meist etwas fade schmeckende Trinkwasser wird durch Ölzucker, Brausesalze u. ä. angenehmer schmeckend gemacht.

(D. Apoth.-Ztg. 1937, 70.)

Blaue Tabletten Nr. I: 10 g Kaliumjodid, 1,56 g Kaliumjodat und genügend Methylenblau zur Färbung werden zu 100 Tabletten verarbeitet. — *Rote Tabletten* Nr. II: 10 g Weinsteinsäure und genügend Fuchsin zur Färbung werden zu 100 Tabletten verarbeitet. — *Weiße Tabletten* Nr. III: 11,63 g Natriumthiosulfat werden zu 100 Tabletten verarbeitet.

Von jeder Tablettensorte genügt ein Stück für ein Liter Wasser. Man löst eine Tablette I und II in wenig Wasser, setzt die beiden Lösungen dem zu reinigenden Wasser zu und nach 5—20 Minuten eine Tablette III. (Hagers Pharmazeutisch-Technisches Manuale.)

Tabletten gegen Weißfluß.

	Methylium salicylic.	7,0
fein verreiben mit		
	Talcum	166,3
dann zufügen		
	Paraform	1,7
	Acid. boric. pulv.	100,0
	Alum. crud. pulv.	1425,0
		1700,0

Gut mischen, durch Sieb 4 schlagen und nochmals mischen.
1000 Tabletten zu 1,7 g, Durchmesser 16 mm, mittelstarker Druck.

(Nach J. Arends.)

Wurmtabletten.

(Enthalten je 0,03 g Santonin und 0,05 g Phenolphthalein.)

Saccharin	0,2
Vanillin	0,6
Amyl. Solani	12,2

einst verreiben, mischen mit

Santonin	36,0
Phenolphthalein	60,0
Amyl. Solani	227,0
Sacchar. Lactis	227,0

und nacheinander körnen mit Lösungen von

Gelatina alb.	12,0	in Aqua dest. 120,0
Stearin. alb. Germanic.	12,0	in Methanol 40,0

Die gut verarbeitete Masse durch Sieb 3 schlagen, oberflächlich trocknen, hinzumischen.

Talcum	12,0
	600,0

nochmals durch Sieb 3 gehen lassen und vollständig trocknen.

1000 Tabletten zu 0,6 g, Durchmesser 13 mm, mittlerer Druck.

(Nach J. Arends und Peippelmann.)

Yohimbinum hydrochloricum.

(Vgl. allgemeine Anweisung S. 67 und bei Morph. hydrochloric.)

1. *Für Menschen* (mit 0,005 g Yohimbingehalt):

Yohimbin. hydrochloric.	100,0
Sacchar. pulv.	3300,0
Amyl. Solani	1480,0
Ol. Cacao	35,0
Paraffin. solid.	35,0
Talcum	50,0
	5000,0

Das Yohimbin wird erst mit dem Zuckerpulver, dann mit der geschmolzenen Kakaobutter und dem Paraffin und 1 kg Kartoffelstärke vermischt. Die Masse wird vorgepreßt, trocken granuliert und nach Zufügen des Talks und der restlichen Stärke zu Tabletten von 0,25 g gepreßt.

2. *Für Tiere* (mit 0,1 g Yohimbingehalt):

Yohimbin. hydrochloric.	400,0
Sacchar. Lactis	1000,0
Amyl. Solani	600,0
Stearin. alb. Germanic.	50,0
Alcohol	200,0
	2050,0

Das Gemisch des Yohimbins und des Milchzuckers wird erst mit der in Alkohol gelösten Stearinsäure, dann mit der Hälfte der Kartoffelstärke vermischt, vorgepreßt und trocken granuliert. Nach Zugabe der restlichen Stärke wird zu Tabletten von 0,5 g gepreßt. Bestehen bezüglich der Farbe der veterinär-medizinischen Tabletten besondere Vorschriften, so muß der Tablette ein entsprechender Farbstoff zugefügt werden. (Nach WEICHHERZ-SCHRÖDER.)

Compressi Yohimbini.

Tabletten im Gewicht von 0,1 g mit je 0,005 g Yohimbinhydrochlorid.

(Vgl. allgemeine Anweisung S. 67 und bei Morph. hydrochloric.)

Gehaltsbestimmung:

5 Tabletten läßt man in einem kleinen Scheidetrichter mit 3 ccm Wasser zerfallen, gibt 1 ccm Natriumkarbonat-R hinzu und schüttelt 4mal mit je 5 ccm Äther aus. Die Ausschüttelungen werden nacheinander durch etwas Watte in ein Erlenmeyerkölbchen filtriert und der Äther auf dem Wasserbad abgedampft. Der Rückstand wird unter Erwärmen auf dem Wasserbad in 5 ccm n/10-Salzsäure gelöst und der Überschuß an Säure mit n/10-Natronlauge zurücktitriert (1 Tr. Methylrot-I). Für 5 Tabletten müssen 0,61—0,67 ccm n/10-HCl verbraucht sein. 1 ccm n/10-HCl = 35,4 mg Yohimbin, $C_{21}H_{26}O_3N_2$ = 39,1 mg Yohimbinhydrochlorid, $C_{21}H_{26}O_3N_2 \cdot HCl$. (Helvet.)

Compressi Yohimbini ad usum veterinarium.

Durch Holzkohle grau gefärbte Tabletten von 0,25 g Gewicht mit je 0,01 g Yohimbinhydrochlorid.

Gehaltsbestimmung:

Wie bei Compressi Yohimbini mit 3 Tabletten. Für 3 Tabletten müssen 0,73—0,77 ccm n/10-HCl verbraucht werden. (Helvet.)

Compressi Yohimbini fortiores ad usum veterinarium.

Durch Erythrosin rosarot gefärbte Tabletten von 0,25 g Gewicht mit je 98—100 mg Yohimbinhydrochlorid.

Gehaltsbestimmung:

Wie bei Compressi Yohimbini mit 1 Tablette. Für 1 Tablette müssen 2,51—2,56 ccm n/10-HCl verbraucht werden. (Helvet.)

Vgl. auch *Tabletten gegen Impotenz* S. 159.

Zincum oxydatum.

Zinkoxyd kann mit Wasser granuliert werden. Man setzt nach FRETHEIM soviel Wasser zu, daß die Masse die Konsistenz einer weichen Pillenmasse annimmt. Dann läßt man sie unter öfterem Durcharbeiten mit dem Pistill solange stehen, bis sie sich durch ein Sieb schlagen läßt.

Ein Zusatz von Talk oder gepulverter Borsäure dürfte unerläßlich sein.

Zincum sulfuricum.

Nach H.Dv. 5 (nebst Gehaltsbestimmung):

Zinc. sulfuric.	250,0

1000 Tabletten zu 0,25 g.

Das feine Pulver wird ohne weitere Vorbereitung zu Tabletten gepreßt.

Die Tabletten haben einen Durchmesser von 0,9 cm. Die Korke sind mit Paraffin zu überziehen.

Die Tabletten müssen in Wasser klar löslich sein.

Gehaltsbestimmung:

1 Tablette wird in 10 ccm Wasser gelöst und mit 25 ccm n/10-Natronlauge gekocht. Nach dem Erkalten wird der Überschuß an n/10-Natronlauge mit n/10-Salzsäure zurücktitriert (Indikator: Phenolphthalein).

1 ccm n/10-Natronlauge = 0,0143775 g Zincum sulfuricum.

Schrifttum.

(Vgl. auch Abkürzungen S. 69—70.)

ALBERTUS, HALVAR: Tablettberedningar. Stockholm: Farmacevtisk Revy 1936, 40—47.

Amer. = The Pharmacopoe of the United States of Amerika 1936.

ARENDS, EBERHARD: Tablettenherstellung in der Apotheke nach dem Kriege. Pharm. Ztg. 1947, 7.

ARENDS, Dr. JOHANNES: Über Herstellung und Zusammensetzung einiger antikonzeptioneller Mittel; Pharmazie. 1948, 9. — Die Kunst des Dragierens. Pharm. Ztg. 1949, 27. — Tablettenherstellung in der Apotheke als Defekturaufgabe. Südd. Apoth.-Ztg. 1950, 3.

ARENDS, Dr. JOHANNES und WALTER PEIPPELMANN: Tabletten in der Rezeptur. Dtsch. Apoth.-Ztg. 1936, 9 und 95: Tabletten in der Defektur.

Deutsches Arzneibuch. 6. Ausgabe. Berlin: R. v. Deckers Verlag 1926.

BRIEGER, Dr. phil. RICHARD: Grundzüge der praktischen Pharmazie. 6. Aufl. Berlin: Springer 1926.

BUDDE, TH.: Stabsapotheker. Über feldbrauchbare Packungen neuerer Arzneimittel zur örtlichen und Rückenmarksbetäubung sowie über Suprarenin und Suprareninlösungen des Handels. — Veröffentlichungen aus dem Gebiete des Militär-Sanitätswesens 1912, Heft 52, S. 79ff.

DIETERICH: Neues Pharmazeutisches Manual. 14. Aufl. Berlin: Springer 1924.

Dispensatorium Danicum 1933.

Dührings Patentmaschinen-Gesellschaft m. b. H. Berlin-Lankwitz. Rezepte zur Herstellung von Tabletten.

ECKERT und MIRIMANOFF: Acta Helv. 49/3. (Identifizierung von Tabletten mittels Mikrosublimation.)

Ergänzungsbuch zum Deutschen Arzneibuch, 6. Ausgabe (Erg.-B. 6).

FRETHEIM, BORGHILD: Tablettenherstellung. Einige Versuche mit der norwegischen Tablettenmaschine (Kongsbergmaschine). Norsk Farmaceutisk Tidskrift 1939, 10—13.

Farmacopea official Española VIII, 1930.

Farmacopeia Portuguesa, Edição oficial, 1935.

GRAF: Tablettenfabrikation. Pharm. Ztg. 1929, 67.

GUTTMANN: Medizinische Terminologie. 30. Aufl. 1941. Berlin und Wien: Urban u. Schwarzenberg.

Gall. = Pharmacopée francaise 1937.

HAGERS Handbuch der Pharmazeutischen Praxis, neue Bearbeitung. Berlin: Springer 1930.

HAGERS Pharm.-Techn. Manuale. 9. Aufl. Leipzig: Johann Ambrosius Barth 1931.

HALD, ADOLF: Über die Dosiergenauigkeit einer Tablettenmaschine. Kopenhagen 1941, Verlag Pharmakon.

Heeresdienstvorschrift für die Behandlung der Sanitätsausrüstung und für die Herstellung von Verband- und Arzneimitteln, 1935. (H.Dv. 5.)
Hisp. = Pharmacopoea Española VIII, 1936.
HOFMANN-NEUBAUER: Medizinische Kohle. Pharmazie 1948, 12.
Homöopathisches Arzneibuch. 2. Aufl. Leipzig: Dr. Willmar Schwabe 1934.
KERN, Dr.-Ing. W.: Angewandte Pharmazie. 2. Aufl. Berlin: Deutscher Apotheker-Verlag 1937.
KLEINKNECHT: Etwas über die Tablettenfrage und über die Tablettenherstellung. Dtsch. Apoth.-Ztg. 1928, 14.
Kommentar zum Deutschen Arzneibuch. Berlin: Springer 1928.
LUNDIN, P. E.: Om beredning av lätt sönderfallande tabletter, speciellt av acetylsalicylsyra. Stockholm: Farmacevtisk Revy 1914, S. 281.
MEYER, TH.: Ein Beitrag zur Tablettenherstellung. Pharm. Ztg. 1935, Nr. 89.
Nederl. = Nederlandsche Pharmacopoe V, 1926.
NEMEDY, Ber. ungar. pharm. Ges. 1942, 18.
OXE und JENSEN: Untersuchungen über die Herstellung der Saloltabletten und ihr Verhalten während der Aufbewahrung. Dansk Tidskr. f. Farmaci, 1934.
PETERSEN: Istedgades Apotek. Farmac. Tidende 1935, 25.
Pharmacopée Belge 4e Edition 1930.
Pharmacopoea Danica VIII, 1933.
Pharmacopoea Fennica VI, 1937.
Pharmacopoea Helvetica V, 1933.
Pharmacopoea Hungarica IV, 1934.
Pharmacopoea Norvegica Ed. V, 1939.
Pharmacopoea Rossica III, 1941.
Pharmacopoea Portuguesa 1935.
PÖCKEL, Dr. K.: Eine neue Methode zur Prüfung der Zerfallbarkeit von Tabletten. Dtsch. Apoth.-Ztg. 1944, 5/6.
RAPP, Dr.: Wissenschaftliche Pharmazie in Rezeptur und Defektur. XII. Tabletten. Pharm. Ztg. 1929, 56.
RUNGE, Dr. med. PAUL-ANTON: Über Prüfungsmethoden der Zerfallbarkeit von Tabletten und Pillen. Pharm. Ztg. 1948, 16 und 17.
SCHLICKUMS Ausbildung des jungen Pharmazeuten. 15. Aufl. Leipzig: Johann Ambrosius Barth 1932.
SCHROFF, ERICH: Die Herstellung der Tabletten. Berlin: Springer 1933.
— Die Tablettenherstellung, eine wirtschaftliche und wissenschaftliche Betrachtung. Pharm. Ztg. 1932, 63.
STROMBERGER, Professor Dr.-Ing., C.: Tablettennormung. Pharmazie 1947, 7.
Suev. = Svenska Pharmakopen X, 1931.
THØNNESEN, K.: Tablet-formler, Stockholm 1932 und Farmac. Tidende 1928, 10.
WEICHHERZ-SCHRÖDER: Fabrikationsmethoden für galenische Arzneimittel und Arzneiformen. Wien: Springer 1930.
Vorschriften zur Herstellung pharmazeutischer Spezialitäten 1921. 2. Aufl. 1928. Herausgegeben vom Syndikat Deutscher Spezialitäten-Unternehmen.

Sachverzeichnis

(einschließlich Tabletten-Vorschriften).

Leipziger Druckhaus, Leipzig (M 115). — Gen.-Nr. 721/2/50.